DER SEKTIONSKURS

KURZE ANLEITUNG ZUR
PATHOLOGISCH-ANATOMISCHEN UNTERSUCHUNG
MENSCHLICHER LEICHEN

VON

DR. BERNHARD FISCHER
ORD. PROFESSOR DER ALLGEMEINEN PATHOLOGIE UND PATHOLOGISCHEN ANATOMIE,
DIREKTOR DES SENCKENBERGISCHEN PATHOLOGISCHEN INSTITUTS
DER UNIVERSITÄT ZU FRANKFURT AM MAIN

UNTER MITWIRKUNG VON

PRIV.-DOZ. **DR. E. GOLDSCHMID**, PROSEKTOR
UND
BENNO ELKAN, BILDHAUER

MIT 92 ZUM TEIL FARBIGEN ZEICHNUNGEN

SPRINGER-VERLAG BERLIN HEIDELBERG GMBH
1919

ISBN 978-3-642-89220-2 ISBN 978-3-642-91076-0 (eBook)
DOI 10.1007/978-3-642-91076-0

Ursprünglich erschienen bei J.F. Bergmann, Wiesbaden 1919
Softcover reprint of the hardcover 1st edition 1919

Vorwort.

Im folgenden ist in aller Kürze die Sektionsmethode zur Darstellung gebracht, die sich mir an dem großen Sektionsmaterial des Frankfurter Pathologischen Instituts und in den Sektionskursen bewährt hat. Zu ihrer Begründung seien mir wenige Worte gestattet.

Sezieren heißt zerlegen. Viele Sektionsmethoden haben das Bestreben, die natürlichen Zusammenhänge zu erhalten und deshalb die Organe möglichst überhaupt nicht von einander zu trennen. Das geht soweit, daß die französische Methode Hals-, Brust- und Bauchorgane im Zusammenhang herausnimmt (l'évisceration totale d'emblée) und dann auf dem Tisch in die Organe Einschnitte gemacht werden. Ich halte ein solches Vorgehen für unnötig und unpraktisch, vor allem auch deshalb, weil nur der bereits sehr erfahrene Obduzent sich an einem solchen Konvolut von Organen noch zurecht findet. Für andere ist die Untersuchung der Zusammenhänge in situ besser, lehrreicher und vor allen Dingen einfacher und leichter. Daher lasse ich alle Zusammenhänge in situ genau untersuchen, dann aber auch die Organe abtrennen und herausnehmen. Schon Virchow hat betont, daß kein Bedenken besteht, die Organe nicht abzutrennen, falls durch genauere Untersuchung sich kein Grund ergeben hat, den Zusammenhang dauernd zu erhalten.

Der Virchowschen Methode ist von vielen Seiten der Vorwurf gemacht worden, daß sie unnötig viele Zusammenhänge trennt, deren genaues Studium in zahlreichen pathologischen Fällen von größter Wichtigkeit ist. Dieser Vorwurf entfällt, wie ich glaube, bei der in dieser Anleitung geschilderten Methode, die unnötige Trennungen unterläßt, vor allem aber als Hauptgrundsatz die Individualität des Einzelfalles in den Vordergrund stellt. Dies kann man natürlich nicht soweit treiben, insbesondere nicht im Unterricht, daß man auf jedes Schema überhaupt verzichtet. Ein genauer Plan ist nötig, damit die Gründlichkeit und die Vollständigkeit der Sektion nicht notleidet; anderenfalls wird besonders der Anfänger zu leicht wichtige Teile vergessen.

Ich habe deshalb als Regel unseres Vorgehens ein Normalverfahren aufgestellt, aus dem sich unschwer die Abweichungen im Einzelfall ergeben. Das Normalverfahren wird dann angewandt, wenn, ich möchte sagen, die zu durchtrennenden Verbindungen der Organe „normal" sind. Ich sehe gar keinen Grund ein, die Lungen z. B. mit den Halsorganen im Zusammenhang zu lassen in Fällen, wo an den Bronchien keinerlei Veränderungen vorhanden sind, das Herz von der Aorta nicht abzutrennen, wenn beide Organe ohne jeden pathologischen Befund sind. Das Herausnehmen der einzelnen Organe ist für den Anfänger aber übersichtlicher, leichter und bequemer, und in wenigstens 90 von 100 Fällen liegt gar kein Grund vor, diese Trennung zu unterlassen. Ebenso ist die Prüfung der Zusammenhänge der Organe in situ der Prüfung nach der Herausnahme vorzuziehen. In Normalfällen schreiben wir nur das erstere, in pathologischen Fällen beides vor. Wenn wir von vornherein bei jedem Schnitt und bei jedem Organ dem Studierenden beibringen, daß er sein Vorgehen der Lage des Falles anpassen muß, so erreichen wir damit ganz allgemein bereits ein tieferes Verständnis für das Wesen der Sektionsmethode überhaupt.

Ein Schema für Sektionen, das für jeden Fall zuträfe, gibt es also nicht. Der erfahrene Pathologe, der die verschiedenen Sektionsmethoden kennt, bedarf eines solchen nicht. Der Studierende dagegen und der Praktiker müssen einen bestimmten Weg kennen und einschlagen, um in jedem Falle zum Ziele zu kommen und vor allem, um nichts Wesentliches zu vergessen. Das im folgenden gegebene Schema halte ich für ein solches, das sicher, einfach und zugleich leicht — in den meisten Fällen ohne weiteres — zum Ziele führt.

Neben diesem Normalverfahren muß der Student von vornherein alle diejenigen häufigeren Fälle kennen lernen, in denen er vom Schema abweichen muß. Er muß wissen, warum und wie er seine Sektionsmethode den anatomischen Verhältnissen anpassen muß. Hat er die Gründe, die uns zu einer solchen Änderung veranlassen, verstanden, so wird er sich in jedem Sektionsfalle ohne große Schwierigkeiten zurecht finden können. Aus diesem Grunde habe ich die ganze Sektionstechnik hier so dargestellt, daß auf der linken Seite des Buches das Normalverfahren, auf der rechten Seite die zu jedem Abschnitt zugehörigen wichtigeren Abweichungen nebst Bemerkungen über Maße, Gewichte und Leichenveränderungen aufgeführt sind. Die Zahlenangaben sind meist dem Sammelwerk von Vierordt entnommen unter Berücksichtigung unserer eigenen Erfahrungen.

Der Absicht dieses Leitfadens entsprechend ist alles möglichst gedrängt dargestellt. Wer genauere Aufschlüsse sucht, sei auf die ausführliche Sektionstechnik von Nauwerck (5. Auflage, Gustav Fischer, Jena 1912) und die Literaturangaben daselbst verwiesen.

Wie in den Sektionskursen, so hat mich auch bei der Ausarbeitung dieses Leitfadens mein Prosektor, Herr Priv.-Dozent Dr. E. Goldschmid, vielfach unterstützt, so daß ich seine Mitarbeit auch auf dem Titelblatt zum Ausdruck zu bringen mich verpflichtet fühle.

Meinem verehrten Kollegen Ludwig Edinger, der uns leider inzwischen durch einen allzu frühen Tod entrissen wurde, bin ich für seine rege Unterstützung bei der Bearbeitung der Gehirnsektion großen Dank schuldig, ebenso Herrn Prof. Goldstein, der nach dem Tode seines Lehrers mich in gleicher Weise beraten hat.

Großen Wert habe ich auf gute Abbildungen gelegt, die das Wesentliche leicht und rasch ins Gedächtnis zurückrufen sollen. Alle anatomischen Abbildungen stammen von der Künstlerhand des Herrn Bildhauers Benno Elkan, dem ich für seine wertvolle Mitarbeit zu größtem Danke verpflichtet bin.

Zum Schluß muß ich meinem Verleger, der trotz der schweren Kriegszeit alles getan hat, um dem Büchlein eine hervorragende Ausstattung zu geben, dafür herzlichen Dank sagen, ebenso der Kunstanstalt Schreiber in Stuttgart, die — in steter Zusammenarbeit mit dem Künstler — keine Mühe und Arbeit scheute, um jeden meiner Wünsche zur Erfüllung zu bringen.

Der Verfasser.

Inhaltsverzeichnis.

Abschnitt A: Aufgabe der Sektion und Hilfsmittel.

Aufgabe der kunstgerechten Sektion der menschlichen Leiche ist die Aufdeckung der anatomischen Veränderungen des Körpers, um daraus die vorliegenden Krankheiten und die Todesursache zu erschließen.

Diese Aufgabe ist heute nicht mehr allein durch die makroskopische Zerlegung zu erfüllen; fast jede Sektion bedarf der Ergänzung durch histologische, in vielen Fällen aber auch noch durch bakteriologische, serologische nnd chemische Untersuchungen.

Für all' dies eine praktische Anleitung zu geben, betrachte ich als die Aufgabe des Sektionskurses und dieses Leitfadens. Er soll dem Studierenden und dem praktischen Arzte, der nicht Spezialpathologe ist oder längere Zeit war, eine klare, kurze und ausreichende Anleitung an die Hand geben, wie er selbst sich von jedem Todesfall genügend Aufklärung verschaffen kann.

Trotz aller großen und bedeutenden Fortschritte der anderen Disziplinen bleibt der anatomische Gedanke die Grundlage klinischer Tätigkeit. Bei der heutigen Ausdehnung der Medizin vernachlässigen viele die anatomischen Untersuchungen, weil sie vor den technischen Schwierigkeiten zurückschrecken, weil sie sich nicht die nötige Erfahrung in der Technik der Sektionen und besonders in der Beurteilung der pathologisch-anatomischen Befunde zutrauen. So berechtigt diese Bedenken sind, so leicht lassen sie sich für jeden überwinden, wenn in schwierigeren Fällen die Hilfe der jetzt in Deutschland so zahlreich vorhandenen pathologischen Institute in Anspruch genommen wird.

Gewiß, wenn wesentliche Interessen auf dem Spiel stehen, schwerwiegende gerichtliche Fragen, wichtige Rentenansprüche, sollte die Sektion nach Möglichkeit von einem Fachpathologen ausgeführt werden. Diese berechtigte Forderung wäre heute in Deutschland leicht durchzuführen. Trotzdem sind wir noch weit davon entfernt. Zur Beurteilung der in den gerichtlichen Fällen ja die größte Rolle spielenden gröberen Verletzungen bedarf es im allgemeinen keiner besonders großen pathologisch-anatomischen Erfahrung. In anderen Fällen, wo es sich darum handelt, ganz rätselhafte Todesfälle aufzuklären, bei allen chronischen Erkrankungen, chronischen pathologischen Veränderungen, ist jedoch nicht nur eine größere pathologisch-anatomische Erfahrung notwendig, um zum Ziel zu gelangen, sondern vor allen Dingen auch oft eine eingehende mikroskopische Untersuchung, wie sie nur der erfahrene Histologe durchführen kann. Der Grund, weshalb die Sektionsergebnisse in solchen Fällen, die nicht von Fachpathologen seziert worden sind, so unbefriedigend und vielfach auch für die Erstattung von Gutachten unbrauchbar sind, liegt meistens nicht einmal in der mangelnden Erfahrung des Obduzenten, sondern daran, daß weder die notwendigen mikroskopischen Untersuchungen ausgeführt werden, noch bei zweifelhaften Befunden das Urteil eines Fachpathologen eingeholt wird. Beides stößt heutzutage auf keinerlei Schwierigkeiten.

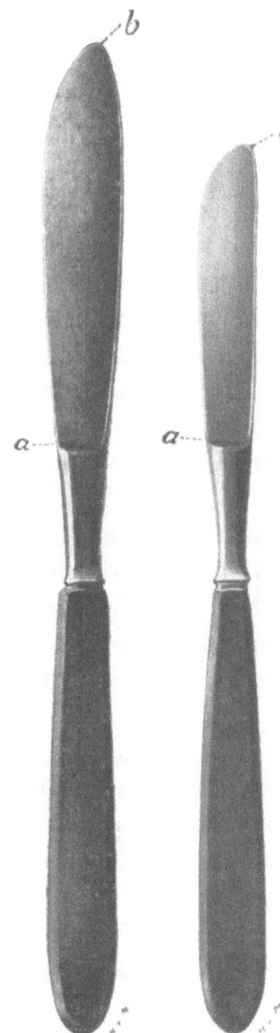

Fig. 1.
Großes breites und kleines schmales Sektionsmesser nach Simmonds mit abgerundeten Spitzen.
Die Schneide des Messers reicht von a bis b.
1/2 nat. Gr.

Denn sowohl in den Fällen, wo kein Fachpathologe bei einer wichtigeren Sektion zur Stelle sein kann, wie auch dann, wenn der Arzt selbst nur zu seiner eigenen Weiterbildung und aus rein wissenschaftlichem Interesse die Sektion ausführt, ist auch für den wenig Geübten und in der Pathologie Unerfahrenen fast stets die gestellte Aufgabe voll zu lösen, wenn

1. die Sektion sorgfältig und in allen Teilen durchgeführt wird,

2. die krankhaft befundenen Organe sorgfältig konserviert und zur nachträglichen Begutachtung und mikroskopischen Untersuchung einem Fachpathologen zugeschickt werden.

Wenn wir von den akuten Todesfällen durch grobe Verletzungen und durch Vergiftungen — wie sie so häufig den Gegenstand gerichtsärztlicher Obduktionen darstellen — absehen, so ist heute fast keine Sektion mehr vollständig, deren Ergebnis nicht durch mikroskopische Untersuchungen gestützt, ergänzt oder berichtigt wird. Heute genügt nicht mehr die frische Untersuchung einiger Zupf- oder Abstrichpräparate — deren Beurteilung übrigens mehr Erfahrung erfordert, als meist angenommen wird — sondern in sehr vielen Fällen ist eben die genaue Erforschung mit allen Hilfsmitteln der modernen Histologie notwendig, Aufgaben, die nur der Fachpathologe lösen kann, die er aber in den meisten Fällen auch dann noch mit Erfolg durchführen kann, wenn er der Sektion selbst nicht beigewohnt hat.

In solchen Fällen gestaltet sich unser Vorgehen folgendermaßen:

1. Sorgfältige Durchführung der gesamten Sektion der drei Körperhöhlen mit kurzer Protokollierung aller krankhaften und ungewöhnlich erscheinenden Befunde und Angabe der Gewichtszahlen.

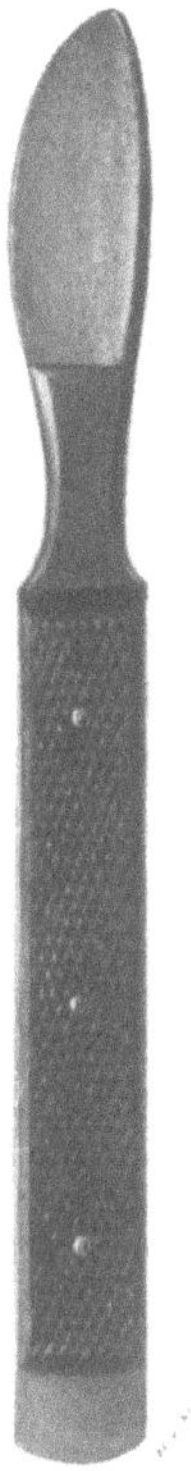

2. Je nach der Lage des Einzelfalles wird das weitere Vorgehen verschieden sein:

a) In wenigen Fällen ist damit schon das gesamte Krankheitsbild einwandfrei aufgeklärt und bedarf weiterer Untersuchungen nicht.

b) Meist ist dies nicht der Fall. Der Obduzent hat den Wunsch, diese oder jene Veränderung (z. B. einen Tumor, ein Infiltrat) genauer mikroskopisch untersuchen zu lassen. In diesem Falle legt er bei oder nach der Sektion Stückchen der zu untersuchenden Organteile in eine Lösung von Formalin 1 : 10 Wasser und schickt sie zur Untersuchung ein. Besser ist es in solchen Fällen, das ganze krankhaft erscheinende Organ, insbesondere die ganze Geschwulst, die untersucht werden soll, zu konservieren und einzusenden.

c) Nicht selten aber wird der Obduzent Zweifel haben, ob er dies oder jenes richtig beurteilt, vielleicht sogar, ob er die Veränderungen im ganzen richtig aufgefaßt hat. In diesem Falle wird er alle krankhaft oder auch nur verdächtig erscheinenden Organe konservieren und einem pathologischen Institut zur Untersuchung einschicken.

Fig. 2. Knorpelmesser mit abgerundeter Spitze. Die Metallklinge geht durch den ganzen Griff und bildet am Ende das Raspatorium. 1/2 nat. Gr.

d) Nur wenige Fälle bleiben übrig, wo das Sektionsergebnis dem Obduzenten gar keine Aufklärung gibt. Hier ist sorgfältige Konservierung und Nachuntersuchung **aller** Organe unbedingt erforderlich. Ein Organ, z. B. das Gehirn, von einer solchen Nachuntersuchung auszuschließen, „weil eben doch nichts daran ist“, ist in diesen Fällen ein grober Fehler und kann die Aufklärung des Falles, wie mir wiederholte Erfahrungen gezeigt haben, völlig in Frage stellen.

Die bei solchem Vorgehen so häufig geforderte **Kon-**

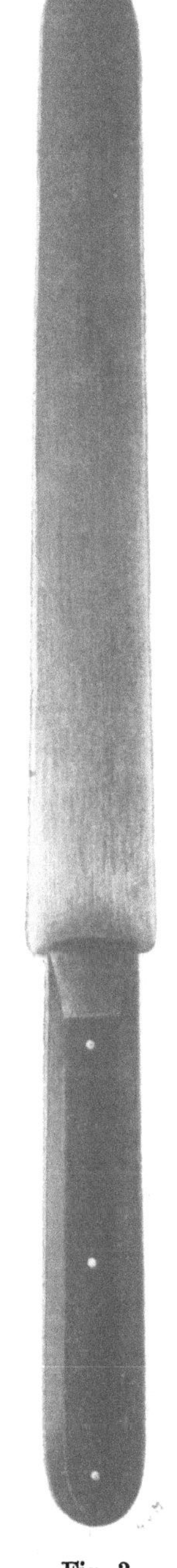

Fig. 3. Großes, doppelschneidiges Organmesser (Gehirnmesser). 1/2 nat. Gr.

servierung und Versendung von Leichenteilen macht, wenn richtig ausgeführt, keinerlei Schwierigkeiten.

Hierbei beachte man folgende Regeln:

1. Besondere Gefäße zur Konservierung sind nicht erforderlich. Ein gewöhnlicher Wasser- oder Putzeimer eignet sich vorzüglich hierfür. Sein Boden wird mit etwas Watte bedeckt. Er wird dann zur Hälfte mit der Formalinmischung (1 Teil käufliches Formalin auf 10 Teile Wasser) gefüllt und mit einem Deckel, Tuch oder ähnlichem zugedeckt.

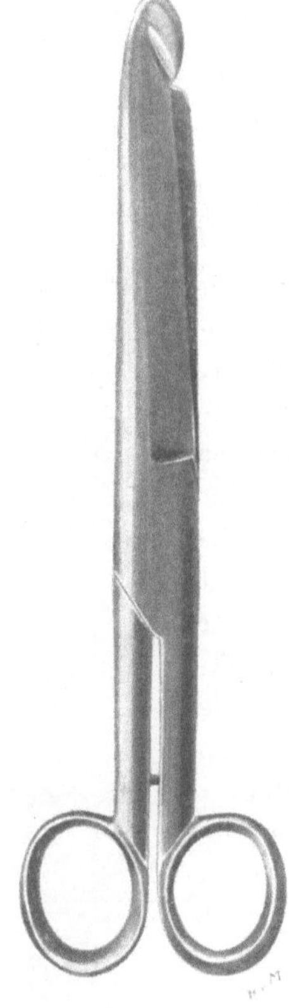

Fig. 4.
Große Darmschere, geschlossen. Ein Scherenblatt länger, geknöpft, ohne Widerhaken! Auch das kurze Scherenblatt vorn abgerundet. Das Aufeinanderschlagen der Scherenholme wird verhindert durch einen an einem Holm angebrachten Metallknopf. 1/2 nat. Gr.

2. In diesen Eimer werden die Organe hineingelegt. Hierbei ist das wichtigste, daß die Organe von allen Seiten von Flüssigkeit umgeben sind und immer in reichlich Flüssigkeit schwimmen. Größere Organe müssen dabei mit mehreren tiefen Einschnitten versehen sein. Die Formalinlösung konserviert natürlich nur die Organteile, in die sie eindringen kann. Wer das berücksichtigt, wird niemals Enttäuschungen erleben. Es ist selbstverständlich, daß die Organe vor dem Einlegen möglichst von Blut, Darminhalt usw. sorgfältig befreit werden (Abtupfen mit dem Schwamm). Meist ist es unnötig, das ganze Organ zu konservieren, es genügt in vielen Fällen ein Stück des Darmes, eine Scheibe der Leber usw. Bei richtigem und sorgfältigem Vorgehen wird Fäulnis mit Sicherheit vermieden. Zusammenpressen der Organe in ein enges Gefäß führt natürlich stets zur völligen Zerstörung durch Fäulnis.

Meist genügt für eine Sektion ein Eimer, werden aber sehr viele Organe eingelegt, so sind zwei Eimer nötig.

3. Die Formalinlösung ist, wenn sie zu stark getrübt erscheint, am zweiten Tage, spätestens nach vier Tagen, zu erneuern. In der Formalinlösung bleiben die Organe (nötigenfalls nach mehrfachem Wechsel der Lösung) mindestens zwei bis drei Wochen lang. Längeres Verweilen schadet nichts, wenn die vorstehend gegebenen Regeln beachtet werden.

4. Die Versendung gestaltet sich nunmehr sehr einfach. Die Organe werden ohne Flüssigkeit verschickt. Sie werden herausgenommen, man läßt die Formalinlösung abtropfen und hüllt die Organe jetzt unter Zugabe von etwas Watte in wasserdichten Stoff sorgfältig ein. Dann kann man sie in jedem Holzkästchen, das man mit etwas Holzwolle ausstopft, ohne weiteres versenden.

Dieses Vorgehen hat sich mir im Pathologischen Institut in Frankfurt a. M. in jahrelanger Erfahrung voll bewährt. Als fachärztlicher Beirat für den Bereich des XVIII. Armeekorps habe ich während des Krieges dieses Verfahren besonders häufig erproben können. Bei der großen Zahl und der weit zerstreuten Lage der Lazarette, bei der großen Zahl der täglich anfallenden Sektionen war es für uns unmöglich, die Sektionen selbst auszuführen. So wurden bis auf ganz vereinzelte Ausnahmen alle außerhalb Frankfurts anfallenden Sektionen von nicht in der Pathologie erfahrenen Kollegen ausgeführt, die Protokolle und nötigenfalls die Organe in der eben beschriebenen Weise dem Frankfurter Pathologischen Institut zugeschickt. Die Erfahrungen, die wir mit diesem Vorgehen gemacht haben, waren sehr gute. Die Ergänzungen der Befunde der Obduzenten durch unser Urteil, insbesondere aber durch die mikroskopische Untersuchung brachten in manchen dunklen Fall volle Aufklärung.

5. Außerordentlich häufig bedarf die Sektion der **Ergänzung durch** eingehende **histologische Untersuchung.** Will man kleine Organstückchen, Teile von Tumoren und ähnliches zur histologischen Untersuchung an ein Pathologisches Institut einsenden, so bringt man sie in ein Präparatenglas mit weitem Hals (sog. Pulverflasche), das mit 10%igem Formol gefüllt ist (10 Teile des käuflichen Formols auf 100 Teile Wasser). Die Stückchen müssen frei in reichlicher Flüssigkeit schwimmen.

Die Fixierung in Formol genügt für fast alle histologischen Untersuchungen, nur für einige spezielle Zwecke sind andere Fixierungen vorzuziehen.

Das Glas wird dann gut verschlossen in ein Holzkästchen verpackt und versandt. Man kann jedoch auch nach zweitägiger Fixierung der Stückchen diese aus der Flüssigkeit entnehmen und sie in mit Formol angefeuchteter Watte, mit wasserdichtem Stoff umhüllt, ohne Glas in einem Briefumschlag versenden.

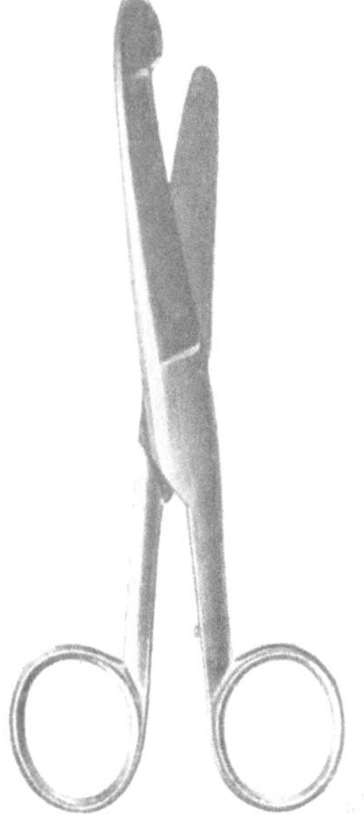

Fig. 5.
Kleine Darmschere für Kindersektionen, geöffnet. 1/2 nat. Gr.

6. Will man Sektions**präparate** zu Sammlungs- oder Demonstrationszwecken **in natürlichen Farben** erhalten, so behandelt man sie nach der

Methode von Pick-Kaiserling:

1. Je nach der Größe kommen die Präparate einige Tage bis mehrere Wochen (bis zur völligen Durchfixierung) in Salzformalin:

50 ccm käufliches Formol,
50 g künstliches Karlsbader Salz,
1000 ccm destilliertes Wasser.

In dieser Lösung werden die Präparate grau und verlieren die Farbe, die jedoch nachher durch Alkohol wieder entwickelt wird.

2. Nach genügender Durchtränkung werden sie in fließendem Wasser ausgewaschen und dann je nach der Dicke auf 6—12 Stunden in 80—85%igen Alkohol gebracht, bis die Farben voll herauskommen.

3. Hierauf werden sie in die Konservierungsflüssigkeit gelegt:
1000 ccm destilliertes Wasser,
300 g Natrium aceticum,
600 ccm säurefreies Glycerin (oder Kriegsersatz: wasserklares Perkaglycerin).
Trübt sich diese Lösung, so wird sie gewechselt. Dann können die Präparate dauernd darin bleiben. Die Farben halten sich, wenn die Präparate in dunklen Räumen aufbewahrt werden.

Empfehlenswert ist auch die

Methode von Jores.

Hierbei verschwinden die Farben in der ersten Lösung nicht und der Alkohol wird gespart.

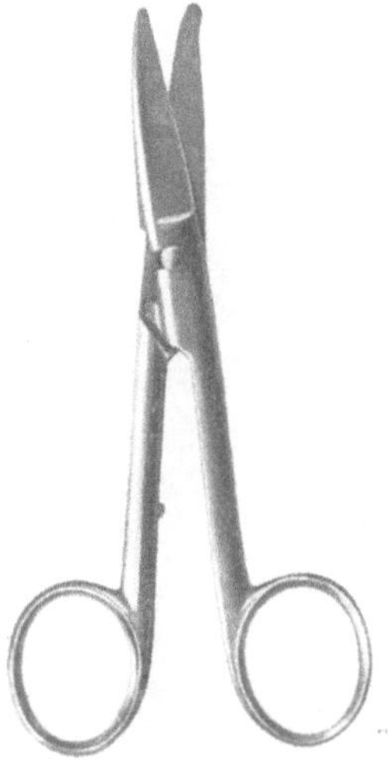

Fig. 6. Gerade, geknöpfte Schere mit abgerundeter Spitze. 1/2 nat. Gr.

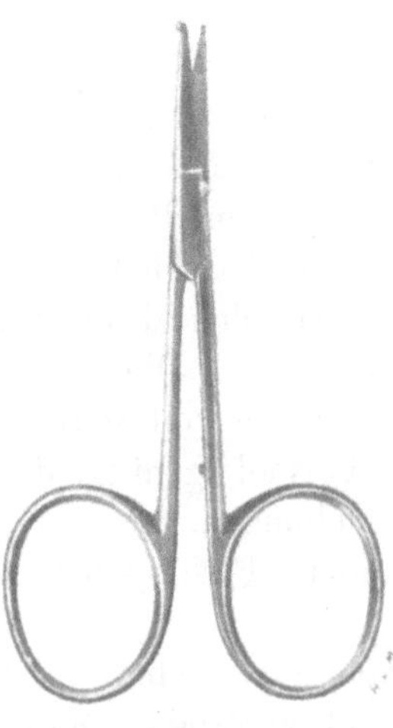

Fig. 7. Kleine geknöpfte Schere mit abgerundeter Spitze zur Eröffnung kleiner Gefäße, Drüsengänge usw. 1/2 nat. Gr.

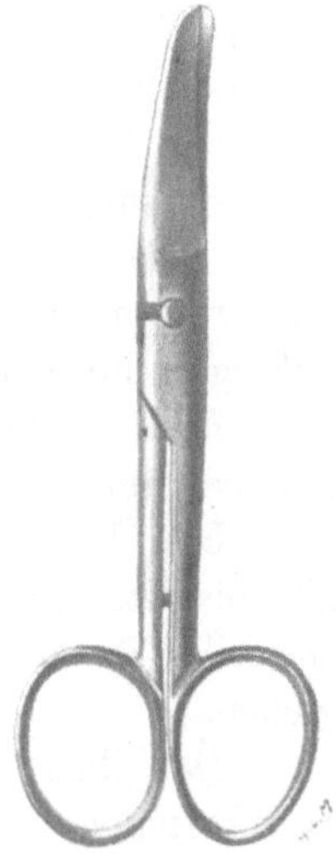

Fig. 8. Coopersche gebogene Schere, sehr geeignet zum Präparieren. 1/2 nat. Gr.

1. Fixierung der Präparate in einer Lösung von
50 ccm käuflichem Formol,
50 g künstlichem Karlsbader Salz,
50 ccm konzentrierter wäßriger Chloralhydratlösung,
1000 ccm destilliertem Wasser.

2. Nachdem die Präparate genügend durchfixiert sind, werden sie gründlich in fließendem Wasser 6 Stunden lang oder länger gewässert.

3. Hierauf kommen sie in dieselbe Konservierungsflüssigkeit wie bei Pick (s. oben).

Zum Verschließen der Sammlungsgläser hat sich uns der von E. Leitz-Wetzlar gelieferte Kitt für Präparatengläser sehr bewährt.

Abschnitt B: Die Durchführung der Sektion.

Bevor wir an die Durchführung der Sektion herangehen, sei hier ein Wort über das Recht des Arztes, eine Sektion auszuführen [1], eingeschaltet, da meistens darüber irrtümliche Vorstellungen herrschen. Der Arzt macht sich durch Ausführung einer Sektion selbst dann nicht strafbar, wenn diese Sektion ohne Wissen und Willen der Angehörigen vorgenommen wurde; auch die Zurückhaltung von Leichenteilen zur genaueren anatomischen Untersuchung, zur Herstellung eines Präparates, verletzt niemals das Recht eines anderen. In dieser Richtung dürfen wir also immer das ärztliche und wissenschaftliche Interesse in den Vordergrund stellen, wenngleich wir natürlich die Pflicht haben, die Gefühle der Angehörigen nach Möglichkeit zu schonen und Sektionen gegen den ausgesprochenen Wunsch derselben im allgemeinen nicht ausführen, falls nicht dringende höhere Interessen vorliegen.

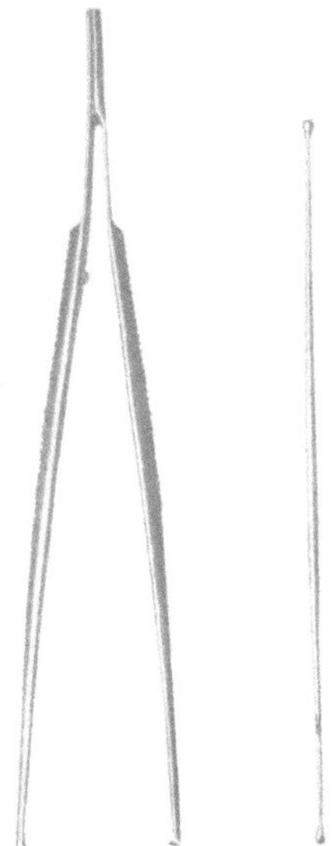

Fig. 9. Hakenpinzette und Sonde. $^1/_2$ nat. Gr.

Kapitel I: Vorbereitungen, Instrumente.

Wo die Sektion nicht in einem besonders hierfür eingerichteten Sektionsraum ausgeführt wird, muß unter Umständen ein Sektionstisch improvisiert werden. Es kann aber auch bei einiger Geschicklichkeit jede Sektion ohne große Schwierigkeiten im Bett oder im Sarge durchgeführt werden. Das wichtigste bei den Vorbereitungen ist hier, dafür zu sorgen, daß die Leiche möglichst auf einer wasserdichten Unterlage liegt (Gummischürze oder ähnl.), und daß genügend Gefäße (Eimer zum Auffangen und Entfernen des Blutes, der Flüssigkeiten und des Darminhaltes) vorhanden sind. Ebenso ist von Wichtigkeit, zwei Schüsseln mit Wasser und zwei leere Schüsseln zur Hand zu haben. So kann man mit den einfachsten Mitteln jede Sektion durchführen.

Ebenso beschränken wir uns darauf, an Sektionsinstrumenten das mitzunehmen, was notwendig ist. Zu jeder erfolgreich durchzuführenden Sektion brauchen wir folgende Instrumente[1]):

---

[1]) S. die Literatur S. 143.

[2]) Anm. Alle hier angegebenen Instrumente können von der Firma L. Dröll, Frankfurt a. M., Kaiserstr. 42 bezogen werden.

1. Zwei große Sektionsmesser mit breiter Klinge und abgerundeten Spitzen (Fig. 1).
2. Ein kleines, schmales Sektionsmesser mit abgerundeter Spitze (Fig. 1).
3. Ein Knorpelmesser mit abgerundeter Spitze und Raspatorium am Griff (Fig. 2).
4. Ein langes, flaches, sogenanntes Gehirnmesser, doppeltschneidig (Fig. 3).

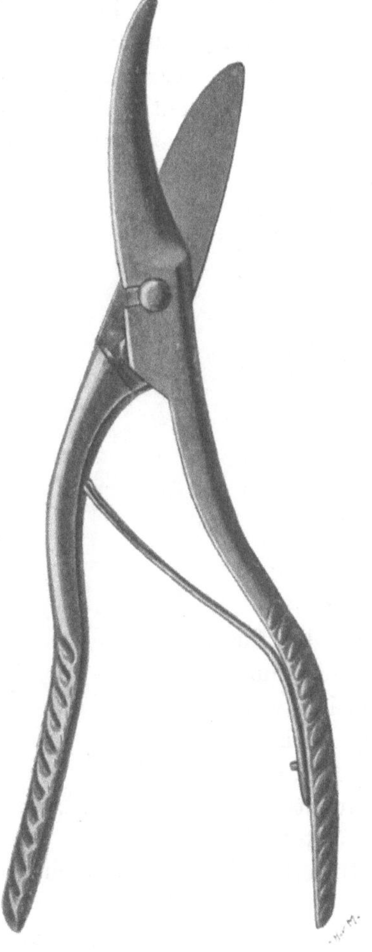

Fig. 10.
Knochenschere
mit abgerundeten Spitzen.
$^{1}/_{2}$ nat. Gr.

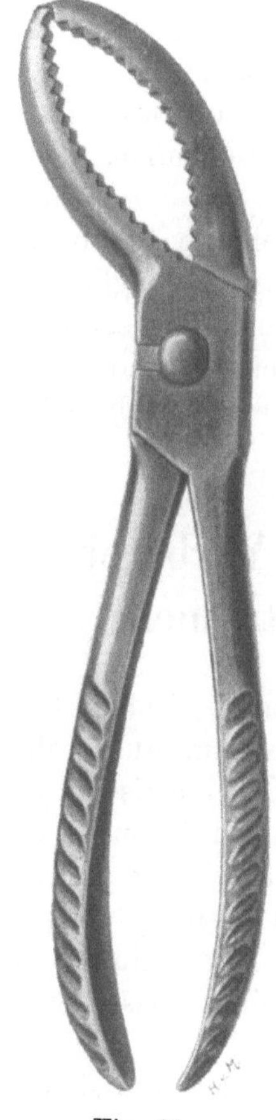

Fig. 11.
Knochenzange
für größere Knochen.
$^{1}/_{2}$ nat. Gr.

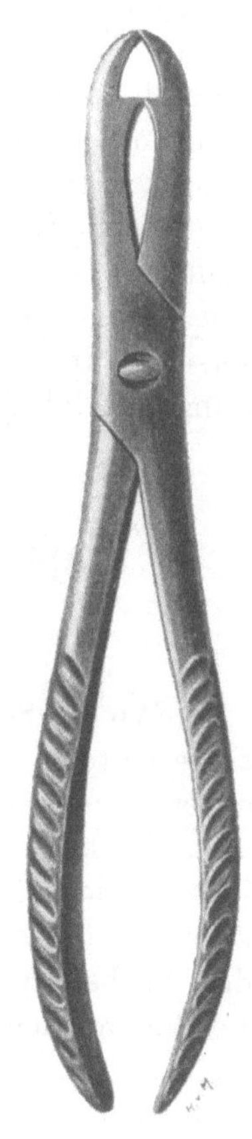

Fig. 12.
Knochenzange
für kleinere Knochen.
$^{1}/_{2}$ nat. Größe.

5. Eine große und eine kleine Darmschere (Fig. 4 u. 5).
6. Drei geknöpfte Scheren verschiedener Größe (Fig. 6 u. 7).
7. Eine Coopersche Schere (zum feineren Präparieren sehr zweckmäßig) (Fig. 8).
8. Zwei gewöhnliche Präparierskalpelle.
9. Zwei Hakenpinzetten (Fig. 9).
10. Zwei anatomische Pinzetten verschiedener Größe.
11. Zwei Sonden (Fig. 9).

12. Eine Knochenschere (Fig. 10).
13. Zwei Knochenzangen (Fig. 11 u. 12).
14. Ein großer und ein kleiner Meißel (Fig. 13).
15. Ein Meißel mit Quergriff (Fig. 14 u. 15).
16. Ein kräftiger Holzhammer (Fig. 16).
17. Drei Klemmen (Péans) verschiedener Größe (Fig. 17).
18. Eine Blattsäge (sogenannter Fuchsschwanz) (Fig. 18).
19. Ein Schöpflöffel (Fig. 19).
20. Drei Schwämme.
21. Ein Holzteller (zum Durchschneiden und Präparieren der Organe).
22. Zwei Packnadeln (Fig. 20) und Bindfaden zum Zunähen der Leiche.
23. Drei Meßgefäße aus Glas (100, 500, 1000 ccm).
24. Ein Maßstab aus Metall (Fig. 21).
25. Zwei leinene Sektionsmäntel (für den Obduzenten und für den Diener).
26. Zwei Sektionsschürzen aus wasserdichtem Stoff (Gummi) mit Metallkette am Hals und am Leib.
27. Zwei Paar dünne Gummihandschuhe nebst einer Puderdose.
28. Zwei Paar dünne Zwirnhandschuhe mit Band am Handgelenk.
29. Ein Fläschchen mit Lugolscher Lösung zur Anstellung der Amyloidreaktion, ein Glas mit rotem und blauem Lackmuspapier.
30. Mehrere Fläschchen mit 10% Formol mit weitem Hals (zur Fixierung von Organstückchen zur späteren histologischen Untersuchung).
31. Mehrere sterile Röhrchen, eine Platinöse und zwei Pravazspritzen aus Glas (1 und 5 ccm) zur Entnahme von Material zur bakteriologischen Untersuchung.
32. Eine Wage mit Gewichten bis zu 5 kg und eine Briefwage bis zu 250 g.

Sehr zu empfehlen, für manche Aufgaben unentbehrlich, sind ferner:

33. Ein Bandmaß und ein Tasterzirkel.
34. Eine Lupe.
35. Ein Mikroskop, Objektträger, Deckgläschen, zwei Präpariernadeln und ein Fläschchen mit 2% Essigsäure.
36. Für manche Aufgaben sehr zweckmäßig ist ferner eine Luftpumpe mit zwei Kanülen (Fig. 22). Zu diesem Zwecke einen Tubus zu benutzen und selbst mit dem Munde die Luft einzublasen, ist heute, wo uns tadellose Luftpumpen zur Verfügung stehen, unnötig und unhygenisch. Wir benutzen zu unserer Luftpumpe zwei verschiedene Kanülen je nach der Größe des Gefäßes, in das die Luft eingeblasen wird. Handlicher und bequemer wird das Einblasen der Luft, wenn man zwischen Kanüle und Pumpe einen kleinen Gummischlauch (Fig. 22) einschiebt.
37. Handelt es sich um Vergiftung oder Verdacht auf solche, so sind sieben Gläser oder Porzellangefäße zur Aufnahme der Organe (s. S. 115) mitzunehmen.

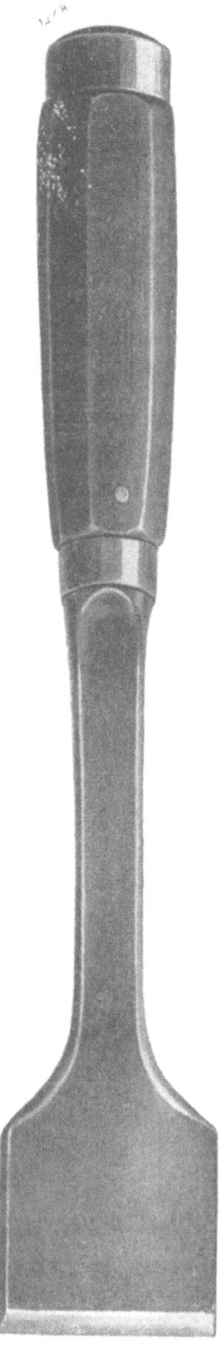

Fig. 13. Großer Meißel. 1/2 nat. Gr.

Kapitel II: Allgemeine Regeln.

1. **Peinlichste Sauberkeit,** wie in jedem aseptischen Operationssaale, ist die erste Forderung für den Obduzenten. Je primitiver die äußeren Verhältnisse, unter denen die Sektion ausgeführt wird, um so sorgfältiger ist hierauf zu achten. Notwendig zur Sektion ist reichlich Wasser, am besten fließendes, lauwarmes Wasser. Alle Flüssigkeiten (z. B. das aus dem Herzen ausgelaufene Blut, der Mageninhalt usw.) werden sofort sorgfältig ausgeschöpft. Auf das strengste ist jede Verschmutzung der Leiche, jedes Abtropfen von Blut und ähnlichem auf die Leiche oder auf den Boden zu vermeiden. Trotzdem etwa eintretende Verunreinigungen dieser Art sind sofort mit dem Schwamm wieder zu beseitigen. Vor allem ist auch darauf zu achten, daß die Kopfhaare der Leiche nicht im Blut auf dem Sektionstisch liegen. Die durch die Sektionsschnitte freigelegten Organe dürfen nicht mit Blut, Darminhalt usw. überschwemmt und verschmutzt werden. Je sauberer der Obduzent arbeitet, um so klarer kann er die pathologischen Befunde überblicken, um so besser wird er diese Befunde aber auch sich selbst und dem Kliniker demonstrieren können. Zu empfehlen ist es, einige große Klemmen, zum vorläufigen Abklemmen der Därme, des Magens usw. zu benutzen, damit der Inhalt dieser Organe nicht beim Durchschneiden das Gesichtsfeld überschwemmt.

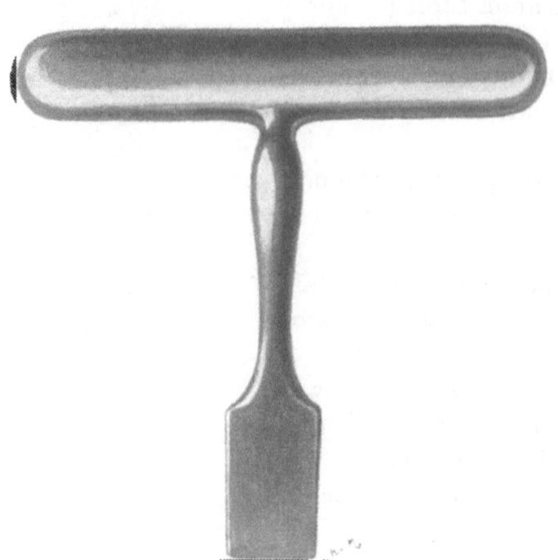

Fig. 14. Quermeißel. 1/2 nat. Gr.

Die Instrumente liegen am besten auf einem besonderen Teller neben der Leiche.

Jedes Instrument wird sofort nach der Benutzung mit dem Wasserstrahl, bzw. einem Schwamm sauber abgewischt, dann auf den Teller (in Ermangelung eines solchen auf die Oberschenkel der Leiche) zurückgelegt. Strengstens verpönt ist es, unsaubere Instrumente herumliegen zu lassen, wodurch oft zeitraubendes Suchen nach dem Instrument notwendig wird, das sich dann in einer Körperhöhle oder unter einem Organ wiederfindet und dabei auch noch eine große Gefahr (Verletzungen!) bildet. Zur Vermeidung solcher Störungen muß peinlichste Ordnung bei der Sektion herrschen.

2. Ordnung und Sauberkeit bilden zugleich die wichtigste Grundlage des **Schutzes der Sektionsteilnehmer gegen Leicheninfektion.** Die Durchführung dieses Schutzes ist eine der wichtigsten Pflichten eines jeden

gewissenhaften Obduzenten. Die Maßnahmen, die wir hierfür anwenden sind folgende:

a) Peinlichste Sauberkeit beseitigt schon die Hauptgefahr.

b) Anzug des Sezierenden: Weißer Leinenmantel, mit bis über die Ellenbogengelenke nach außen aufgekrempelten Ärmeln, darüber eine einfache weiße Leinenschürze, darüber eine zweite Schürze von wasserdichtem Stoff oder Gummi. Es ist ganz unnötig, Gummimäntel mit Ärmeln zu tragen, die bis zum Ellbogen oder bis zur Hand herunter gehen. Sie sind teuer und erhöhen die Gefahr, statt sie zu vermindern, da sie sehr schwer sauber zu halten sind. Besonders gefährlich sind brüchige Ränder der Ärmel solcher Mäntel, die die Haut aufscheuern und leicht infizieren.

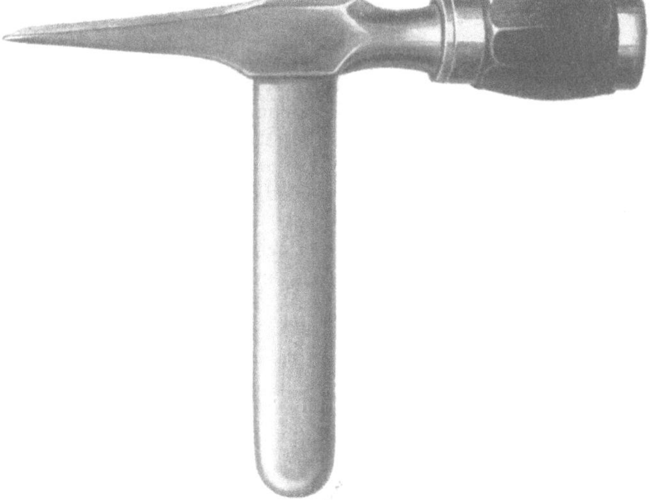

Fig. 15. Quermeißel mit Drehgriff. 1/2 nat. Gr.

Ellbogengelenke und Unterarme bleiben frei. Dies bedingt bei einigermaßen geschicktem und sauberem Sezieren keine Erhöhung der Gefahr. Dagegen müssen Hände und Handgelenke geschützt werden.

c) **Kein Leichenteil darf mit bloßer Hand berührt werden.** Wir tragen dünne Gummihandschuhe, die über das Handgelenk reichen und darüber etwas kürzere weiße Zwirnhandschuhe. Diese Methode habe ich bei Chirurgen kennen gelernt und wohl zuerst bei Sektionen angewandt. Sie hat sich mir seit über 10 Jahren ganz vortrefflich bewährt. Man greift und hält mit diesen Doppelhandschuhen sicherer als mit der bloßen Hand (kein Abgleiten!) und auch das für die Beurteilung der Konsistenzverhältnisse bei der Sektion so wichtige Gefühl ist infolge der Reibung an den Zwirnhandschuhen kaum herabgesetzt. Bei richtiger Behandlung (sorgfältiges Abtrocknen und Einpudern) halten die Gummihandschuhe sehr lange, und da sie sehr dünn sind, sind sie auch verhältnismäßig billig.

Die Zwirnhandschuhe dürfen ebenfalls nicht zu dick sein. Sie sind mit zwei Bändern zum Festbinden über dem Handgelenk zu versehen.

Stehen keine Gummihandschuhe zur Verfügung, so kann man die Hände mit Vaseline einfetten, damit die Bakterien nicht in die Poren eindringen und nach der Sektion leicht abgewaschen werden können. Bei dieser Methode leidet aber die Sicherheit des Zufassens und das Gefühl. Man muß sehr vorsichtig sezieren, um nicht mit der Hand abzugleiten und sich zu verletzen.

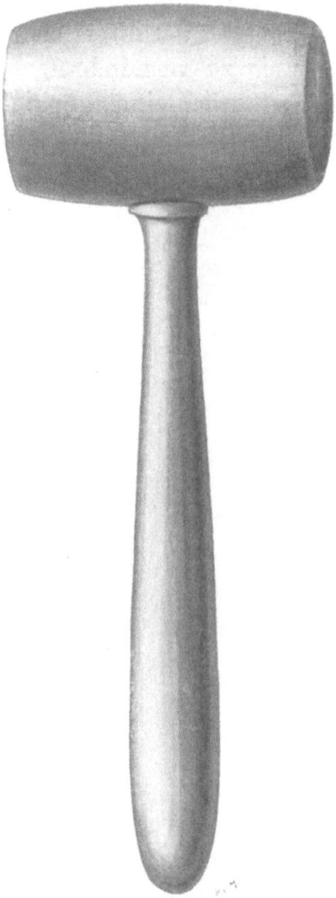

Fig. 16.
Holzhammer mit Metallkern.
1/2 nat. Gr.

d) Anziehen und Behandlung der Handschuhe: Zunächst werden beide Hände gründlich mit Puder (Talkum) eingerieben und etwas Puder in die Gummihandschuhe hineingebracht. Es folgt das vorsichtige Anziehen der Gummihandschuhe und darüber der trockenen Zwirnhandschuhe. Hierauf werden die Zwirnhandschuhe über dem Handgelenk gebunden und dann beide Hände bis an die Handgelenke in, wenn möglich, warmes Wasser eingetaucht, dann das Wasser ausgedrückt. Seziert man mit trockenen Zwirnhandschuhen, so trocknen Blut und Sekrete noch während der Sektion an dem Handschuh so fest, daß sie sehr schwer zu entfernen sind. Die Hände werden während der Sektion immer wieder bis zum Handgelenk in Wasser eingetaucht und die Handschuhe dann ausgedrückt.

Ebenso wichtig ist das kunstgerechte Ausziehen der Handschuhe. Bei fehlerhaftem Vorgehen werden die Gummihandschuhe hierbei regelmäßig zerrissen. Zunächst wird gründlich mit Wasser und Seife der Zwirnhandschuh auf der Hand gewaschen, dann ausgezogen. Dann wird ebenfalls gründlich mit Wasser und Seife der Gummihandschuh auf der Hand gereinigt und nach gründlichem Abspülen mit Wasser mit reinem trockenem Handtuch auf der Hand abgetrocknet. Hierauf taucht man beide Hände mit den Gummihandschuhen in Puder und reibt die Handschuhe auf der Außenseite gründlich mit Puder ein. Das Ausziehen erfolgt nunmehr so, daß vom Unterarm an der Gummihandschuh langsam über die Hand abgerollt wird. Bei solchem Vorgehen zerreißen die Gummihandschuhe nicht. Sie werden zuletzt nochmals (auch innen) eingepudert und trocken aufbewahrt. Eine Desinfektion derselben ist bei solchem Vorgehen nicht notwendig.

e) Hierauf erfogt die gründliche Reinigung der Hände mit Wasser und Seife. Strengstens verboten im Sektionssaal ist die Anwendung jeder Art und Form von Bürsten, da dieselben zu leicht infiziert werden, nur die Haut schädigen und die Erreger einimpfen können. Ebenso habe ich eine Desinfektion der Hände und Unterarme nach der Sektion niemals nötig gehabt. Die Desinfizientien schädigen nur die Haut, machen sie rissig und spröde. Wer so wie geschildert vorgeht, dabei die

Haut seiner Hände pflegt (öfter Einfetten mit Salbe), ist keiner Gefahr ausgesetzt, da keine Bakterien an seiner Haut haften bleiben.

Ich selbst desinfiziere mich also niemals nach der Sektion, wenn ich meine Doppelhandschuhe benutzen konnte. Auch der Geruch fauler Leichen haftet bei dieser Methode kaum an der Hand. Will man in Einzelfällen jedoch jede Spur des Geruches beseitigen, so wäscht man die Hände mit 5%iger Chloralhydratlösung (Heller) oder mit einer konzentrierten Lösung von Kalium hypermang. in Aqua destill., bis die Haut ganz braun ist. Die Hände werden dann zur Entfernung der Farbe in konzentrierter Oxalsäurelösung mit Wasser und Seife abgewaschen.

f) Erfahrungsgemäß geht eine ganz besondere Infektionsgefahr im Sektionssaal vom Typhus abdominalis aus. Hier wie auch sonst ist das gefährliche Verspritzen von Flüssigkeiten während der Sektion besonders zu vermeiden. (Zur Vermeidung des Spritzens dürfen die Holme unserer Scheren usw. niemals platt aufeinanderliegen; sie müssen auch beim Schluß einen Spalt freilassen, s. Abbildung). Hat man bei Sektionen von Typhusleichen die Arme mit Blut oder anderem beschmutzt, so kann man eine äußere Desinfektion der Reinigung folgen lassen. Selbstverständlich ist der Sektionsraum sorgfältig von Fliegen freizuhalten (Drahtnetze vor offenem Fenster).

g) Bei schweren Infektionen, besonders bei Typhus und Cholera, müssen auch die Abwässer vom Sektionstisch — am besten durch Clorkalk — desinfiziert werden, wofür die modernen Pathologischen Institute besondere Vorrichtungen besitzen.

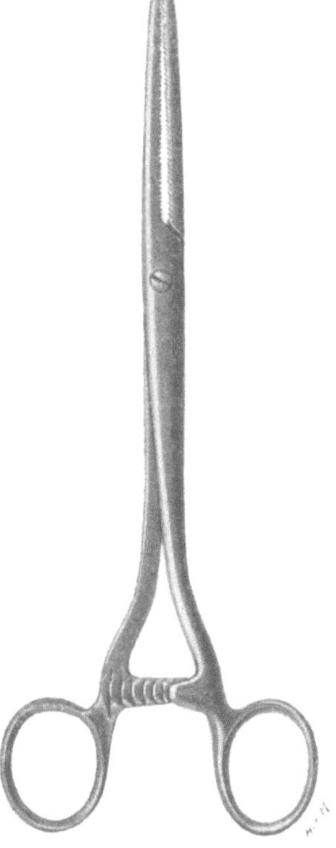

Fig. 17.
Große Klemme (zum Abklemmen von Gefäßen, Darmschlingen usw.). $^1/_2$ nat. Gr.

Bei gemeingefährlichen Infektionen (nach dem Gesetz sind dies vor allem: Cholera, Pest, Fleckfieber, Pocken, Gelbfieber, Lepra) wird man noch besondere Vorsichtsmaßregeln gegen die Verschleppung der Infektion treffen. Bei Fleckfieber ist die vorherige Abtötung von Läusen durchzuführen, bei Pocken darf niemand der Zutritt zum Sektionsraum gestattet werden, der nicht unter sicher genügendem Impfschutz steht. Für die Sektion von Pestleichen oder Choleraleichen bedarf es der behördlichen Genehmigung.

h) Nach der Sektion kommen alle Instrumente einschließlich der Zwirnhandschuhe nach gründlicher Abspülung in Wasser und grober mechanischer Reinigung auf mehrere Stunden in eine Lösung von Hydrargyrum oxycyanatum 1 : 1000. Die Messer werden dabei in ein Tuch eingewickelt, damit sie nicht stumpf werden. Nach 3—4 Stunden werden alle Instrumente herausgenommen, sorgfältig gereinigt und mit einem vaselingetränkten Läppchen abgerieben, damit sie nicht rosten.

Sind alle Sektionsinstrumente ganz aus Metall, — neuerdings werden auch Sektionsmesser ganz aus Metall hergestellt — so kann natürlich auch die Sterilisierung in kochendem Wasser oder Dampf erfolgen. Unbedingt notwendig sind derartige auskochbare Sektionsinstrumente jedoch nicht, da auch die angenehmeren Messer mit Holzgriff nach der angeführten Methode mit hinreichender Sicherheit steril zu halten sind.

Die leinenen Sektionsmäntel und Schürzen werden nach der Sektion in der Wäsche sterilisiert, die Gummischürzen mit Kresolseifenlösung abgewaschen.

3. Verhalten bei **Sektionsverletzungen.** Die Hauptsache ist hier die Prophylaxe; derartige Verletzungen sollen nicht vorkommen. Bei sorgfältigem Sezieren kann sie jeder vermeiden, insbesondere, wenn die Aufmerksamkeit streng auf die Sektion gerichtet bleibt und nicht durch Unterhaltungen abgelenkt wird. Die, wie ich glaube, wichtigste Quelle der Infektion bei der Sektion wird beseitigt, wenn man Instrumente mit scharfen Spitzen bei der Sektion grundsätzlich nicht benutzt. Keine Ver-

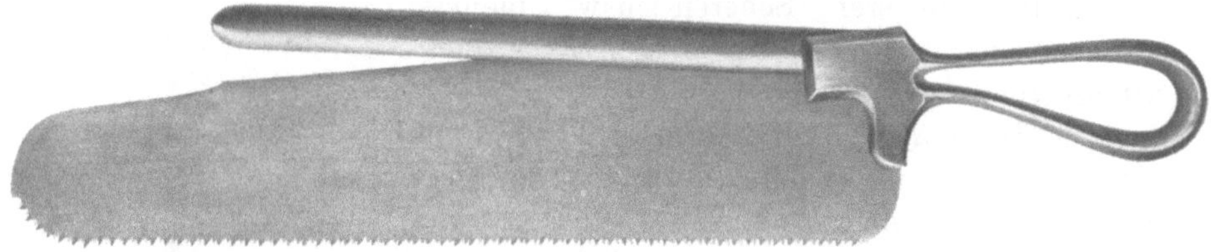

Fig. 18. Blattsäge (Fuchsschwanz), Rückenblatt 1/2 geöffnet. 1/2 nat. Gr.

letzung ist so gefährlich, wie die Stichverletzungen (Einimpfen des infektiösen Materials in die Tiefe), selbst größere Schnittwunden nicht, und die Spitzen der Instrumente sind für die Durchführung unserer Aufgabe vollständig entbehrlich.

Wir benutzen also nur Sektionsmesser, die, wie Simmonds zuerst vorgeschlagen hat, vorn abgerundet sind (Fig. 1—3). In meinem Institut dulde ich kein spitzes Sektionsmesser mehr.

Denselben Grundsatz habe ich auch in meinem Institut bei den Sektionsscheren durchgeführt. Auch bei der Sektionsschere gebrauchen wir niemals die Spitze des Scherenblattes. Deshalb können alle Spitzen und scharfen Ecken der Schere fortfallen, wodurch die Gefahr der Verletzung für den Obduzenten noch weiter verringert wird. Die Abbildungen Fig. 4—8 zeigen die in unserem Institut benutzten Scheren, die auch im Gebrauch viel angenehmer sind, als die Scheren mit Spitzen, mit denen man so leicht stecken bleibt. Auch bei der Darmschere ist an dem langen, vorn mit einem Knopf versehenen Blatt der gewöhnlich von den Instrumentenmachern angebrachte spitze Widerhaken vollkommen überflüssig. Dieser spitze Widerhaken kann ebenfalls zu Verletzungen Anlaß geben, ist aber vor allem auch bei der Sektion außerordentlich hinderlich, da er das Zurückziehen der Schere erschwert oder ganz unmöglich macht. Der spitze Haken bleibt leicht hängen und kann wichtige Teile zerreißen, einen Zweck hat er überhaupt nicht. Unsere Darmschere, wie sie in Fig. 4 u. 5 abgebildet ist, ist von all diesen Nachteilen frei.

Hat man sich trotz alledem verletzt, so breche man die Sektion ab (lasse gegebenenfalls den Diener unter Aufsicht weitersezieren), ziehe die Handschuhe wie immer nach Reinigung aus und lasse die kleine Wunde unter heißem Wasser (so heiß als zu ertragen) kräftig ausbluten. Ich wende weiterhin weder einen Verband noch Desinfektion an. Ist eine Infektion erfolgt, so kommt das Desinfiziens doch nicht mehr in die Tiefe hin, wo die Bakterien sitzen. Es ist also überflüssig, wirkt dabei aber gleichzeitig durch Gewebsschädigung nachteilig. Ist die Verletzung größer, so daß ein Verband dadurch notwendig wird, so mache man nach Ausblutung eine Jodpinselung der Umgebung und lege einen trockenen, aseptischen, locker sitzenden Verband an.

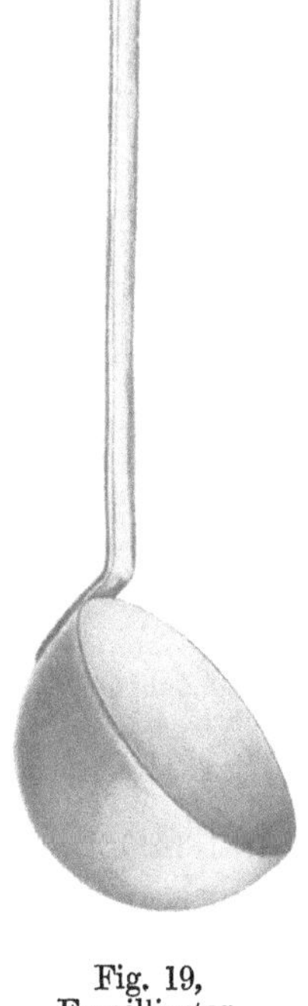

Fig. 19, Emaillierter Schöpflöffel. 1/3 nat. Gr.

Handelt es sich bei einer solchen Verletzung um schwer infektiöse Leichen (Pyämie, Staphylokokken-, Streptokokken-, Pneumokokken-Infektionen, aber auch Tuberkulosen) oder zeigen sich bereits die ersten Anzeichen der Infektion (Rötung, Schwellung, Schmerzhaftigkeit, Temperatursteigerung, Kopfschmerz!), so ist das beste Mittel gegen die Ausbreitung der Infektion die mindestens zwei Tage lange dauernde, vollkommene Ruhestellung des verletzten Gliedes. Der ganze Arm muß durch Mitella völlig ruhig gestellt werden und man mache sich zur Pflicht, auch jede Bewegung der Finger vollkommen zu vermeiden. Das ist nach meinen Erfahrungen die wirksamste Methode der Behandlung. Führt sie nicht rasch zum Ziel, so ist der Chirurge zuzuziehen.

4. Technische Regeln. Für die erfolgreiche Durchführung der Sektion ist reichliche Belichtung unbedingte Voraussetzung. Gut zu sehen sind alle Veränderungen, insbesondere die Farben nur bei vollem Tageslicht. Im Notfalle kann eine elektrische Taschenlampe wertvolle Dienste leisten.

Während der Sektion liegt die Leiche mit dem Kopfe nach dem Fenster zu gerichtet.

Die richtige Lagerung der Leiche unterstützen wir durch untergeschobene Stützen (Holzklotz oder metallene Nackenstütze). Insbesondere wird bei der Kopfsektion die Stütze unter den Nacken geschoben, so daß der Kopf etwas hochgehoben wird. Nach Beendigung der Kopfsektion ist aber diese Nackenstütze zu entfernen, da sie sonst die Sektion der Halsorgane nur erschwert. Nötigenfalls kann man dann die Stütze unter die Brustwirbelsäule schieben und sich auch sonst, wenn nötig, die Leiche in der gewünschten Lage mit Hilfe solcher Stützen fixieren. Bei der Einrichtung des Sektionstisches ist ganz besonders darauf zu achten, daß der Wasserablauf sich nicht in der Mitte des Tisches befindet, damit durch die Leiche selbst nicht der Ablauf von Wasser, Blut usw. verlegt wird. Anderenfalls ist dies dadurch zu verhindern, daß über den Ablauf ein den Tisch um 5 cm überragender Metallrost gelegt wird, so daß das Wasser freien Ablauf unter der Leiche hat.

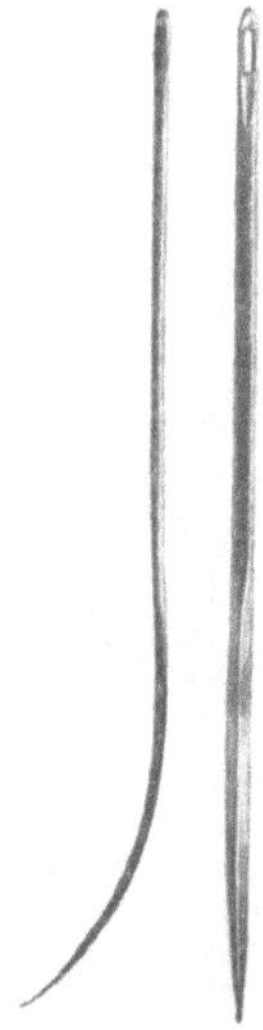

Fig. 20. Packnadeln zum Zunähen der Leiche. ½ nat. Gr.

Da ein moderner Sektionsraum stets einen Steinfußboden hat, so wird vor den Sektionstisch eine Holzmatte oder Holzrost gelegt, damit der Obduzent während der Sektion nicht stets auf dem kalten Steinboden steht.

Während der ganzen Sektion steht der Obduzent an der rechten Seite der Leiche, nur während der Schädelsektion steht er am Kopfende vor der Leiche.

Zum erfolgreichen Sezieren selbst ist Gewandtheit in der Führung der Instrumente notwendig; daher ist die richtige Messerhaltung so wichtig. Das Sezieren erfordert im allgemeinen keine wesentliche Kraftanstrengung, nur selten und für kurze Augenblicke ist es notwendig, Gewalt anzuwenden, falls der Obduzent sein Werkzeug richtig zu handhaben versteht. Wie bei jeder technischen Fertigkeit, kommt es auch bei der Sektion darauf an, mit der geringsten Kraft die größte Wirkung zu erzielen. Daher nehmen wir nur selten (eben dann, wenn wir größere Gewalt anwenden müssen) das Sektionsmesser in die volle Hand (z. B. beim Durchtrennen der Rippenknorpel), im übrigen halten wir es wie einen Geigenbogen, leicht zwischen Daumen und den vier anderen Fingern balancierend, so daß der dritte bis fünfte Finger dem Messer spielend leicht in jedem Augenblick eine andere Richtung und Lage geben können. Das Messer wird nicht als Keil, sondern als Säge benutzt, d. h. nicht der von der Hand ausgeübte Druck ist das wesentliche, sondern der Zug. Es muß ziehend schneiden, sonst wird das Organ gequetscht. Hierbei muß der Anfänger ganz besonders beachten, daß die Schneide des Messers dicht am Stiel (siehe

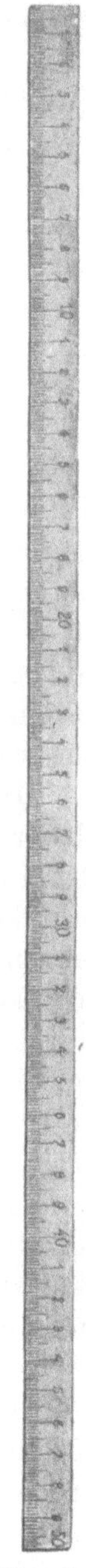

Fig. 21. Maßstab aus Metall. ⅓ nat. Gr.

unsere Abbildung Fig. 1, also bei a) beginnt. Bei langen Schnitten muß also mit diesem Punkte a das Messer da einsetzen, wo der Schnitt beginnen soll. Daraus ergibt sich, daß bei dem Beginn eines langen Schnittes durch ein Organ hindurch die Klinge des Messers zunächst weit über das Organ herausragt (vgl. die Fig. 27 u. 77).

Bei weichen Organen (Gehirn z. B.) ist das Messer anzufeuchten, damit nicht die weiche Gewebsmasse an der Klinge festklebt. Wie eine Schreibfeder fassen wir das Messer nur dann, wenn wir kurze Schnitte in der Tiefe (Abschneiden der Hirnnerven, des Rückenmarks) ausführen wollen, oder wenn feinere Gebilde, kleine Gefäße, Nerven usw. sorgfältig präpariert werden müssen. Dazu benutzen wir auch kleine Skalpelle wie auf dem Präparierboden.

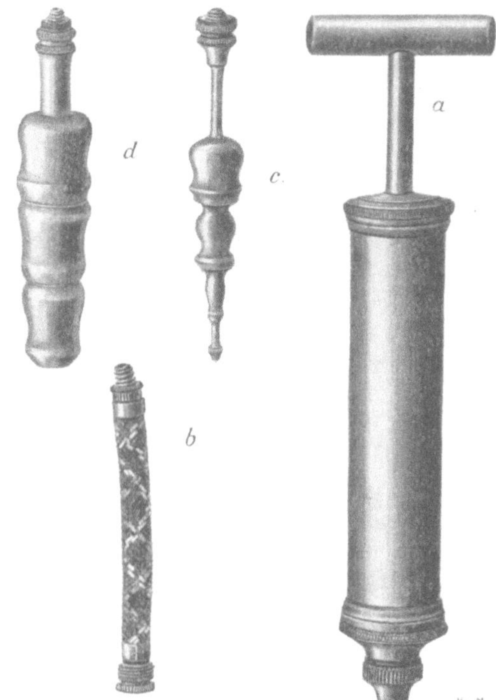

Fig. 22.
a) Luftpumpe aus Metall.
b) Verbindungsstück (Gummischlauch).
c) Kanülenansatz für kleine und mittlere Gefäße.
d) Kanülenansatz für größere Gefäße u. Trachea.
$^1/_2$ nat. Gr.

Die Haltung der Schere ergibt sich am besten aus Fig. 28. Der Daumen liegt im oberen, der vierte Finger im unteren Griff. Auch hier wird die Schere leicht vom Zeigefinger und Mittelfinger geleitet. Stets geht das geknöpfte Blatt der Schere voran.

Grundsätzlich machen wir lange, große, durchgehende Schnitte bei der Sektion, weil dadurch die beste und klarste Übersicht gewonnen und nicht unnötig Zeit verloren wird. Von den beiden Körperseiten geht bei den Sektionsschnitten diejenige vor, die weniger verändert erscheint, oder die leichter zugängliche.

Liegen Verletzungen, Operationswunden oder ähnliches im Bereiche der regulären Sektionsschnitte, so werden die Sektionsschnitte verlegt. Der Sektionsschnitt darf niemals mit der Operationswunde zusammenfallen, es sei denn, die Sektion ist nur unter der Bedingung gestattet, daß die Operationswunde selbst als Weg zur Eröffnung der Körperhöhlen benutzt werde. Anderenfalls muß die Operationswunde einseitig oder doppelseitig umschnitten werden, so daß ihr Verhältnis zu den darunter liegenden Eingeweiden genau untersucht werden kann. Nur auf diese Weise ist es möglich, Nahtlockerungen, Nahtblutungen und Stichkanaleiterungen festzustellen. Ebenso müssen alle Nähte und Entspannungsnähte, alle chirurgischen Fremdkörper (Gummirohre, Drains, Tampons, Magenschlauch, Katheter usw.) an Ort und Stelle so lange liegen bleiben, bis die Lage dieser Fremdkörper, ihr Verhalten zu den darunter liegenden Eingeweiden einwandfrei festgestellt ist. Bei Trepanationen wird die Dura breit um den Trepanationsrand herum umschnitten. Bei Anus praeternaturalis, Gastrotomie, Thorakotomie sind die Wunden, Fisteln oder Narben ebenfalls zu umschneiden und zunächst im Zusammenhang mit den tieferen Organen zu lassen.

Bei den Organen liegen alle Schnitte in der größten Längsrichtung und gehen von der Oberfläche bzw. Konvexität auf den Hilus zu. Vor dem Durchschneiden sind bei jedem Organ die Maße in Zentimetern, die Gewichte in Gramm anzugeben, nachdem vorher das Fettgewebe, anhaftende Membranen und ähnliches abpräpariert sind.

Die Schnittfläche der Organe darf man zur Säuberung nicht mit Wasser berieseln, weil dadurch Blutgehalt, Farbe, Turgor des Organs (besonders bei der Niere wichtig) rasch verändert werden können. Muß man die Schnittfläche von Blut und ähnlichem befreien, so geschieht dies durch Abstreifen mit der schräg gehaltenen Messerklinge.

Abschnitt C: Sektionsordnung.

Kapitel I: Reihenfolge der Sektion. Das Normalverfahren. Bakteriologische und serologische Untersuchung. Luftembolie.

Die **einzelnen Aufgaben**, die der Obduzent zu erfüllen hat, sind folgende:

a) Die Leiche ist so zu zerlegen, daß alle krankhaften Veränderungen aufgedeckt werden, wobei aber alle Zusammenhänge der Organe und Körperteile so lange bestehen bleiben müssen, bis ihr Zustand genau festgestellt ist. Erst wenn sich kein Grund gefunden hat, den Zusammenhang dauernd zu erhalten, können die Zusammenhänge getrennt werden.

b) Die Sektion ist so auszuführen, daß keinerlei Entstellungen der äußeren Form der Leiche, insbesondere des Gesichtes, eintreten, die Angehörigen auch nach der Sektion die Leiche besichtigen können und ohne genauere Untersuchung überhaupt nicht merken, daß die Sektion gemacht ist. Hierauf ist bei der Anlegung der Sektionsschnitte peinliche Rücksicht zu nehmen, insbesondere müssen aber auch Gesicht und Haare vor der Beschmutzung mit Blut und ähnlichem geschützt werden.

c) Der Obduzent hat sofort während der Sektion die notwendigen Teile zur mikroskopischen Untersuchung zu entnehmen und in geeignete Fixierungsflüssigkeiten (meistens genügt 10 % Formalin) zu legen, ebenso sind, wenn nötig, Teile zur bakteriologischen oder auch chemischen Untersuchung während der Sektion zu entnehmen.

d) Nach der Sektion ist sofort zu bestimmen, welche Organe zu konservieren sind. Sie sind für diese Konservierung vorzubereiten durch geeignete Einschnitte usw.

e) Während der Sektion ist der Befund kurz, klar und deutsch zu Protokoll zu geben, nach der Sektion die vorläufige anatomische Diagnose in deutscher Sprache zu stellen, unter Vorbehalt der Ergänzung durch die histologische, gegebenfalls auch bakteriologische und chemische Untersuchung.

f) Nachdem dies alles abgeschlossen, ist die Leiche wieder völlig instand zu setzen. Entnommene Teile, z. B. die Schädelkapsel, sind so zu ersetzen, daß äußerlich eine Entstellung vermieden wird.

Unser Sektionsverfahren muß jedem einzelnen Sektionsfalle besonders angepaßt sein. Das gilt in erster Linie für die wichtige Frage, wieweit wir schon bei der Herausnahme aus dem Körper die einzelnen Organe von ihren natürlichen Verbindungen trennen dürfen. Ergibt die genaue Untersuchung dieser Verbindungen, daß sie unverändert sind, so können sie durchtrennt werden.

Nicht das Zerlegen selbst ist Zweck der Sektion, sondern die Aufdeckung der pathologischen Befunde. Zu diesem Zweck sind zunächst die verschiedenen Organe topographisch freizulegen. Sodann werden die Organe einzeln herausgenommen, nachdem genaue Untersuchung gezeigt hat, daß wir in diesem Falle den Zusammenhang lösen können.

Gerade das Zerschneiden gibt uns oft nicht nur Aufschluß über den Zustand des Organs, sondern auch über die Zusammenhänge.

Selbstverständlich wird kein Schnitt ohne Kontrolle des Auges gemacht.

Bei der Darstellung der Sektionstechnik ist auf der linken Seite dieses Buches das **Normalverfahren** dargestellt, d. h. unser Vorgehen in den Fällen, wo diese natürlichen Zusammenhänge der Organe keine pathologischen Veränderungen, deren Erhaltung nötig und zweckmäßig ist, aufweisen. Das Normalverfahren stellt also die äußerste Grenze der Trennung der Organe dar, die wir schon bei der Herausnahme aus der Leiche vornehmen.

Auf der rechten Seite des Buches sind die wichtigsten und häufigsten Abweichungen von diesem Normalverfahren aufgeführt, die Fälle also, wo die für gewöhnlich von uns durchtrennten Organverbindungen krankhafte Veränderungen aufweisen und erhalten werden müssen. Dabei ist aber zu betonen, daß es überhaupt keine Verbindung eines Organes mit seiner Umgebung gibt, die nicht zuweilen so wichtige Veränderungen aufweist, daß ihre Durchtrennung unterbleiben muß. In jedem Falle muß also individualisiert, mit Überlegung auf Grund des sorgfältig erhobenen Situsbefundes unser Verfahren dem Einzelfalle angepaßt werden. Um hier nichts zu übersehen, heißt es vor allem: immer hinsehen beim Schneiden!

Die **Reihenfolge**, in der die Körperhöhlen eröffnet werden, ist nicht in allen Fällen gleich und muß sich häufig nach der klinischen Fragestellung, insbesondere nach dem Bedürfnis bakteriologischer Leichenuntersuchung oder gerichtsärztlicher Fragen richten.

Bei allen septischen Zuständen, bei Typhus, Paratyphus, bei unklaren Fällen ist die **bakteriologische Untersuchung** von großer Wichtigkeit, nicht selten ausschlaggebend. In den ersten 24 Stunden nach dem Tode — bei guter, kalter Aufbewahrung der Leiche auch noch länger — ist das Herzblut noch nicht postmortal von Bakterien infiziert, der Befund also voll verwertbar. In diesen Fällen notwendiger bakteriologischer Untersuchung des Leichenblutes schließt sich an die äußere Besichtigung der Leiche sofort vor der Entnahme der Organe die sterile Entnahme des Herzblutes an: Hautschnitt, Eröffnung der Bauchhöhle und Brusthöhle (vorsichtiges Durchschneiden des Sternoklavikulargelenkes, um die Venen nicht zu eröffnen, die dabei infiziert werden können). Nach Eröffnung des Herzbeutels Abbrennen der Vorderfläche des rechten Ventrikels mit dem Thermokauter (oder erhitztem Messer), Einstechen der Nadel einer sterilen Rekordspritze in den rechten Ventrikel. Das in der Spritze aspirierte Blut wird sofort bakteriologisch weiterverarbeitet.

Stellt sich die Notwendigkeit bakteriologischer Blutuntersuchung erst nach der Herzsektion und Herausnahme der meisten Organe heraus, so wird das Blut in derselben Weise unter allen aseptischen Kautelen aus der Vene einer gesunden Extremität, meistens des Beines entnommen, wobei man durch Hochheben des Beines und Ausstreichen mit der Hand den Zufluß von venösem Blut unterstützen kann.

Auch andere Flüssigkeiten und Teile des Körpers erfordern nicht selten bakteriologische Untersuchung. Wer mit den Grundsätzen der Bakteriologie vertraut ist, findet leicht selbst in solchen Fällen den richtigen Weg. Bei Organen wird durch gründliches oberflächliches Verschorfen die Oberfläche von Keimen befreit, mit sterilem Messer ein Einschnitt gemacht und nun aus der Tiefe ein Teilchen steril entnommen oder mit der Platinöse abgeimpft bzw. mit weiter Kanüle aspiriert (z. B. Gehirn, Milz). Zur bakteriologischen Untersuchung des Knochenmarks nimmt man einige Wirbelkörper heraus, durchsägt sie und preßt nach gründlicher oberflächlicher Verschorfung in einem Schraubstock das Mark heraus, das man am besten sofort auf den bereit gehaltenen Nährboden auftropfen läßt (Eugen Fränkel).

Muß der Inhalt von Hohlräumen bakteriologisch untersucht werden, so macht man die Eröffnung derselben ebenfalls mit dem glühenden Eisen und entnimmt dann die Flüssigkeit mit steriler Spritze oder Öse. So wird die Bauchhöhle nach Abpräparieren der Bauchdecken mit dem Thermokauter oder einem glühenden Messer, der Seitenventrikel des Gehirns durch Durchbrennen des Balkens eröffnet und der Liquor entnommen. Die bakteriologische Untersuchung des Darminhaltes erfolgt am besten durch Abbinden mehrerer Darmschlingen und Herausnahme der zugebundenen Schlingen, die in ein steriles Gefäß gebracht und dann weiter bakteriologisch verarbeitet werden.

Ebenso verfahren wir mit dem Magen- und Darminhalt, falls die chemische Untersuchung auf Gifte z. B. durchgeführt werden muß.

Zur Anstellung der auch bei der Sektion oft wichtigen Wassermannschen Reaktion fängt man einfach Blut und Liquor in ein steriles Röhrchen auf. Zur Agglutinationsprüfung, insbesondere zur Gruber-Widalschen Reaktion auf Typhus und Paratyphus, wird das notwendige Blut besser aus den Schenkelvenen entnommen (da im Herzen häufig frühzeitige Hämolyse des Blutes auftritt), sofort in sterile Reagenzgläschen gebracht und zentrifugiert, um klares Serum zu gewinnen.

Auch zum Nachweis einer **Luftembolie** muß zuerst die Herzsektion — vor der Eröffnung des Schädels — ausgeführt werden. Nach Richter läßt man in den Fällen, wo der Verdacht auf Luftembolie besteht, auch die Haut des Halses unberührt (wegen der Gefahr des Lufteindringens in die Halsvenen) und beginnt den Hautschnitt am Rumpfe unterhalb der Incisura jugularis, eröffnet die Bauchhöhle, löst nach Abpräparierung der Brustkorbweichteile das Brustbein bis zur 2. Rippe ab und durchsägt es quer unterhalb der 2. Rippe So wird mit Sicherheit jede Verletzung der Halsgefäße vermieden. Hierauf Eröffnung des Herzbeutels, Füllung desselben mit Wasser und Eröffnung der rechten Herzkammer unter Wasser.

Falls keine der genannten Ausnahmen in Betracht kommt, ist die **Reihenfolge der Sektion**: Äußere Berichtigung, Rückenmark, Kopf, Brust, Bauch, Extremitäten. Doch ist die Einhaltung dieser Reihenfolge keineswegs immer und unbedingt notwendig. Dagegen mache man es sich zur festen Regel, mit dem Schädel stets dann zu beginnen, wenn die Feststellung der natürlichen Blutfülle des Gehirns für die Beurteilung des Krankheitsfalles von Wichtigkeit ist (Zeichen von Hirndruck, Hirnschwellung, Tetanus, Apoplexie, Meningitis, überhaupt bei allen klinischen Gehirnerscheinungen). Anderenfalls kann sich der Blutgehalt der Schädelhöhle nach Herausnahme des Herzens wesentlich verändert haben. Auf die Sektion des Rückenmarks wird in vielen Fällen aus Gründen der Zeitersparnis überhaupt verzichtet.

Für die gerichtlichen Sektionen, insbesondere Vergiftungen, schreiben die gerichtsärztlichen Vorschriften eine besondere Reihenfolge vor (s. Anhang).

Ist die Reihenfolge der Körperhöhlen festgelegt, so gehen wir weiter so vor, daß wir bei jeder Körperhöhle erst den unberührten Situs der

Organe in der Leiche angeben, dann etwaigen Inhalt der Körperhöhlen ausschöpfen und bestimmen, die Zusammenhänge der Organe mit der Umgebung genauestens prüfen und dann erst die Organe herausnehmen. Es ergibt sich so ohne weiteres, daß unser Vorgehen sich in jedem Falle streng den Eigenheiten des Einzelfalles anschließen muß. Zusammenhänge dürfen immer erst getrennt werden, wenn festgestellt ist, daß kein Grund vorliegt, den Zusammenhang zu wahren. Hierzu muß als strengste Regel gelten, daß kein Schnitt ausgeführt wird, der nicht genauestens vom Auge kontrolliert wird, so daß in jedem Augenblick der Schnittführung dem weiteren Schneiden Einhalt geboten werden kann.

Kapitel II: Äußere Besichtigung.

Stets beginnen wir mit der eingehenden äußeren Besichtigung der Leiche: Größe, Gewicht, Alter (nötigenfalls Schätzung), Geschlecht, Ernährungszustand. Knochenbau (kräftig, grazil, plump). Formen (Proportionen, Thorax, Wirbelsäule, Mamma, Abdomen; auffallende Abweichungen), Hautnarben, tastbare Lymphdrüsen.

Farbe der Haut und sichtbaren Schleimhäute, Verfärbungen. Anzeichen des Todes: Leichengeruch, Trübung der Kornea (Eintrocknung), Totenflecke an den abhängigen Partien, Totenstarre (Hals, Unterkiefer, Extremitäten). Ödeme, Vortreibung des Abdomens, gröbere Abweichungen, besonders Verletzungen, Operationsschnitte und -narben.

Verhalten der Körperöffnungen. Dekubitus.

Bei gerichtsärztlichen Sektionen, besonders von Leichen, deren Herkunft, Namen usw. unbekannt sind, muß die äußere Besichtigung zur Möglichkeit der späteren Identifizierung wesentlich genauer sein. Am besten wird stets ein Lichtbild (oder mehrere) angefertigt. Ferner ist genau anzugeben die Beschaffenheit des Gebisses (fehlende, kariöse, plombierte, künstliche Zähne usw.), alle Narben und Tätowierungen sind genau zu beschreiben, auch die Farbe der Augen und der Haare und jedes Muttermal genau festzustellen (s. § 12 der gerichtsärztlichen Vorschriften im Anhang).

Kapitel III: Die Sektion des Rückenmarks

wird am besten vor der übrigen Sektion ausgeführt. Wir nehmen sie gewöhnlich vom Rücken aus vor. Die Leiche wird auf den Bauch gelegt, am besten noch ein Klotz untergeschoben und sodann mit dem Knorpelmesser ein kräftiger Schnitt vom Höcker des Hinterhauptbeins (Protuberantia occipit. ext.) beginnend, genau in der Mittellinie über die

II. Äußere Besichtigung. Die *Körperlänge* ist durchschnittlich beim Manne 170 cm (Mindestmaß beim Heere 154 cm), beim Weibe 160 cm.

Das *Körpergewicht* des erwachsenen Mannes beträgt durchschnittlich 68 kg, der Frau 55 kg. Genaueres über Körperlänge und Gewicht, auch von Föten, Säuglingen und Kindern siehe im Abschnitt D. S. 121.

Die Bestimmung des Alters von Kinderleichen wird im IX. Kapitel S. 107 besonders besprochen.

Die *Totenstarre* beginnt etwa zwei Stunden nach dem Tode (bei Kindern früher) an der Muskulatur des Kiefers und schreitet nach unten fort. Nach etwa 8—10 Stunden hat die Starre die Muskulatur des ganzen Körpers befallen — rascher tritt sie ein, wenn dem Tode starke Muskeltätigkeit, insbesondere Muskelkrämpfe (Tetanus z. B.) vorausgingen. Wird die Totenstarre eines Muskels mit Gewalt gelöst, so tritt sie nicht wieder von neuem auf. Spontan schwindet sie an der Leiche am zweiten bis vierten Tage nach dem Tode.

Die *Leichenflecke* entstehen durch *Senkung* des Blutes in den Kapillaren und Venen, daher treten sie an den abhängigen Teilen der Leiche auf, fehlen aber da, wo die Senkung durch Druck verhindert wird (wo die Leiche z. B. aufliegt). Bei Einschnitt tritt Blut aus den Gefäßen (das man abspülen kann), das Gewebe selbst ist aber nicht — Unterschied gegenüber Blutungen — blutig verfärbt. — Hellrot sind die Totenflecke bei Kohlenoxyd- und Zyankalivergiftung, bräunlich bei Methämoglobinämie (Kalichlorikumvergiftung).

Bei Zersetzung durch *Fäulnis* diffundiert der Blutfarbstoff aus den Gefäßen in das umliegende Gewebe: schmutzigrote oder braunrote Streifen im Verlaufe der Hautvenen, besonders an Hals und Beinen.

Farbe der Haut wachsbleich bei Anämie, schmutziggrau bei Kachexie, gelb bei Ikterus (Sklera!). Eine grünliche Verfärbung entsteht durch Einwirkung von Schwefelwasserstoff auf Hämoglobin (Bildung von Schwefelhämoglobin), daher bei Fäulnis im Darm Grünfärbung der umliegenden Organe und der Haut des Abdomens, bisweilen bis hoch hinauf zur Brust. Fäulnis tritt besonders schnell bei Sepsis ein.

Weitere Fäulniserscheinungen der Leiche: Vortreibung des Abdomens dadurch, daß sich im Darm (später auch im Peritonealraum selbst) Fäulnisgase entwickeln. Bei weiter vorgeschrittener Zersetzung entwickeln sich Fäulnisgase auch in der Haut, zuerst des Gesichtes: Fäulnisemphysem.

Die Haut der Leiche kann leicht eintrocknen, wenn die Hornschicht der Epidermis abgeschürft ist (ganz gleich, ob das intra vitam oder post mortem geschehen ist). Die Haut wird an solchen Stellen trocken, fest wie Leder, bräunlich. Auch Verätzungen der Haut (Mundwinkel!) können ein ähnliches Bild hervorrufen.

III. Das Rückenmark ist 43—45 cm lang, 27—28 g schwer (bei Neugeborenen 14 cm, 3,2 g). Der quere Durchmesser beträgt 1 cm, an der Halsanschwellung 1,5 cm, an der Lendenanschwellung 1,2 cm. Kommt es auf eine sehr genaue, insbesondere eine eingehende histologische Untersuchung des Rückenmarks an, so empfiehlt es sich, möglichst bald nach dem Tode das Organ zu fixieren. Man sticht zu diesem Zwecke (genau wie bei der Lumbalpunktion) eine Kanüle zwischen dem 1. und 2. Lendenwirbel ein und injiziert 10 $^0/_0$ige Formalinlösung in den Wirbelkanal.

Dornfortsätze hinweg, bis zur Mitte des Kreuzbeines geführt. Die Haut wird darauf mit der Muskulatur beiderseits etwa handbreit zurückpräpariert, die Weichteile, insbesondere die Muskulatur mit dem Knorpelmesser von den Dornfortsätzen abgetrennt, so daß die Dornfortsätze und Wirbelbögen möglichst freiliegen. Nunmehr setzen wir die Blattsäge (Fuchsschwanz) schräg auf die Wirbelbögen auf und sägen beiderseits durch (vgl. Fig. 23). Da wo die Säge nicht durchkommt, wird mit dem Meißel nachgeholfen, bis alle Wirbelbögen völlig durchtrennt sind. Nur der Atlasbogen bleibt zunächst geschlossen. Das Knorpelmesser wird zwischen 3. uud 4. Lendenwirbel eingestoßen und der Wirbelkanal eröffnet. Mit der Knochenzange werden die untersten durchsägten Bögen gefaßt und mit kräftigem Ruck die abgesägten Bögen und Dornfortsätze im Zusammenhang — nötigenfalls unter Nachhilfe des Knorpelmessers — bis zum Hinterkopf abgerissen. Wenn nötig, durchschneidet man jetzt noch mit der Knochenschere den Atlasbogen beiderseits.

Der Duralsack bleibt geschlossen. Man faßt ihn vorsichtig mit der Pinzette, zieht ihn nach der Seite und trennt außerhalb des Duralsackes die sämtlichen (31) Rückenmarksnerven durch kurze Messerschnitte vorsichtig ab. Durch stärkeren Zug an der Dura kann man dabei, wenn erwünscht, wenigstens im Bereiche des Halsmarkes, die Spinalganglien aus den Zwischenwirbellöchern mit herausziehen. Sind alle Nerven abgetrennt, so zieht man mit der Pinzette die Dura des obersten Halsmarkes etwas nach außen und abwärts und trennt Dura und Rückenmark am Hinterhauptloch so hoch wie möglich quer mit dem Messer ab. Hierauf hebt man durch Zug an der Dura, während man die noch bestehenden lockeren Verbindungen mit dem Messer trennt, den ganzen Duralsack mit dem Rückenmark vorsichtig heraus. Hierbei muß jede Quetschung oder Zerrung des gegen Druck sehr empfindlichen Rückenmarkes peinlich vermieden werden. Häufig stehen dem Herausheben des Duralsackes noch vorspringende Knochenzacken der Wirbelbögen im Wege, die mit der Knochenschere abgetragen werden. Zum Schluß werden die Nerven der Cauda equina durchtrennt und das Rückenmark mit der Dura auf einen Teller gelegt.

Den Duralsack eröffnen wir mit der Schere in der Mittellinie, vorn oder hinten, legen das Rückenmark über die linke Hand und machen in den verschiedenen Höhen je nach Bedarf Querschnitte mit einem sehr scharfen, angefeuchteten Messer, am besten mit einem Rasiermesser.

Vom Rückenmark geben wir an das Verhalten des Querschnittes: Asymmetrien, Einsinken einzelner Teile oder Vorquellen, Farbe (sklerotische Teile sind grau, häufig glasig). Auch atrophische Nerven sind nicht mehr weiß, sondern grau, durchscheinend, verdünnt.

Besichtigung des Wirbelkanales. Etwa notwendig werdende Herausnahme von Wirbeln erfolgt von der Bauchseite aus (siehe später).

Kommt es auf eine besonders genaue Untersuchung der Ganglienzellen an (Nisslsche Färbung), so müssen kleine Stückchen möglichst frisch in 96 %igem Alkohol fixiert werden.

Man hüte sich, die aus kleinen Einrissen der Pia (Verletzungen bei der Herausnahme des Rückenmarkes) vorquellende weiche Rückenmarkssubstanz für etwas Krankhaftes zu halten.

Bei Kindern kann man auch die Wirbelbögen mit einer Knochenschere durchtrennen.

Den Duralsack in situ zu eröffnen, die Nerven dann innerhalb des Duralsackes zu durchschneiden und das Rückenmark isoliert zu entnehmen, empfiehlt sich nur aus ganz besonderen Gründen, da dies schwierig ist und das Rückenmark dabei zu leicht gequetscht wird.

Herausnahme von Rückenmark und Gehirn im Zusammenhang: Bestehen Veränderungen am verlängerten Mark oder am oberen Hals-

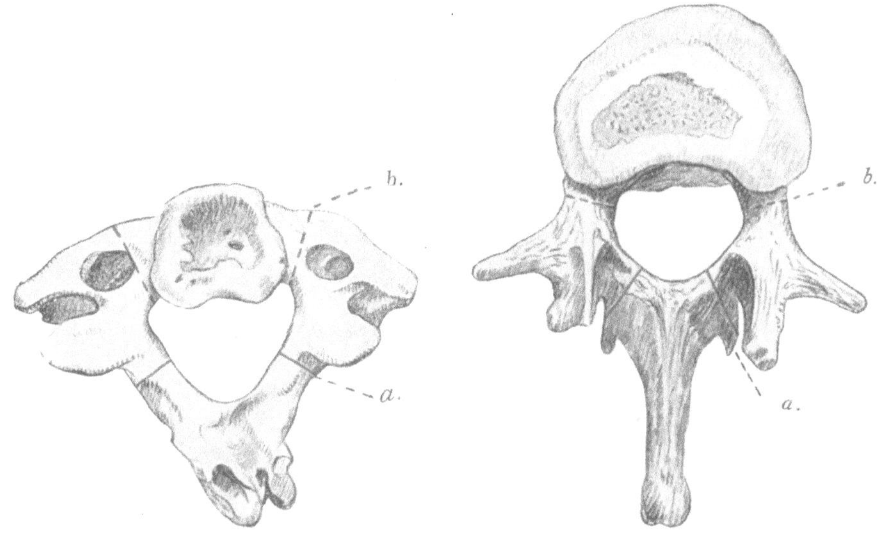

Fig. 23.
2. Halswirbel und 1. Lendenwirbel:
a = Sägelinie bei Eröftnung des Wirbelkanals von hinten.
b = Abtrennungslinie bei Eröffnung des Wirbelkanals von vorne.

mark (z. B. Verdacht auf Landrysche Paralyse), so wird das Rückenmark nicht oben abgetrennt, sondern bleibt im Zusammenhang mit dem Gehirn. Nach Eröffnung des Wirbelkanales sägt man zu diesem Zwecke ein keilförmiges Stück der Hinterhauptschuppe bis zum Foramen magnum heraus, trennt dann die Dura mit den Nerven an der Cauda equina ab und nimmt, von unten her beginnend, das Rückenmark mit der Dura, die am Foramen magnum ringförmig durchschnitten wird, und mit dem Gehirn zusammen heraus.

Herausnahme des Rückenmarkes von vorne: Es besteht auch die Möglichkeit, das Rückenmark von vorne, nachdem alle Organe der Brust- und Bauchhöhle entfernt sind, herauszunehmen. Dieses Vorgehen hat sogar den Vorteil, daß gleichzeitig die Spinalganglien gut freigelegt werden und auch Stücke der Rückenmarksnerven mit dem Rückenmark zusammen herausgenommen werden können. Man schiebt einen Klotz unter die Lendenwirbelsäule, durchschneidet mit dem Knorpelmesser die Zwischenwirbelscheibe zwischen 3. und 4. Lendenwirbel bis zum breiten Klaffen und schlägt

Die Wirbelbögen werden in ihre ursprüngliche Lage zurückgebracht, die Haut in fortlaufender Naht von oben nach unten fest vernäht und die Leiche wieder auf den Rücken gelegt.

Es folgt nunmehr die Sektion der drei Körperhöhlen:

Kapitel IV: Sektion der Schädelhöhle.

1. Abnahme des Schädeldaches.

Besichtigung der äußeren Bedeckung des Kopfes (Verletzungen, Narben). Halbkreisförmiger Hautschnitt mit dem Knorpelmesser über den Hinterkopf

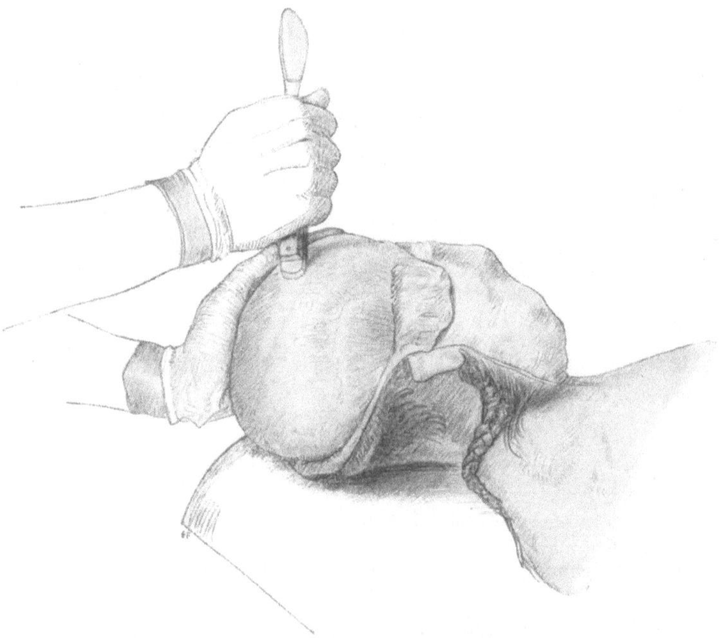

Fig. 24.
Abschaben des Periostes und des Musculus temporalis vom Schädeldach mit dem senkrecht gestellten scharfen Stiel des Knorpelmessers.

vom linken Ohr zum rechten Ohr (Warzenfortsatz) verlaufend unter sorgfältiger Schonung der Haare, besonders bei Frauen. Es wird die Kopfhaut im Bereiche des Schnittes vorher freigemacht, indem das Haar nach vorn und hinten zurückgekämmt wird. Der Schnitt verläuft vier Finger breit unterhalb der Höhe des Scheitels und geht durch die Haut und die Galea aponeurotica bis auf den Knochen durch. Abziehen der Kopfschwarte mit beiden Händen. Vorn wird die abgelöste Kopfschwarte über das ganze Gesicht heruntergeschlagen; dann Abschaben des Periostes vom beiderseits die Wirbelbögen mit dem Meißel ab, worauf die zu entfernenden Wirbelkörper mit der Knochenzange gefaßt und unter starkem Zug abgetrennt werden (s. Fig. 23).

Für den Anfänger ist dieses Verfahren schwierig und führt leicht zu Quetschungen des Rückenmarkes. Zu empfehlen ist es nur bei kleinen Kindern, wo man die Wirbelbögen mit der Knochenschere leicht durchtrennen kann.

IV. 1. Abnahme des Schädeldaches. Schädelmaße beim Erwachsenen:

Umfang in der Horizontale	49—65 cm,
Längsdurchmesser	18 „
Querdurchmesser	13,5—15,5 „

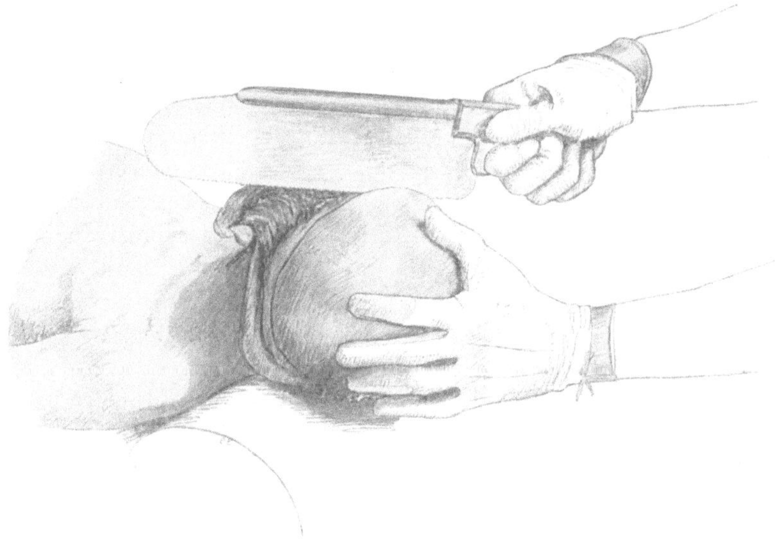

Fig. 25.
Durchsägen des Schädeldachs mit der Blattsäge (Fuchsschwanz).

Die Dicke der Schädelkapsel beträgt:

an der Protuberantia occipitalis externa	15 mm,
am Schädeldach	3—5 „
an der Schläfenschuppe	2 „

Maße des Schädels siehe im Abschnitt D Seite 122.

Die Stirnnaht schließt sich normalerweise schon in der Kindheit (drittes bis sechstes Lebensjahr). Achten auf Osteophyten der Tabula interna, auf kleine rauhe Resorptionsgruben der Innenfläche bei (längere Zeit hindurch) erhöhtem Hirndruck.

Der Temporalmuskel muß entfernt werden, weil er sonst das Durchsägen sehr stört, und weil er später zum „Ankleben" des Schädeldaches gute Dienste leistet.

Sehr zweckmäßig ist es, an der Hinterhauptsschuppe einen dreieckigen Vorsprung stehen zu lassen, damit das Schädeldach, wenn es nach der Sektion wieder aufgesetzt wird, nicht nach hinten abrutscht. Die Führung der Säge ist dabei nicht schwieriger, wie bei der Anlegung eines einfachen Ringschnittes, der Vorteil aber sehr groß.

Schädeldach mit Hilfe des Messerstieles (Raspatorium) (Fig. 24). Ablösen der Temporalmuskeln und Faszien vom Schädeldach.

Beschreibung des Schädeldaches: Größe, Symmetrie, Nähte, Oberfläche.

Absägen der Schädelkalotte in einer horizontalen Linie, die fingerbreit über dem Rand der Augenhöhle beginnt, beiderseits in gerader Linie nach hinten läuft und sich über der Squama occipitalis trifft. Vorsicht beim Sägen einerseits, um nicht abzugleiten (Verletzungen), andererseits um die Dura nicht zu verletzen: (Fig. 25). Sobald das Schädeldach im wesentlichen durchgesägt ist, werden etwa noch stehende Teile der Tabula interna mit dem kleinen Meißel durchschlagen, dann der Quermeißel vorn an der Glabella in den Sägeschnitt eingeführt, durch einen kurzen Schlag mit dem Hammer auf den Quermeißel der Schädel gesprengt und durch eine rasche Querdrehung des Meißels ein breites Klaffen der Sägeschnittränder bewirkt (Fig. 26). Dann faßt man am Stirnbein das Schädeldach krallenförmig mit beiden Händen und löst es durch einen kräftigen Ruck nach hinten von der Dura vollkommen los.

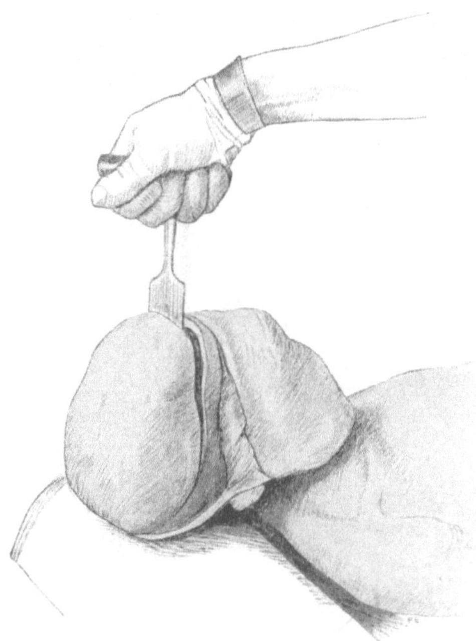

Fig. 26.
Sprengen der Verbindung zwischen Dura und Schädeldach durch rasches Querdrehen des in die Sägelinie eingeführten Quermeißels.

Nach Abnahme des Schädeldaches geben wir an: Dicke des ganzen Schädelknochens und der einzelnen Schichten (Tabulae, Diploe) auf der Sägefläche; dann halten wir das Schädeldach gegen das Licht: Angabe der Lichtdurchlässigkeit (wo Diploe, ist der Schädel nicht durchscheinend), Innenfläche des Schädeldaches, Ausbildung der Pacchionischen Grübchen und der Gefäßfurchen (Aa. meningeae). Beschreibung der Dura (Spannung, Durchscheinen des Blutes der Piavenen).

2. Sinus longitudinalis. Entfernung der Dura.

Aufschneiden des Sinus longitudinalis superior (Fig. 27) mit dem Messer von vorn nach hinten (Inhalt). Anbringung eines kleinen Knopfloches mit der Schere in der mit der Pinzette fixierten Dura im Bereich der Sägelinie über beiden Stirnhirnlappen. Von hier aus Durchschneiden der Dura mit der Schere (Fig. 28) genau entlang der Sägelinie von vorn nach hinten. Aufheben einer Falte der Dura am Rande, Umklappen von links

Der Schädel muß beim Sägen mit der linken Hand fest fixiert werden, da man sich sonst leicht verletzen kann. Um nicht abzurutschen, muß bei bloßer Hand ein Handtuch vorher auf das Schädeldach gelegt werden. Benutzt man unsere Doppelhandschuhe, so ist ein solches Handtuch nicht nötig.

Besteht eine Trepanationsöffnung, ein Hirnprolaps, eine Drainage oder ähnliches, so müssen die vorgetretenen Gehirnteile mit dem Gehirn im Zusammenhang bleiben und dürfen bei Abnahme des Schädeldaches nicht abgerissen werden, ebenso dürfen Drains und Tampons nicht entfernt werden. Zu diesem Zwecke muß nicht selten das Schädeldach nochmals durchsägt werden oder einzelne Stücke müssen herausgesägt werden, damit nichts bei der Abnahme abreißt.

Häufig bestehen bei älteren Personen feste Verwachsungen zwischen Dura und Schädeldach. Hier bringt man, nachdem man das Schädeldach durch Querstellen des Meißels etwas abgehoben hat, die geschlossene Darmschere zwischen Dura und Knochen und versucht nun durch kräftig schabende Bewegungen die Verbindungen zwischen Dura und Schädeldach zu sprengen. Dies gelingt in den meisten Fällen. Ist die Verbindung aber zu fest, so darf keine größere Gewalt angewandt werden, weil sonst Zerreißungen der Dura und des Gehirnes entstehen. Es muß dann die Dura mit dem Schädeldach zusammen abgenommen werden. Zu diesem Zwecke wird die Dura vor Abnahme der Schädelkalotte in der Sägelinie mit kleiner geknöpfter Schere (oder Messer) vorsichtig durchschnitten, dann unter leichtem Anheben des Schädeldaches vorn die Falx mit der Schere von der Crista galli abgetrennt und nun Dura und Schädeldach gemeinsam entfernt, wobei stark nach hinten gezogen und die Falx cerebri auch hinten von ihrer Verbindung mit dem Tentorium abgeschnitten wird.

Dieses Verfahren wenden wir bei kleinen Kindern stets an, weil hier die Dura stets sehr fest mit dem Schädelknochen verbunden ist. Man kann auch mit dem Schädeldach und der Dura gleich das ganze Gehirn herausnehmen, indem man seine Verbindungen an der Basis durchtrennt und dann auf dem Teller durch leichtes Schütteln das Gehirn aus dem Schädeldach heraussinken läßt.

Normale Farbe der Dura grauweiß, über dem Stirnhirn ist sie leicht gefaltet.

Bei erhöhtem Hirndruck sind die Windungen abgeplattet, verbreitert, die Furchen verstrichen. Umgekehrt bei Atrophie: breite, tiefe Furchen, schmale, spitze Windungen.

Tuberkel sind am häufigsten und leichtesten zu finden längs der Gefäße in der Fossa Sylvii und an der medialen Seite der Großhirnhemisphären (über dem Balken).

IV. 2. Entfernung der Dura. Wurde das Schädeldach mit der Dura gemeinsam herausgenommen, so wird der Sinus longitudinalis im Schädeldach aufgeschnitten.

Ist die Dura mit Pia und Gehirn stellenweise fester verwachsen, so wird die Dura hier umschnitten und am Gehirn belassen. Ebenso bleibt nach rechts und umgekehrt und Ausbreiten über der anderen Hemisphäre. Beschreibung der Innenfläche der Dura (Glätte, Farbe, Feuchtigkeit, Auflagerungen).

Beide Durablätter werden nun mit der linken Hand nach aufwärts gezogen, der Ansatz der Falx cerebri an der Crista galli mit der Schere durch einen senkrechten Schnitt durchtrennt, und die Dura durch einen kräftigen Ruck nach hinten und abwärts gezogen, wobei sie von ihren Verbindungen mit der Pia neben dem Sinus longitudinalis losgerissen wird.

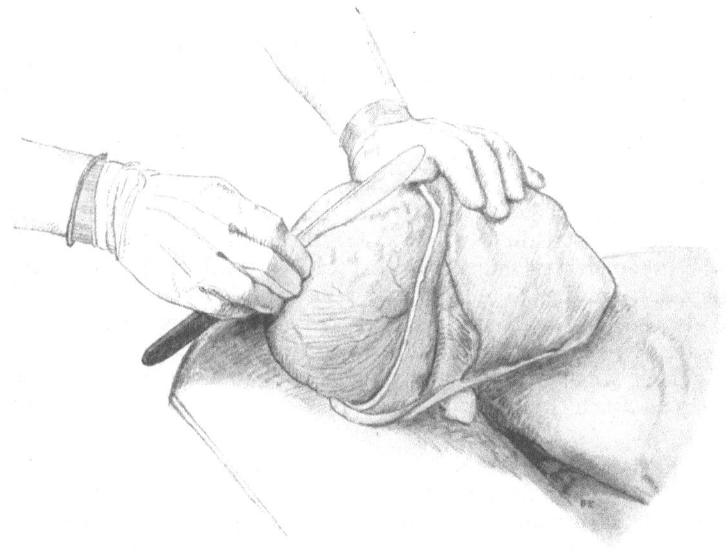

Fig. 27.
Eröffnung des Sinus longitudinalis.

Beschreibung der Pia an der Konvexität: Blutfüllung, Wassergehalt (Ödem), pseudomembranöse Auflagerungen, Eiter. Besichtigung des Balkens von oben durch leichtes Auseinanderdrängen der Hemisphären.

3. Herausnahme des Gehirns.

Durch leichtes Schütteln werden die Stirnlappen etwas gelockert und nun vorsichtig Zeigefinger und Mittelfinger der linken Hand zwischen Dura und Stirnlappen nach der Basis zu geschoben. Auf diese Weise werden die Stirnlappen mit den beiden Kolben des Olfaktorius (die zarten Riechnerven reißen an der Lamina cribrosa ab) herausgehoben (Fig. 29) und dann mit dem Sektionsmesser, das wie eine Schreibfeder in die rechte Hand genommen wird, alle Verbindungen des Gehirns mit der Basis abbei Hirnverletzungen, Prolapsen und ähnlichem ein Durarand um den Defekt herum stehen.

Bei Veränderungen der Dura oder Pia in der Gegend des Sinus longitudinalis darf die Dura nicht nach hinten heruntergerissen werden. Die Piavenen sind dann an ihrem Eintritt in den Sinus longitudinalis mit der Schere zu durchschneiden, nötigenfalls z. B. bei Thrombose, genau zu präparieren.

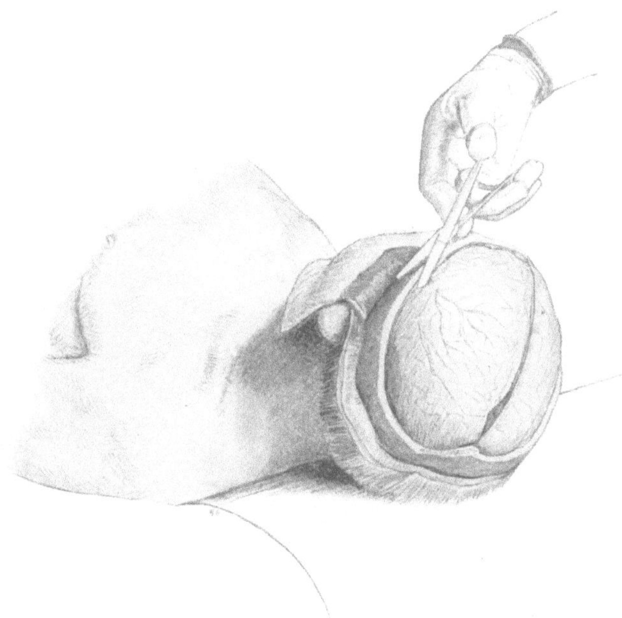

Fig. 28.
Durchschneiden der Dura entlang der Sägelinie des Schädels.

Tentoriumrisse, die sich bei Neugeborenen als Folgen eines Geburtstraumas finden, kann man nur dann gut zur Darstellung bringen, wenn man in ganz anderer Weise vorgeht: Es muß hier die Falx cerebri erhalten bleiben. Zu diesem Zwecke läßt man eine 1 cm breite Knochenspange des Schädeldaches genau über dem Sinus longitudinalis stehen. Da bei Neugeborenen der Schädel leicht mit der Knochenschere zu schneiden ist, so führt man die Sägelinie zur Eröffnung des Schädels vorn und hinten nur bis 1 cm an die Mittellinie heran und schneidet dann zu beiden Seiten des Sinus von vorn nach hinten mit der Knochenschere das Schädeldach durch. Nach Abnahme der beiden Schädeldachteile hebt man die Hemisphären vorsichtig hoch und trennt sie durch einen geraden Schnitt vom Hirnstamm ab. Dann übersieht man die ganze Falx cerebri und das Tentorium in situ und kann jeden Einriß einwandfrei feststellen (Fig. 91).

IV. 3. Herausnahme des Gehirns. Will man das verlängerte Mark in einem geraden Schnitt abtrennen, so ist hierfür ein von Chiari angegebenes kleines Instrument, das Myelotom, sehr zweckmäßig.

Das Durchschnittsgewicht des Gehirns beträgt beim Manne 1375, beim Weibe 1250 g.

Normal finden sich in den Ventrikeln des Gehirns nur wenige Kubikzentimeter klarer wässeriger Flüssigkeit (Liquor).

getrennt. Bei diesem Abschneiden weist auf der linken Seite die Schneide des Messers nach links, auf der rechten nach rechts. Die Nerven werden stets möglichst nahe dem Knochen abgetrennt, damit große Nervenstümpfe am Gehirn hängen bleiben. Zunächst wird durchtrennt: Optikus

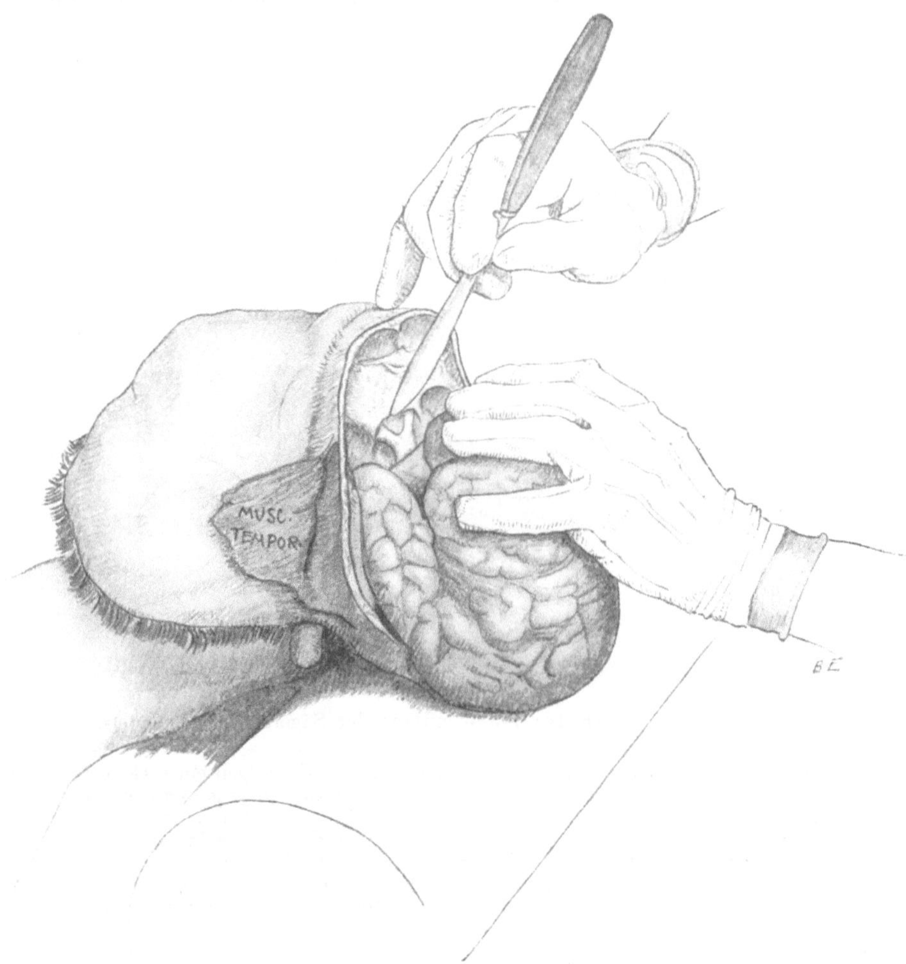

Fig. 29.
Abtrennen der N. optici und der Arteria carotis interna an der Schädelbasis zur Herausnahme des Gehirns. Das Messer wird wie eine Schreibfeder gehalten. Das Stirnhirn ist mit der linken Hand angehoben.

und Karotis gleichzeitig (Fig. 29), erst links, dann rechts, dann ebenso die Okulomotorii. Gleichzeitig läßt man das Gehirn mehr nach hinten sinken. Jetzt spannt sich das Tentorium cerebelli, das von der Mitte aus nach links hinten, dann von der Mitte aus nach rechts hinten, scharf an der Kante des Felsenbeins, durch kurze sägeförmig schneidende

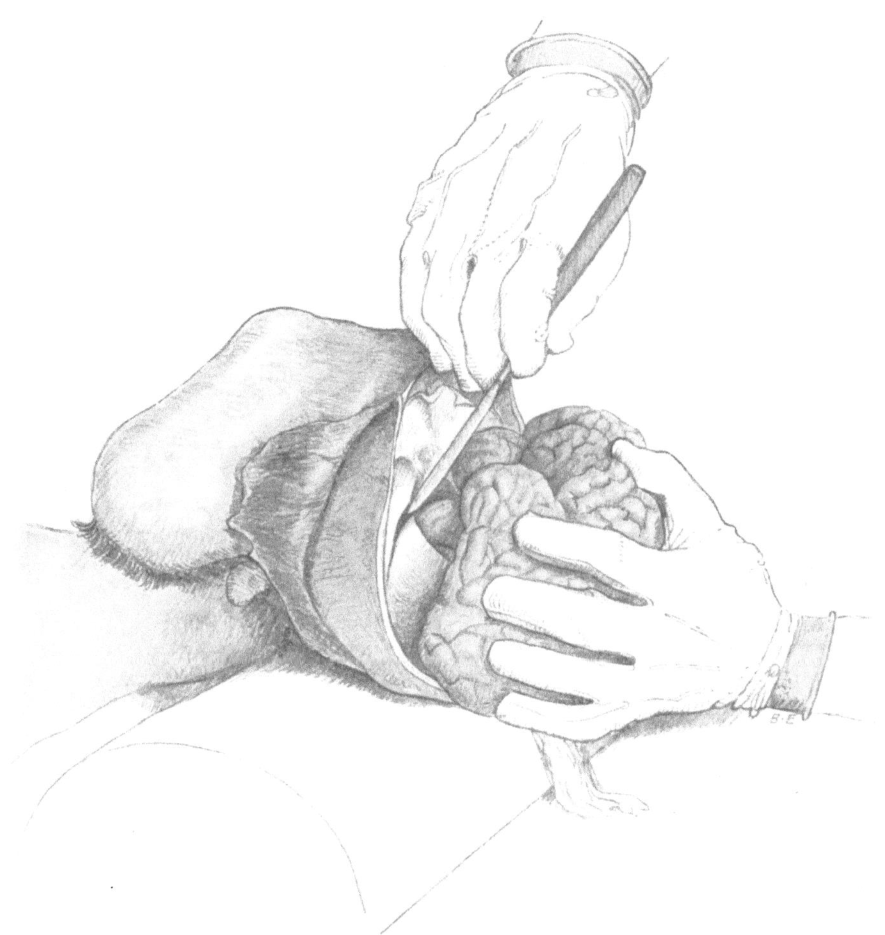

Fig. 30.
Durchtrennung des Tentoriums auf der linken Seite bei der Herausnahme des Gehirns. Das Messer, wie eine Schreibfeder gehalten, macht sägeförmig schneidende Bewegungen. Die linke Hand drängt das Gehirn etwas nach der andern Seite. Messergriff nach der Mitte zu gesenkt, um das Kleinhirn nicht zu verletzen.

Bewegungen des Messers abgetrennt wird (Fig. 30). Hierbei drängt die linke Hand das Gehirn etwas nach der anderen Seite hin, der Messergriff muß stark nach der Mitte zu gesenkt werden, damit das Kleinhirn nicht verletzt werde.

Sobald das Tentorium durchtrennt ist, sinkt das Gehirn von selbst stark nach hinten und muß nunmehr mit der linken Hand vorsichtig ge-

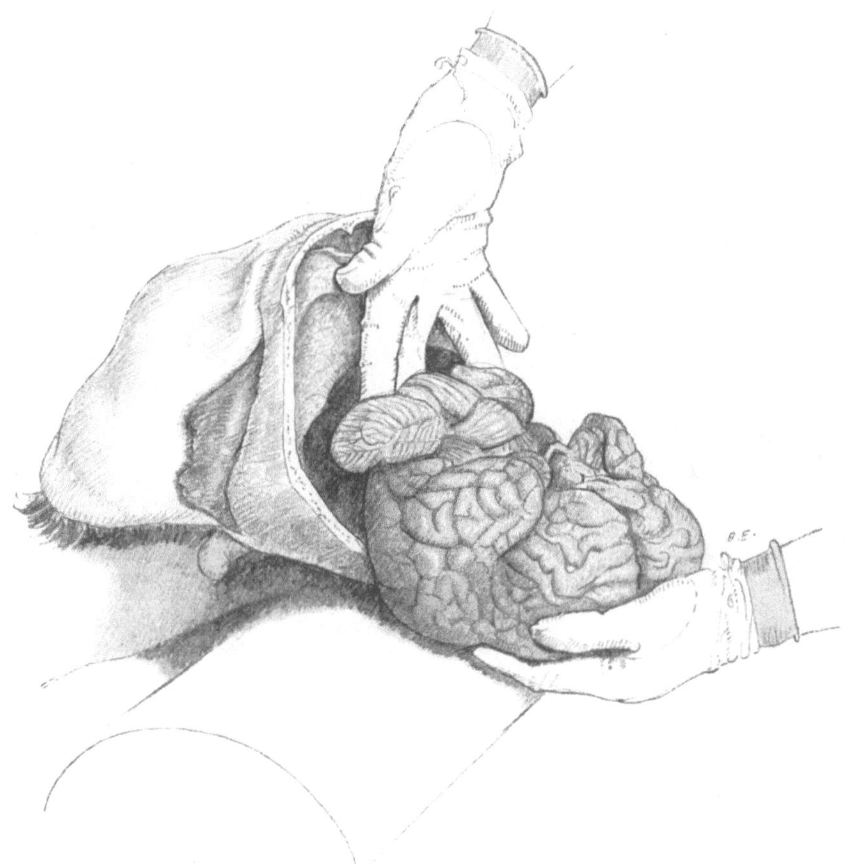

Fig. 31.
Herausnahme des Gehirns nach Durchschneidung der Medull. oblong.: Zwei Finger der rechten Hand haben Medulla und Kleinhirn aus der Tiefe etwas emporgehoben, das Großhirn sinkt in die gesenkte linke Hand.

stützt werden, damit es nicht vom Kleinhirn am Hirnstiel abreißt (besonders leicht geschieht dies bei nicht mehr frischen Leichen). Nunmehr werden die übrigen Hirnnerven — der Trochlearis und Trigeminus sind beim Durchschneiden des Tentoriums gleichzeitig mit durchschnitten worden — der Reihe nach durchtrennt: Abducens, dann Facialis und Akustikus am Meatus acusticus internus und endlich Glossopharyngeus,

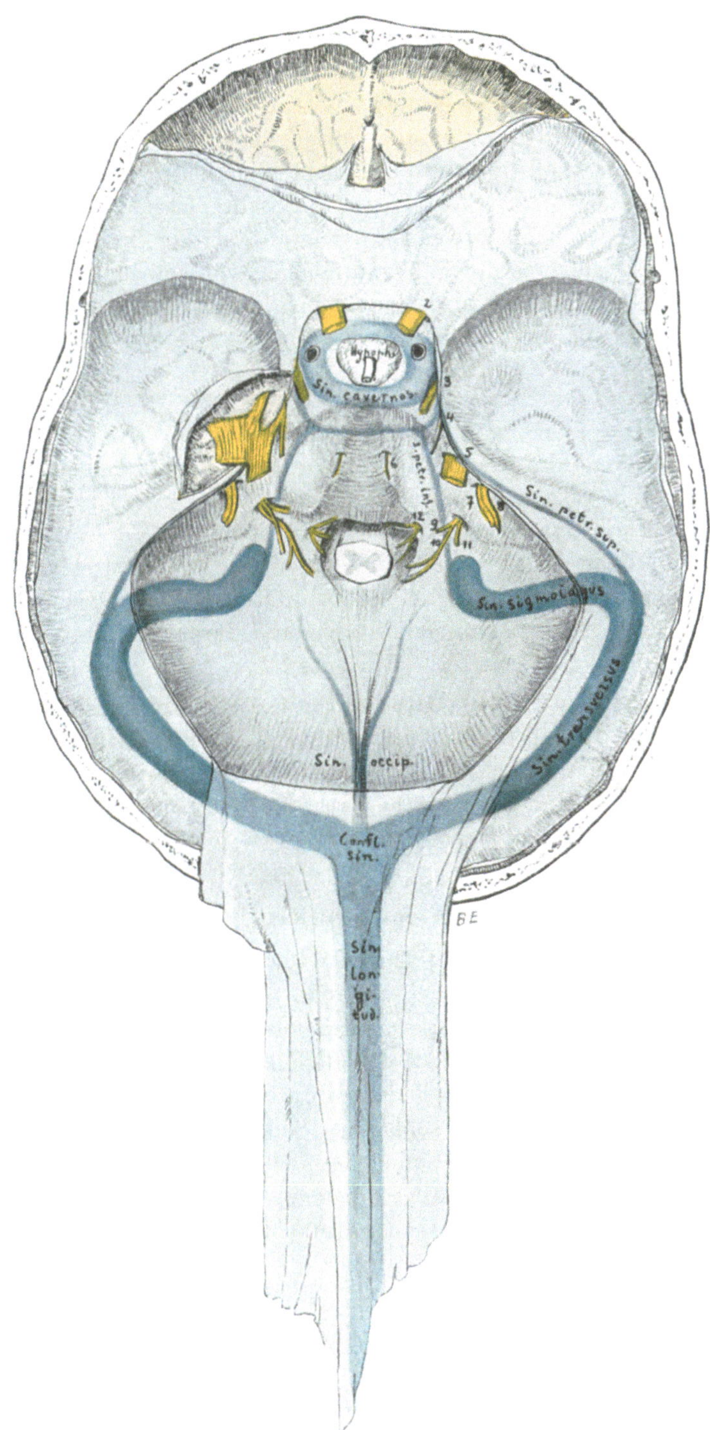

Fig. 32.
Die Schädelbasis nach Herausnahme des Gehirns. Lage der Gehirnnerven und der Sinus. Die Dura mit dem Tentorium hängt nach hinten herunter. Vorn hat sich die Dura etwas vom knöchernen Schädel abgelöst.

Vagus und Akzessorius gemeinsam am Foramen jugulare. Nunmehr hängt das Gehirn nur noch an den Fäden des Hypoglossus, den beiden Vertebralarterien und dem Rückenmark. Hypoglossus und Vertebralarterien werden durch schräge Schnitte an beiden Seiten abgetrennt, dann wird in derselben Weise das Rückenmark so tief als möglich keilförmig durchschnitten. Hierauf wird das Messer fortgelegt, die rechte Hand hebt Medulla und Kleinhirn aus der Tiefe etwas empor, während die linke Hand gesenkt wird, und das Gehirn so der Schwere folgend, von selbst in die linke Hand sinkt (Fig. 31). Hierauf wird das Gehirn zunächst gewogen und dann in derselben Lage, die Hirnbasis nach oben, auf einen Holzteller gelegt.

4. Schädelbasis. Sinus.

Bevor wir an die weitere Sektion des Gehirns herangehen, folgt nunmehr die Besichtigung der Durainnenfläche der Schädelbasis (achten auf Chordom am Clivus Blumenbachii und auf Risse bei Verletzungen!), und die Eröffnung der Blutleiter der Schädelbasis (Fig. 32) mit dem senkrecht gestellten Messer, zunächst des Sinus transversus (sigmoideus) vom Confluens sinuum an beginnend, beiderseits, dann des Sinus cavernosus und, wenn nötig, noch weiterer Blutleiter.

Hierauf Ablösen der Dura durch Zug mit der Hand unter Nachhilfe mit dem Knorpelmesser. Die abgelöste Dura wird am Foramen magnum und am Türkensattel abgeschnitten. Besichtigung der Knochen an der Basis. Fissuren werden leichter sichtbar durch Einreiben mit etwas Blut und starkes Auseinanderziehen der Schädelknochen mit der Hand.

5. Nebenhöhlen des Schädels (Fig. 33 u. 34).

Die Mittelohren (Paukenhöhle, Cavum tympani) werden durch flaches Abmeißeln des Tegmen tympani freigelegt (Angabe des Inhaltes: klare, seröse, fadenziehende Flüssigkeit, Blut, Eiter). Hierauf wird ein breiter Meißel senkrecht auf die Mitte der Schädelbasis aufgesetzt, dicht vor dem Eintritt der Sehnerven in das Foramen opticum, und mit einem kräftigen Schlage 1—1,5 cm tief eingeschlagen. Sodann wird derselbe Meißel auf der rechten Seite unter dem Boden der Sella turcica wagerecht angesetzt und dieser Boden nun flach abgeschlagen. Hierbei bleibt die Hypophyse auf dem Boden der Sella turcica sitzen und kann entnommen und genauer untersucht werden.

Durch den gleichen Meißelschlag sind die beiden Keilbeinhöhlen breit eröffnet worden. Hierauf wird seitlich von der Lamina cribrosa beiderseits wiederum ein senkrechter Meißelschlag ausgeführt, wodurch die Siebbeinzellen eröffnet werden. Von hier aus durch weitere Meißelschläge nach unten und außen, oder durch Einstoßen einer kräftigen Pinzette in gleicher Richtung, Eröffnung der Hihghmorshöhle. Noch

IV. 4. Sinus. Schädelbasis. Am häufigsten sitzen die Thromben am lateralen Ende des Felsenbeines und da, wo sich der Sinus sigmoideus in den Bulbus der Vena jugularis einsenkt. Diese Stellen sind also besonders zu beachten.

Finden sich an der Schädelbasis Geschwülste, Aneurysmen oder ähnliches, so werden solche Herde mit Hilfe von Meißel und Knochenschere mit dem darunter liegenden Knochen zusammen herausgenommen. Wenn nötig, kann man sie auch gleich bei der Herausnahme des Gehirns im Zusammenhang mit dem Gehirn herausnehmen.

IV. 5. Nebenhöhlen. Hypophyse: Gewicht beim Erwachsenen 0,5 bis 0,8 g.

Zur Darstellung der Nebenhöhlen, insbesondere auch der Nasenhöhlen, wird vielfach das Verfahren von Harke angewandt: Die ganze Schädelbasis wird in der Mittellinie sagittal durchsägt und so ohne äußere Entstellung halbiert. Zu diesem Zweck muß die Gesichtshaut nach vorn bis auf das Nasenbein und in die Augenhöhlen hinein abpräpariert und soweit als möglich nach abwärts über das Gesicht gezogen werden; ebenso muß hinten die Haut bis zum Hinterhauptsloch und nach subkutaner Durchschneidung des äußeren Gehörganges bis zum Jochbogen herunterpräpariert werden. Nun wird der Schädel stark in die Höhe gezogen (ein hoher Klotz wird untergelegt) und die ganze Schädelbasis mit Halswirbelsäule sagittal durchsägt. Hierbei ist sorgfältig darauf zu achten, daß vorn die Säge nicht zu tief kommt, da sonst die äußere Haut an der Nase verletzt wird. Durch das Harkesche Verfahren können insbesondere die Keilbeinhöhlen, Nasengänge usw. gut dargestellt werden. Nach Beendigung der Sektion werden die beiden Hälften zusammengeklappt und durch einen Draht oder ähnliches fest vereinigt.

Zur Darstellung des Naseneinganges, der Choanen, der Hinterfläche des Gaumens und des Kehlkopfeinganges von hinten kann man in einfacher Weise nach v. Hansemann den Schädel nach vorn luxieren. Die Kopfhaut wird zu diesem Zweck hinten weit zurückpräpariert. Die Weichteile werden bis zum Hinterhauptsloch losgelöst und die Gelenkbänder zwischen dem Hinterhauptsbein und dem Atlas durchschnitten. Jetzt wird der Schädel stark nach vorn gedrängt, und nun kann man nach Durchschneidung der Rachenmuskulatur die Choanen, den Nasenrachenraum, Kehlkopfeingang und Zungengrund frei übersehen.

besser und gründlicher wird die Oberkieferhöhle eröffnet, wenn vorher die Augenhöhle ausgeräumt wird.

Es folgt Aufmeißeln der Stirnbeinhöhlen (in der Größe sehr schwankend, bei Kindern noch nicht vorhanden), und, wenn notwendig, Eröffnung der Augenhöhle durch Abtragen des Orbitaldaches. Sodann wird der Augapfel freigelegt, in der Mittellinie mit dem Messer angeschnitten und

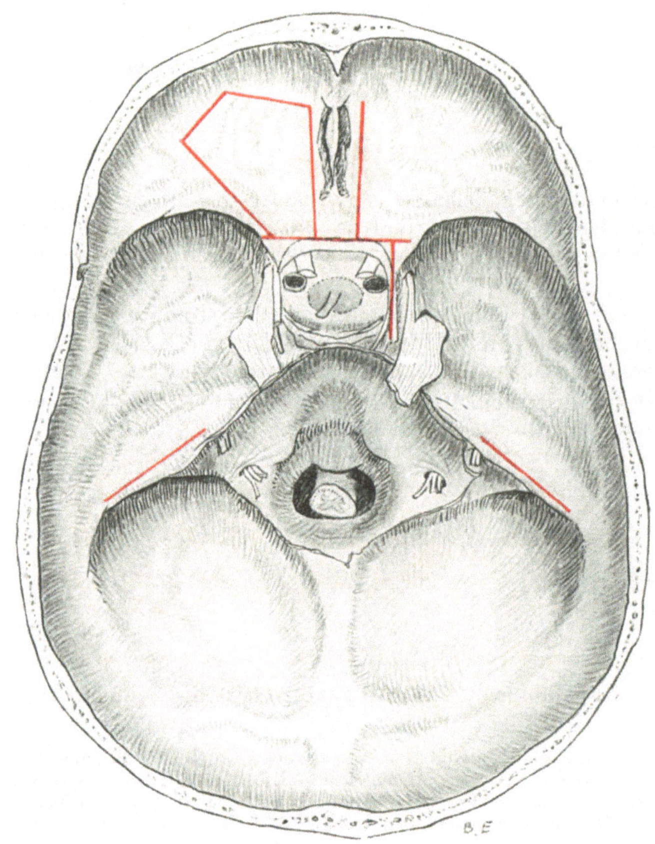

Fig. 33.
Schädelbasis nach Abtragung der Dura. Lage der Meißelschläge zur Eröffnung der Nebenhöhlen.

die hintere Augenhälfte durch einen äquatorialen Scherenschnitt abgetragen, wobei der Bulbus durch eine Hakenpinzette fixiert wird. Herausheben der hinteren Augenhälfte mit dem Nervus opticus und Untersuchung derselben.

Muß der Warzenfortsatz untersucht werden, so werden einfach von außen her die Weichteile noch weiter herunterpräpariert und die Zellen des Warzenfortsatzes mit Hammer und Meißel eröffnet.

Häufig ist eine genauere Untersuchung des Gehörorganes notwendig. In diesem Falle wird das ganze Felsenbein herausgesägt und erst nach Fixierung und Entkalkung genauer zerlegt. Man präpariert die Haut bis zum Jochbogen zurück unter Durchschneidung des äußeren Gehörganges und sägt jetzt keilförmig durch zwei Sägeschnitte, die durch das Schläfenbein gehen und sich im Clivus des Keilbeines treffen, das ganze Felsenbein mit dem inneren Ohr heraus.

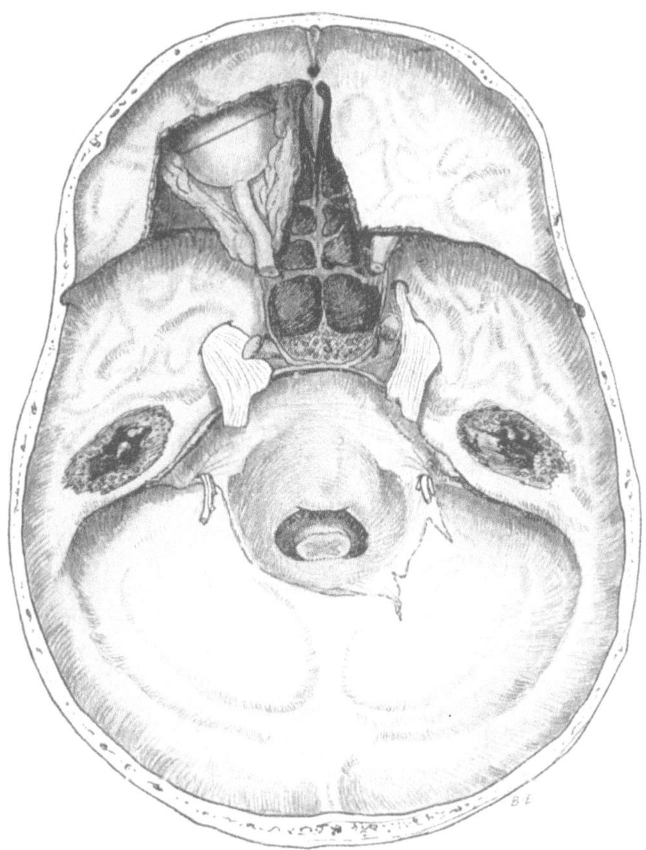

Fig. 34.
Schädelbasis mit eröffneten Nebenhöhlen. Lage des Schnittes zur Abtragung der hinteren Bulbushälfte.

Um jede Entstellung der Leiche nach Sektion des Auges (Veränderung der Augenfarbe) zu vermeiden, legt man an die Stelle der entfernten inneren Augenhälfte einen Bausch dunkel gefärbter Watte oder am einfachsten ein Stück Leber, welches die Augenhöhle ausfüllt.

6. Sektion des Gehirns.

a) **Gefäße und Pia an der Basis, Eröffnung der Ventrikel.** Das Gehirn liegt, die Basis nach oben gekehrt, auf einem Holzteller. Zunächst Beschreibung der Pia an der Basis. Besichtigung und Eröffnung der basalen Gehirnarterien (Weite, Wandung, Inhalt), wobei mit dem Finger die Pia über der Fossa Sylvii durchrissen und die Arteria fossae Sylvii freigelegt wird (Fig. 36 u. 37):

Das Gehirn wird nunmehr herumgelegt, die Konvexität nochmals genau untersucht, die beiden Hemisphären mit der Hand etwas auseinander

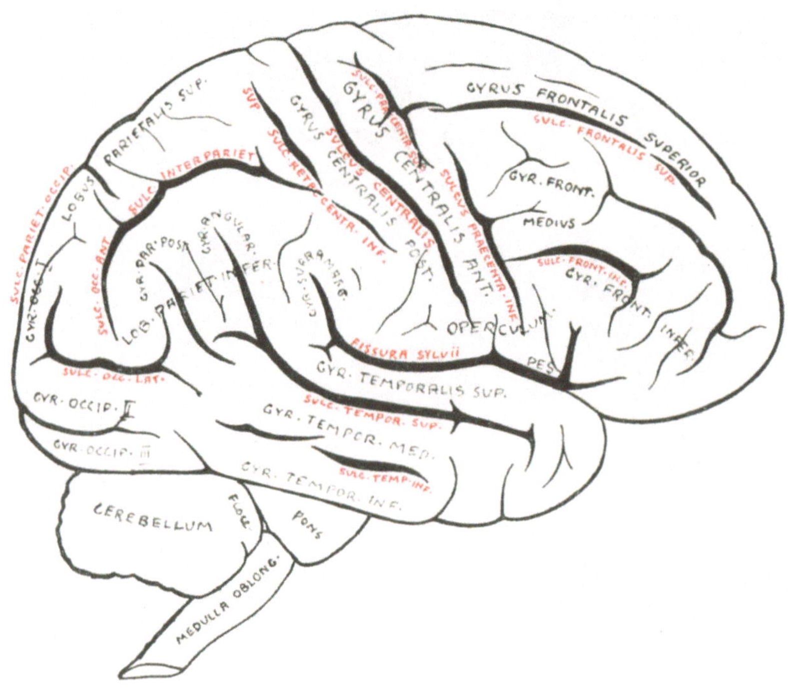

Fig. 35.
Schema der wichtigsten Windungen und Furchen des Gehirns (Seitenansicht) nach Edinger, Bau und Verrichtungen des Nervensystems, Leipzig 1909, Fig. 136.

gedrängt, so daß der ganze Balken freiliegt, und nun der linke Seitenventrikel eröffnet, indem am linken Rand des Balkens, unmittelbar neben dem Gyrus fornicatus mit schräg gestelltem Messer eingeschnitten wird. (Vorsicht, da hier der Balken sehr dünn ist und man leicht durch zu tiefes Schneiden die Stammganglien verletzt). In derselben Weise wird am rechten Rande des Balkens ein Einschnitt gemacht.

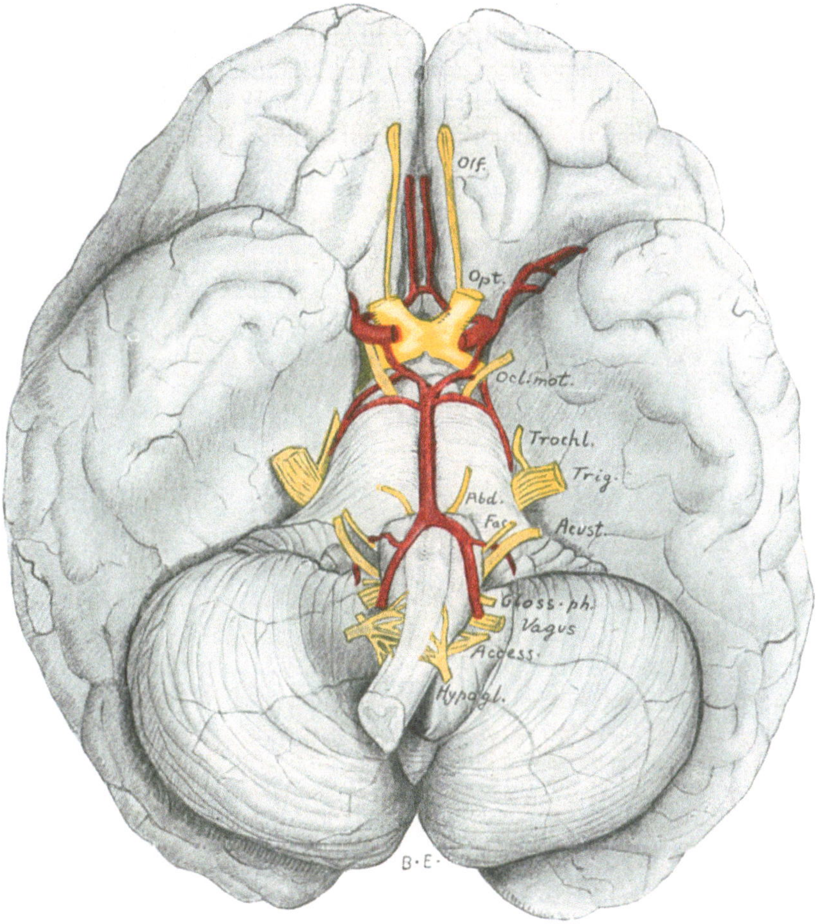

Fig. 36.
Die Basis des herausgenommenen Gehirns mit den Nerven und Gefäßen.

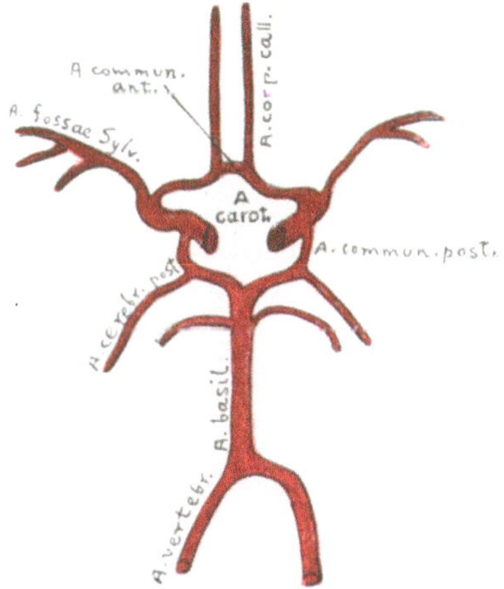

Fig. 37.
Die Arterien an der Hirnbasis: Circulus arteriosus Willisii.

Hierauf wird das gesamte Gehirn in eine weites Gefäß mit 10 $^0/_0$iger Formalinlösung eingesetzt. Der Boden des Gefäßes muß mit Watte bedeckt sein, das Gehirn an den Seiten durch Watte gestützt werden. Die vorherige Eröffnung der Ventrikel ist notwendig, damit die Flüssigkeit

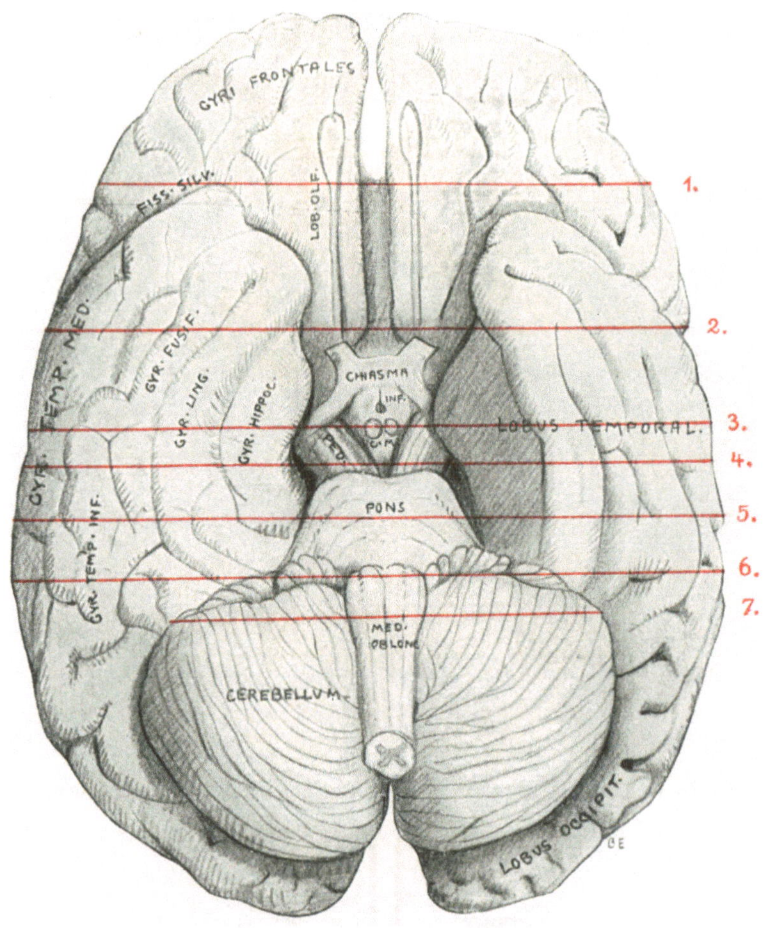

Fig. 38.
Hirnbasis mit Eintragung der Lage der Frontalschnitte.

auch in die inneren Teile hereindringt und Fäulnis verhindert. Nach 5—8 Tagen ist das Gehirn soweit fixiert, daß nun die weitere Sektion vorgenommen werden kann.

b) **Die Gehirnschnitte.** Das gut fixierte Gehirn legen wir so auf den Teller, daß die Basis nach oben sieht. Die folgenden Frontalschnitte

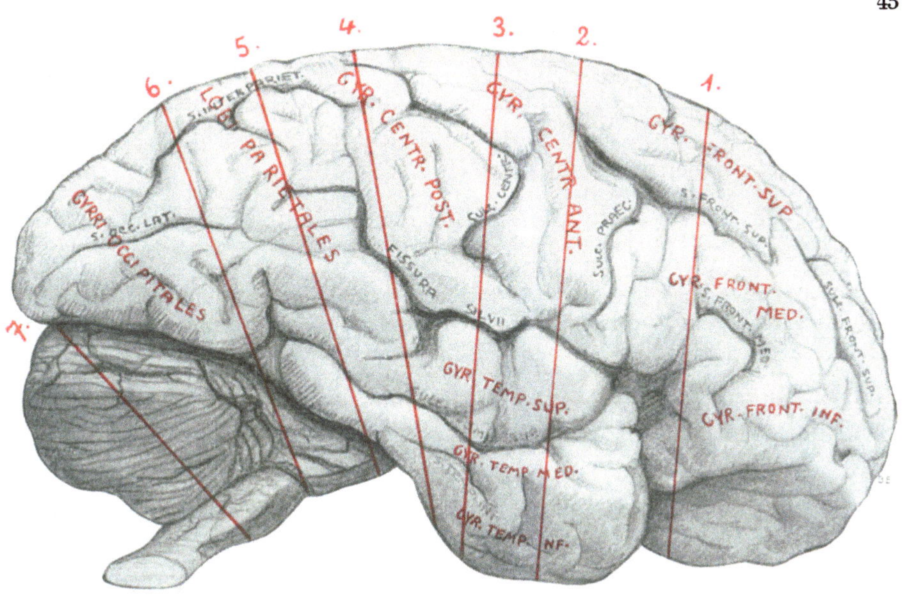

Fig. 39.
Seitenansicht des Gehirns mit Eintragung der Lage der Frontalschnitte.

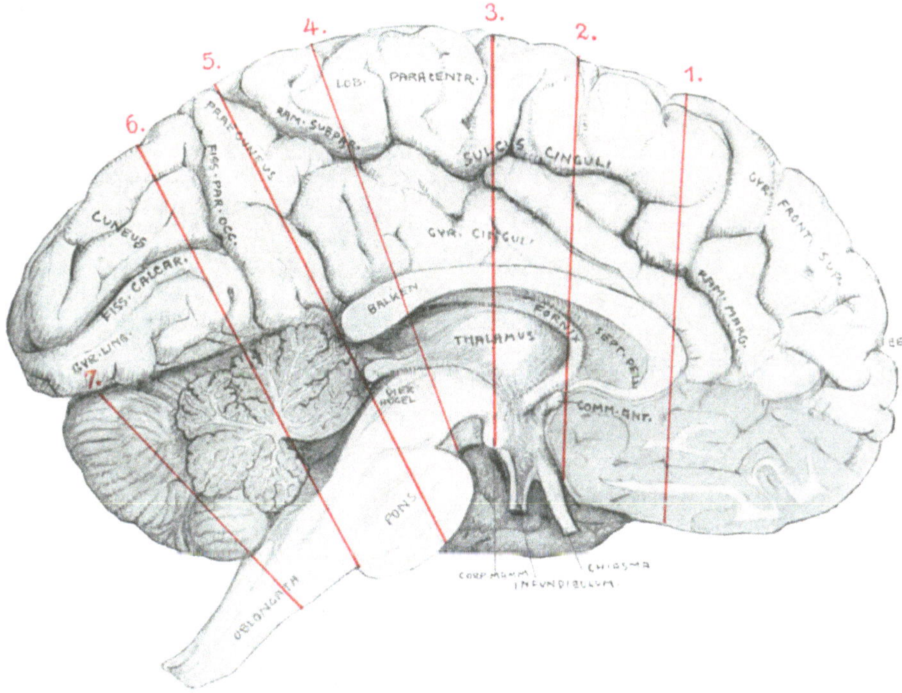

Fig. 40.
Medianer Durchschnitt durch das Gehirn mit Eintragung der Lage der Frontalschnitte.

gehen von der Basis aus durch das ganze Gehirn hindurch und werden mit dem großen breiten Gehirnmesser ausgeführt. Die ersten 3 Schnitte gehen genau senkrecht durch das Gehirn, die späteren schräg nach hinten. Die Schnitte haben folgende Lage (Fig. 38—40):

1. Schnitt: Mitte des Stirnlappens, dicht hinter dem Bulbus olfactorius (Fig. 41):

Das vordere Ende des Balkens verbindet beide Hemisphärenspitzen. Gewöhnlich wird die graue Ependymmasse angeschnitten, welche die Spitze der Seitenventrikel auskleidet.

2. Schnitt: Dicht vor dem Chiasma (er schneidet die Spitzen der Schläfenlappen mit ab, Fig. 42):

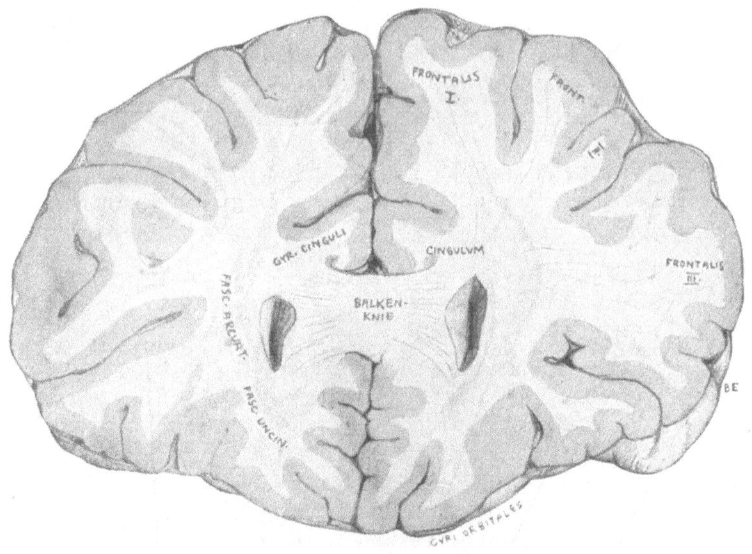

Fig. 41.
1. Frontalschnitt durch das fixierte Gehirn.

Der Balken verbindet beide Hemisphären; unter ihm das Septum pellucidum, an dem die Fornixschenkel heruntersteigen. Unter ihnen die Commissura anterior. In die Seitenventrikel ragen die Körper der Schwanzkerne hinein, unter diesen die innere Kapsel, nach außen von ihr die Linsenkerne. Ganz an der Basis die Substantia perforata anterior. Zwischen der Comiss. ant. und dem Schläfenlappen liegt der Rest des Riechlappens (Area olfactoria.) Nach außen vom Putamen des Linsenkernes die Vormauer (Claustrum) und die Rinde der Insel. Die große Spalte nach außen davon mit den großen Gefäßen ist die Sylvische Furche.

3. Schnitt: Dicht hinter dem Chiasma durch die Corpora mammillaria (Fig. 43):

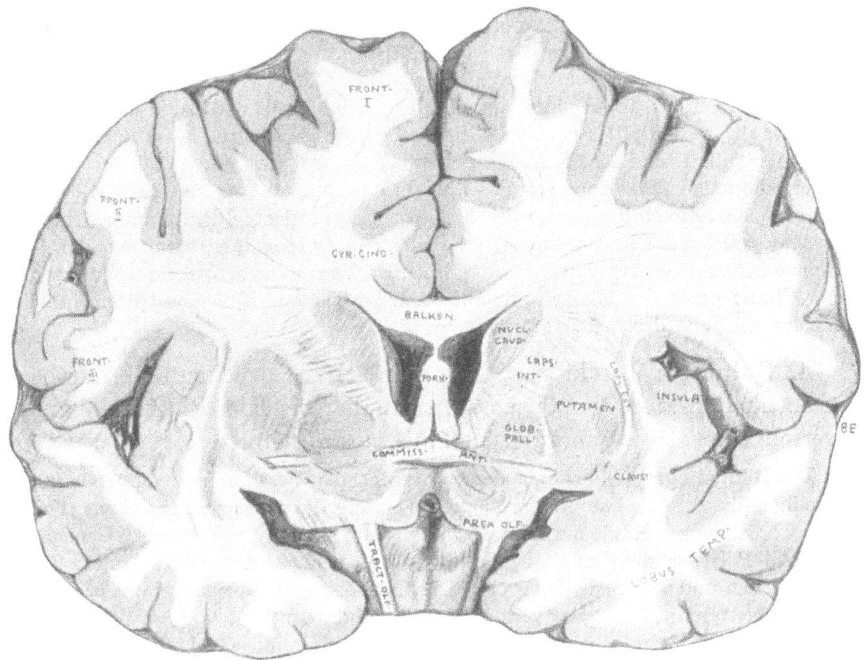

Fig. 42.
2. Frontalschnitt durch das fixierte Gehirn.

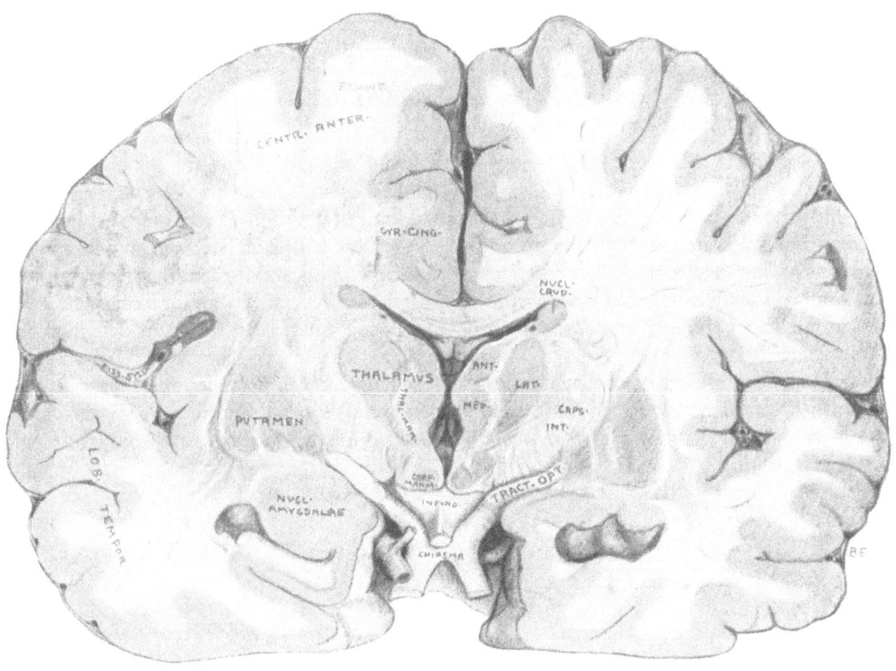

Fig. 43.
3. Frontalschnitt durch das fixierte Gehirn.

Unter dem Balken liegen die Fornixschenkel, meist fest an ihn geheftet. Sie gehen lateral in den Plexus chorioideus des Seitenventrikels über. Vom Schwanzkern ist jetzt nur noch der Schwanz zu sehen. Innere Kapsel, Linsenkern, Vormauer, Insel wie bisher. Dagegen hat sich der Thalamus breit entwickelt. Seine Massen sind durch die Commissura media unter sich verknüpft. An seiner Basis die Corpora mamillaria, in welche der Tractus thalamo-mammillaris und der Fornix als dicke weiße Bündel einstrahlen. Die innere Kapsel tritt hier schon als Fußfaserung zur Basis heraus. Im Winkel zwischen ihr und dem eben angeschnittenen Ammonshorn liegt der Tractus opticus. Unter dem Putamen liegt der Nucleus amygdalae. Das Unterhorn des Seitenventrikels ist angeschnitten, die Spitze der Ammonsformation ragt in dasselbe hinein. Von den Ventrikeln sieht man auf diesem Schnitt unter dem Balken und zwischen den Thalami Teile des dritten, in beiden Schläfenlappen Teile der Seitenventrikel.

4. Schnitt: Direkt vor dem vordersten Brückenrand durch die Hirnschenkel, hinter den Corpora mammillaria. Hierbei stellen wir die Messerschneide etwas schräg nach hinten: Keilschnitt (Fig. 44):

Das Bild ist ohne weiteres aus der vorhergehenden Beschreibung verständlich. Das Markweiß an dieser Stelle lateral vom Thalamus enthält die wichtigen sensorischen Bahnen aus dem Thalamus zur Rinde der Zentralwindungen (Fühlbahn) und aus dem Geniculatum laterale und Pulvinar zur Okzipitalrinde (Sehbahn), beide dicht am Thalamus. Lateral zwischen diesem und der Rinde das wichtige Feld des Parietallappens (Apraxie u. s. w.) Es sind neu aufgetreten: Beiderseits vom Hirnschenkelfuß, der jetzt voll entwickelt ist, das Corpus geniculatum laterale, in welches der Tractus opticus mündet und mitten im Thalamus schon die roten Kerne der Haube (N. rub.), die zum Kleinhirn in Beziehung stehen. Die Commissura media (massa intermedia) ist verschwunden und wir sehen rückwärts in den Eingang des Aquaeductus, über den sich die Commissura posterior hinzieht. Am Boden des Ventrikels schon die vordersten Okulomotoriusfasen. In den Seitenventrikeln sind jetzt sowohl dorsal wie ventral die Plexus stark entwickelt, ebenso liegt vor der Epiphyse ein Plexus; über dem Hirnschenkel die Substantia nigra Soemmeringi. Die medialen und lateralen Drittel der Fußfaserung gehen zu den Ponsganglien, das mittlere Drittel enthält die motorische Pyramidenbahn.

5. Schnitt: Durch die Mitte der Brücke (Fig. 45):

Der Schnitt trifft oben die hinteren Vierhügel mit dem Aquaeductus Sylvii, unten die Brücke und die Haube der Vierhügel. Die Epiphyse, welche vor den hinteren Vierhügeln liegt und zwischen beide Schnitte fällt, kann jetzt durch Fortnahme der zwischen beiden Hemisphären liegenden Pia freipräpariert werden. Die Hemisphären sind im Schnitt nicht mehr durch den Balken unter sich verbunden. Man sieht aber über der Epiphyse das hintere Balkenende. Auf dem Schnitt der Hemisphären ist die Fissura calcarina (Sehrinde) mit ihren weißen Rindenstreifen angeschnitten, welche die Rinde in den jetzt fast dreieckigen Ventrikel (Hinterhorn) vorwölbt. Die Gegend außen vom Ventrikel ist hier, besonders unten, von einem schmalen hohen Querschnittsfeld eingenommen, das wesentlich aus der Sehstrahlung (Stabkranz) besteht. Es enthält aber auch die okzipitalen Balkenanteile (Tapetum) und auch Verbindungen des Sehfeldes zum Temporallappen (Fasc. long. inf.).

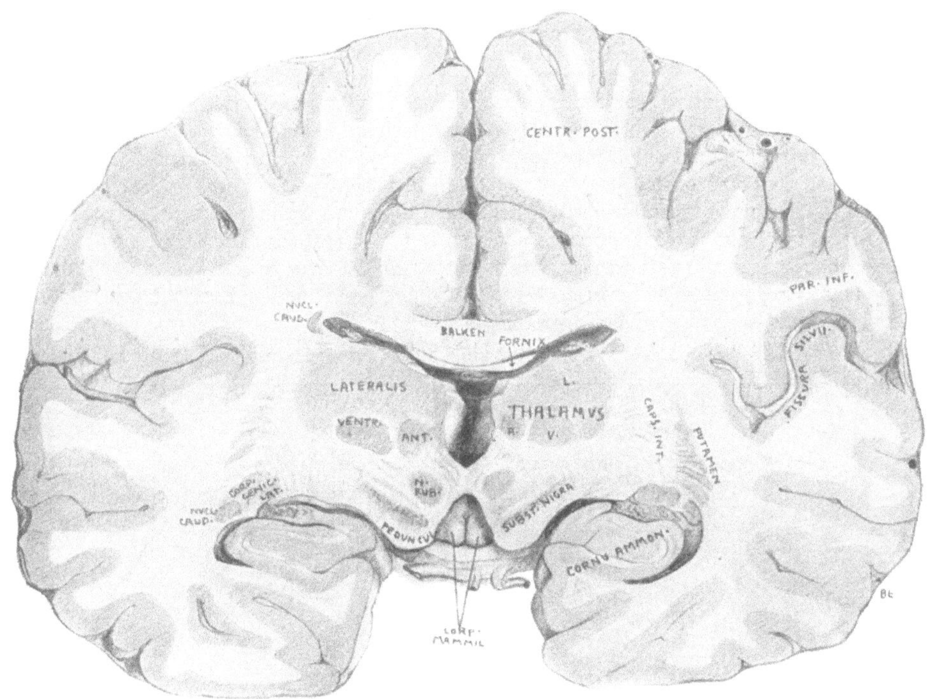

Fig. 44.
4. Frontalschnitt durch das fixierte Gehirn.

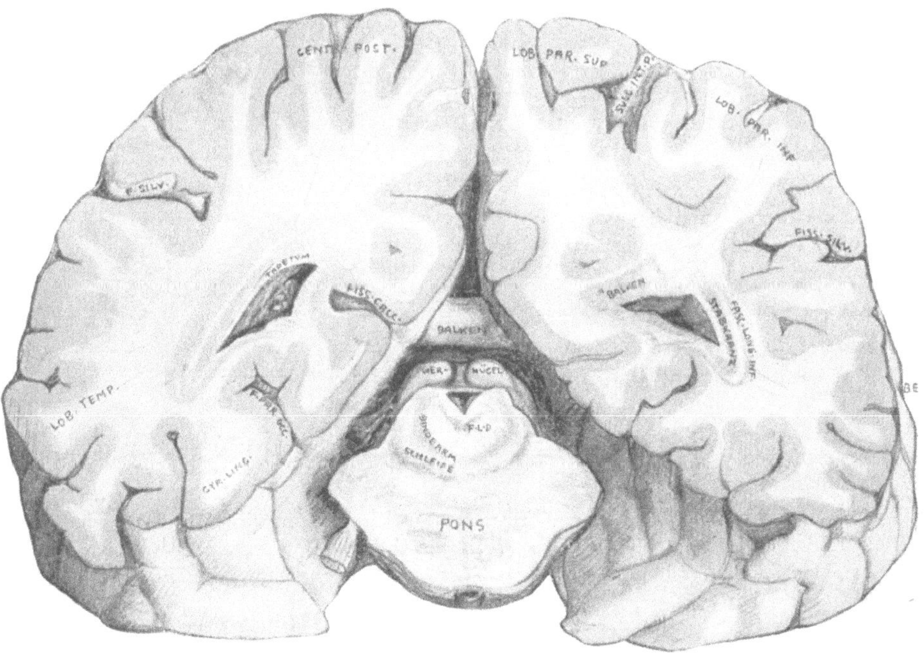

Fig. 45.
5. Frontalschnitt durch das fixierte Gehirn.

6. Schnitt: Am Beginn der Medulla oblongata, durch das Kleinhirn (Fig. 46):

Trifft den Eintritt der Brückenfaserung in die Kleinhirnhemisphäre. Die Hauptmasse des hier eingetretenen Hemisphärenmarkes kommt aus den Brückenganglien. In den 4. Ventrikel ragt der ventrale Anteil des Kleinhirnwurms hinein; seitlich von diesem, im Kleinhirnmarke, der Nucleus dentatus cerebelli. Dicht unter ihm sieht man ein ovales Markfeld, das hier in das Kleinhirn eintretende Corpus restiforme. In den Ventrikel ragen von der Haube der Oblongata her zwei Höcker hinein. Sie enthalten die Kerne des Abducens, und Abducensfasern sieht man an verschiedenen Stellen die Haube ventralwärts durchqueren. Der Höcker selbst wird noch gebildet durch das Knie der Facialisfasern, die man seitlich unter dem Restiforme austreten sieht.

Die Lage der Hirnnervenkerne am Boden der Rautengrube ist in Fig. 49 wiedergegeben.

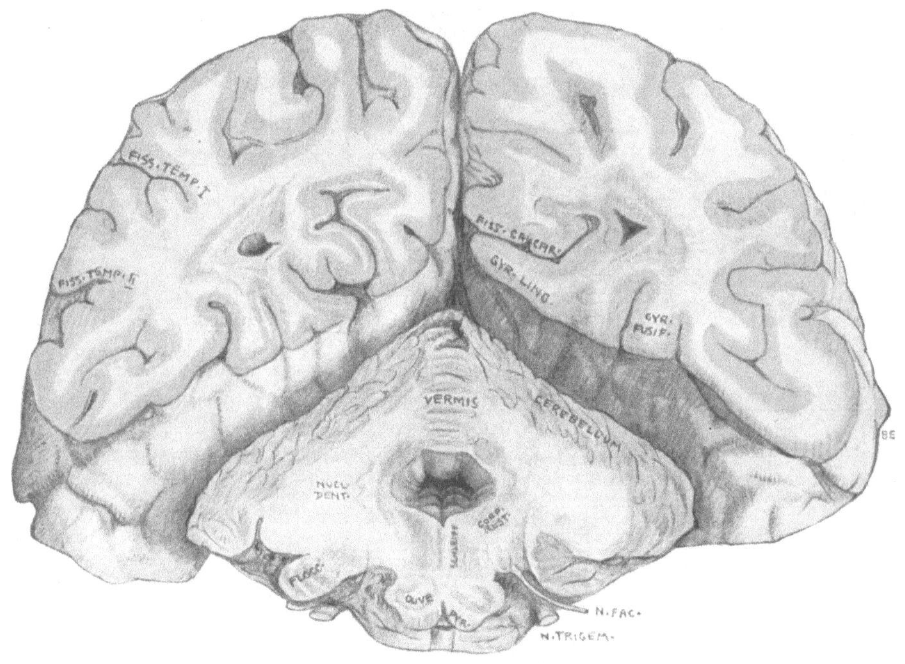

Fig. 46.
6. Frontalschnitt durch das fixierte Gehirn.

7. Schnitt: Durch die Mitte der Oliven und den hinteren Teil des Kleinhirns.

Kleinhirnhemisphären und Wurm; darunter die Oblongata. Die Teile, die dicht dem Kleinhirn anliegen, sind die Hinterstrangkerne. Die Grenze ventral wird von beiden Pyramiden gebildet. Die Ausbuchtung seitlich von ihnen entsteht durch die beiden Oliven. Hypoglossus- und Akzessoriuswurzeln.

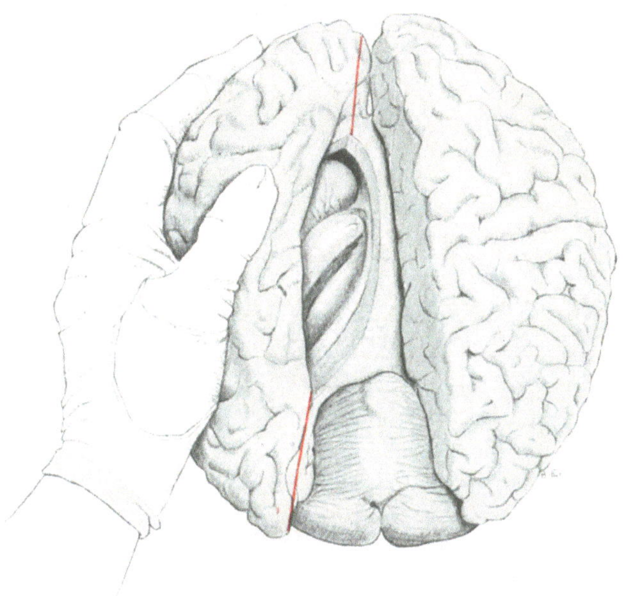

Fig. 47.
Virchowsche Gehirnsektion: der linke Seitenventrikel ist eröffnet, die Stammganglien (vorn der Streifenkörper, dahinter der Sehhügel mit dem Plexus chorioideus) kommen zum Vorschein. Die linke Hand fixiert beim Schnitt die Hemisphäre. Die roten Linien zeigen die Lage der Schnitte zur Eröffnung des Vorderhorns und Hinterhorns des Seitenventrikels.

IV. 6. Sektion des Gehirns. Bei kleinen Kindern, besonders bei Neugeborenen und stets bei Föten, ist das Gehirn so weich, daß die übliche Sektionsmethode gar nicht ausführbar ist. In solchen Fällen macht man einfach entsprechend der Sägelinie des Schädeldaches mit dem großen Gehirnmesser einen Flachschnitt durch beide Hemisphären und legt dadurch in breiter Ausdehnung die innere Kapsel frei.

Kommt es nicht auf den Nachweis einer Gehirnerkrankung überhaupt, sondern auf eine genaue Gehirnuntersuchung an, soll insbesondere die feine Lokalisation, die genaue Ausdehnung eines Tumors oder einer Blutung usw. festgestellt werden, so darf das Gehirn niemals im frischen Zustand seziert werden. Das frische Gehirn ist zu weich und zerfällt, wenn zerschnitten, so leicht, daß dann eine genaue Untersuchung unmöglich ist. Auch für feinere histologische Untersuchungen empfiehlt sich die frische Sektion des gegen jede Berührung sehr empfindlichen Gehirnes nicht. Wir halten deshalb als Regel fest, das Gehirn erst nach gründlicher Fixierung zu zerlegen.

Weiß man schon vor der Eröffnung des Schädels, daß eine sehr genaue Untersuchung des Gehirnes oder die feinere Lokalisation einzelner Herde die Hauptaufgabe ist, so macht man die Fixierung viel besser und zweckmäßiger schon vor der Eröffnung des Schädels dadurch, daß man das Gehirn mit Formalin injiziert. Das läßt sich sehr leicht und einfach dadurch erreichen, daß man am Halse die beiden Karotiden freilegt und in dieselben 10 %iges Formalin nach dem Gehirn zu injiziert. Nachdem man Brust- und Bauchsektion durchgeführt hat, nimmt man das Gehirn heraus und legt es in Formalin. Diese Methode ist die beste zur Fixierung des Gehirns und verhütet jegliche Fäulnis.

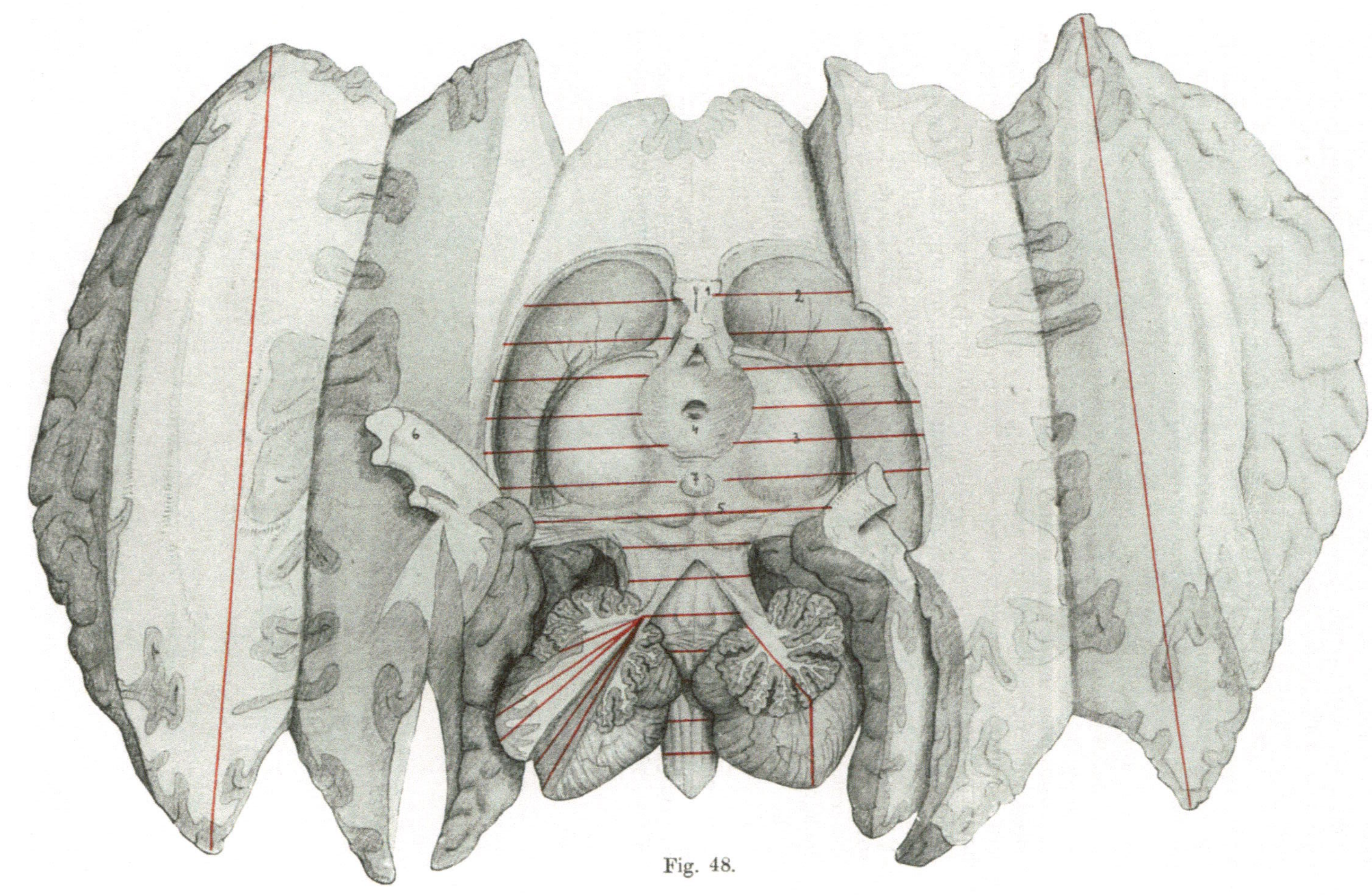

Fig. 48.

Erklärungen zu nebenstehender Fig. 48.

Virchowsche Gehirnsektion: Sämtliche Ventrikel sind eröffnet, die Hemisphären durch einen geraden Schnitt von den Stammganglien abgetrennt. Der Balken ist in der Mitte bis in das Foramen Monroi durchtrennt, der rechte Balkenfuß durchschnitten und der Balken auf die linke Seite hinübergelegt, so daß die Vierhügel und die Epiphyse frei zum Vorschein kommen. Der 4. Ventrikel ist eröffnet, die linke Kleinhirnhälfte durchschnitten. Lage der weiteren Schnitte durch rote Linien angegeben.

1 = vorderes Balkenende mit Fornix,
2 = Corpus striatum,
3 = Thalamus opticus,
4 = Infundibulum zur Hypophyse,
5 = Vierhügel,
6 = nach links herübergelegter Balken,
7 = Zirbeldrüse (Epiphysis).

Kommt hingegen der Gehirnsektion keine besondere Wichtigkeit zu, ist nur festzustellen, ob überhaupt Gehirnveränderungen vorhanden sind, so mag man die Sektion des frischen Gehirnes vornehmen. Man bedient sich hierzu am besten der **Virchowschen Methode der Gehirnsektion**: die Seitenventrikel werden in derselben Weise wie bei unserem Normalverfahren durch Einschnitt zu beiden Seiten des Balkens eröffnet. Diese Schnitte werden nun nach vorn und hinten durch die Rinde hindurchgehend, etwas verlängert zur Eröffnung des Vorderhornes und des Hinterhornes (s. Fig. 47). Beschreibung der Ventrikel: Weite, Wandung, Inhalt. Dann wird der Balken mit dem Gewölbe in der Mittellinie bis in das Foramen Monroi quer durchtrennt, die beiden Balkenenden nach vorn und hinten zurückgeschlagen und der 3. Ventrikel untersucht. Beim Zurückschlagen des hinteren Balkenendes kommt das dichte Netz der Tela chorioidea, die Venae cerebri internae und die Vena magna Galeni (die am Rande des Tentoriums in den Sinus rectus eintritt), sowie die etwa erbsengroße Zirbeldrüse (Epiphysis) zum Vorschein. Jetzt wird die Balkenstrahlung mit dem Fornixschenkel auf der rechten Seite mit dem Messer durchtrennt: Herumklappen des ganzen Balkens nach links zur Freilegung der Tela, der Epiphyse und des 3. Ventrikels bis zu den Vierhügeln. Der 4. Ventrikel wird durch einen Längsschnitt in der Mittellinie des Oberwurms eröffnet. Um hierbei den Boden der Rautengrube nicht zu verletzen, muß die linke Hand sich von der Seite unter die Brücke schieben und Pons, Medulla und Kleinhirn in die Höhe halten, während das Sektionsmesser mit fast senkrecht nach abwärts gesenktem Griff durch den Wurm des Kleinhirns vorsichtig — das Dach der Rautengrube ist vorn papierdünn — hindurchgeführt wird. Bei diesem Durchschneiden des Kleinhirnes in der Mittellinie des Oberwurms wird der vordere Teil geschont, der Aquädukt nicht eröffnet. Untersuchung des Bodens der Rautengrube (Granulierung).

Es schließt sich sofort an die Sektion des Kleinhirnes. Wir nehmen die linke Hälfte auf die quer untergeschobene linke Hand und führen jetzt durch den Hauptast des Lebensbaumes einen tiefen Schnitt durch die ganze Kleinhirnhälfte (bei wiederum stark gesenktem Messergriff). Auf dieser Schnittfläche werden nun senkrechte Schnitte in die Kleinhirnviertel hindurchgelegt. Diese Schnitte strahlen radiär wie die Speichen eines Rades vom Stamm des Arbor vitae aus. Angabe des Befundes (Farbe, Konsistenz, Blutgehalt).

In derselben Weise wird dann die andere Kleinhirnhälfte zerlegt.

Es folgt die Sektion der Großhirnhemisphären. Zunächst werden durch einen geraden tiefen Schnitt von vorn nach hinten die Hemisphären von den Stammganglien abgetrennt, jedoch so, daß nur vorn und hinten bis auf den Teller durchgeschnitten wird, in der Mitte die Rinde der Hemisphären

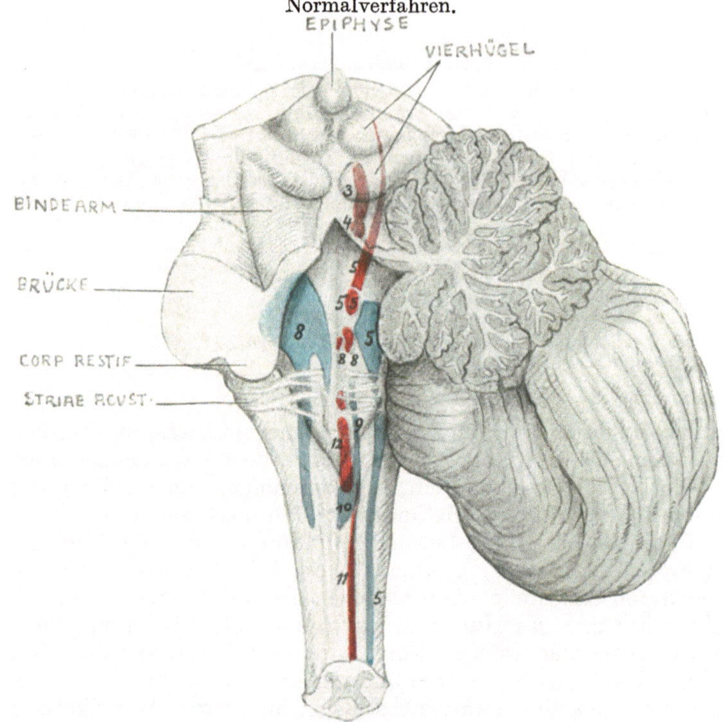

Fig. 49.
Der Boden der Rautengrube nach Durchtrennung des Kleinhirns und Abtragung der linken Kleinhirnhälfte. Lage der Hirnnervenkerne: sensible blau, motorische rot. (Unter Benutzung von Fig. 104 und 139 bei Edinger, Vorlesungen über den Bau der nerv. Zentralorgane, Leipzig 1911.)

3. Oculomotorius, 8. Acusticus, 11. Accessorius,
4. Trochlearis. 9. Glossopharyngeus, 12. Hypoglossus.
5. Trigeminus, 10. Vagus,

Kapitel V: Eröffnung und Situs der Bauchhöhle.

1. Hautschnitt (Brustbauchschnitt).

a) bei Kindern (Fig. 50): vom Kehlkopf unterhalb des Adamsapfels beginnend, links am Nabel vorbei, bis dicht oberhalb der Symphyse (am besten mit dem Knorpelmesser). Der Schnitt geht durch die ganze Haut und Subkutis hindurch, über dem Thorax bis auf den Knochen. Nach Durchtrennen der Haut gehen wir dicht unterhalb des Schwertfortsatzes mit dem Schnitt tiefer und eröffnen durch ein Knopfloch die Peritonealhöhle (Vorsicht, um nicht den Darm zu verletzen, besonders bei Darmlähmung. Achten auf Gas und Flüssigkeit, die sofort aufgefangen und in ein reines Gefäß gegossen wird). Die linke Hand zieht jetzt die Bauchdecken vorsichtig etwas nach oben (nicht mit dem Finger in die Bauchhöhle greifen!), während der Sektionsschnitt durch die gesamten Bauchdecken nach unten verlängert und damit die Bauchhöhle völlig eröffnet wird. Bei sehr starker Darmblähung muß man, um die Därme nicht zu verletzen, diesen Schnitt mit der geknöpften Schere ausführen. Zur völligen Entspannung der Bauchdecken werden nun die Musculi recti mit der Faszie am Beckenrand unter der Haut abgeschnitten (subkutane Tenotomie, ohne Verletzung des Peritoneums), wobei das mit den zentralen Teilen im Zusammenhang bleibt. Der Schnitt geht ganz hart am Nucleus caudatus vorbei. Auf der oberen Kante der hierdurch gewonnenen Schnittfläche wird nun senkrecht zur Rinde ein weiterer gerader Längsschnitt durch die Hemisphären durchgelegt, und so folgen immer von der Kante der Schnittfläche ausgehend, noch weitere Schnittflächen nach Bedarf.

Sektion der Stammganglien, Pons und Medulla. Wir schieben nunmehr die linke Hand unter die linken Stammganglien, heben dieselben in die Höhe und legen jetzt durch den vorderen Teil des Corpus striatum einen senkrechten tiefen Schnitt hindurch, quer zur Längsachse des Gehirns. Die linke Hand geht jetzt ein wenig zurück, so daß der abgeschnittene Hirnteil nach vorn herunterkippt und so die Schnittfläche völlig sichtbar wird. Parallel zu diesem ersten Schnitt werden weitere Schnitte durch die ganzen Stammganglien hindurchgelegt, indem nach jedem Schnitt die linke Hand etwas zurückgeht und die abgeschnittene Platte heruntersinkt.

Hierauf werden die Stammganglien rechts in derselben Weise zerlegt.

Dann geht die Hand unter die Brücke und auch diese sowie die Medulla werden durch Querschnitte zur Längsachse zerlegt.

Diese Virchowsche Technik der Gehirnsektion (s. Fig. 48) bezweckt, alle inneren Teile des Gehirnes dem Auge zugänglich zu machen, wobei jedoch die Möglichkeit bleibt, durch Zusammenlegen des sezierten Gehirnes die ursprüngliche Form wieder herzustellen, so daß man sich über die Beziehungen aufgefundener Herde zu den einzelnen Gehirnteilen auch nachträglich noch orientieren kann.

Will man bei Apoplexien die Stelle der Gefäßruptur (Aneurysmen kleiner Hirnarterien, Wandhämatome) auffinden, so muß das Gehirn selbst — nach breiter Eröffnung sämtlicher Ventrikel — geopfert werden: Die Gefäße werden im Schüttelapparat von der Gehirnsubstanz befreit und können dadurch bis in ihre feinsten Äste untersucht werden.

V. 1. Eröffnung der Bauchhöhle. Ist der Nachweis von Gas in der Bauchhöhle wichtig, so präpariert man eine Hauttasche und eröffnet unter Wasser, ähnlich wie bei Pneumothorax (vgl. S. 59).

Wird bei Eröffnen der Bauchhöhle eine Darmschlinge verletzt, so muß sie sofort mit der Pinzette gefaßt und so abgebunden werden, daß die entstandene Öffnung geschlossen ist, damit kein Darminhalt in die Bauchhöhle läuft.

Untersuchung des Nabels bei Neugeborenen s. Kap. IX S. 108.

Zarte Verwachsungen zwischen den Därmen und der Bauchwand löst man mit der Hand, sind aber die Verwachsungen fester, älter, sind sämtliche Organe der Bauchhöhle fest untereinander verlötet, so wird dies schwierig oder unmöglich. Dann wird Haut und Muskulatur vom Medianschnitt aus nach beiden Seiten zurückpräpariert und versucht, von den Seiten (insbesondere der Zökalgegend) aus zwischen die Därme zu gelangen. Mißlingt auch dies, so bleibt die ganze Bauchhöhle mit dem Peritoneum geschlossen. Das weitere Vorgehen gestaltet sich dann so, daß nach Herausnahme von Herz, Lungen und Halsorganen, der Ösophagus und die Aorta nicht am Zwerchfell durchschnitten, sondern als Zug für die linke Hand benutzt werden. Nach beiderseitiger Durchschneidung des Zwerchfelles werden von oben beginnend

Sektionsmesser senkrecht zum Hautabschnitt steht (Fig. 52). Vorher muß durch Palpation mit dem in der Bauchhöhle eingeführten Finger festgestellt werden, daß die innere Bauchwand intakt, insbesondere keine Hernie vorhanden ist.

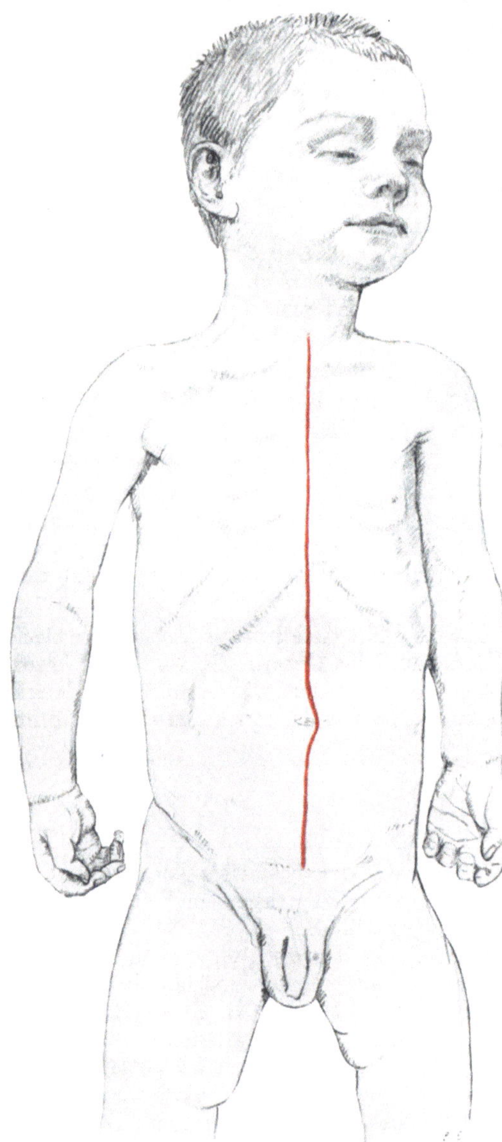

Fig. 50.
Lage des Hautschnittes bei Sektionen, die mit besonderer Schonung des Halses durchgeführt werden müssen, insbesondere bei Kindern.

Diesen einfachen geraden Brust-Bauch-Schnitt vom Kehlkopf bis zur Symphyse führen wir stets bei Kindern und dann bei Erwachsenen aus, wenn die Sektion besonders schonend vorgenommen werden soll. Bei Kindern benutzen wir diesen einfachen Schnitt, weil ein weiteres Heraufgehen des Schnittes am Halse wegen der Angehörigen gerade hier bedenklich ist, weil andererseits die Untersuchung der Beingefäße bei Kindern nur ausnahmsweise notwendig ist.

b) Bei Erwachsenen (Fig. 51) dagegen ist es weniger bedenklich, an der Seite des Halses mit dem Schnitt höher hinaufzugehen, wodurch die Halsorgane und die Schädelbasis von unten viel freier zugänglich werden. Andererseits müssen wir bei Erwachsenen ausnahmslos die Beingefäße untersuchen. Es ist deshalb zweckmäßiger, hier den Schnitt am linken Warzenfortsatz beginnen zu lassen. Er geht am hinteren Rand des Musculus sternocleidomastoideus zum Sternum, führt dann in der Mittellinie des Körpers links vom Nabel vorbei nach unten und gabelt sich handbreit oberhalb der Symphyse in zwei Schnitte, die nach den Schenkelbeugen zu auslaufen. Eröffnung der Bauchhöhle wie bei a.

Der Vorteil dieses Schnittes beruht in der freien Zugänglichkeit zu den Halsorganen, ohne daß die Leiche entstellt wird. Die Naht an der Halsseite kommt nicht zum Vorschein, besonders wenn der Kopf der Leiche nachher etwas auf die Seite gelegt wird. Für das

und nach unten fortschreitend, die gesamten Bauch- und Beckenorgane zusammen herausgenommen, indem lange Schnitte vor der Wirbelsäule und zu

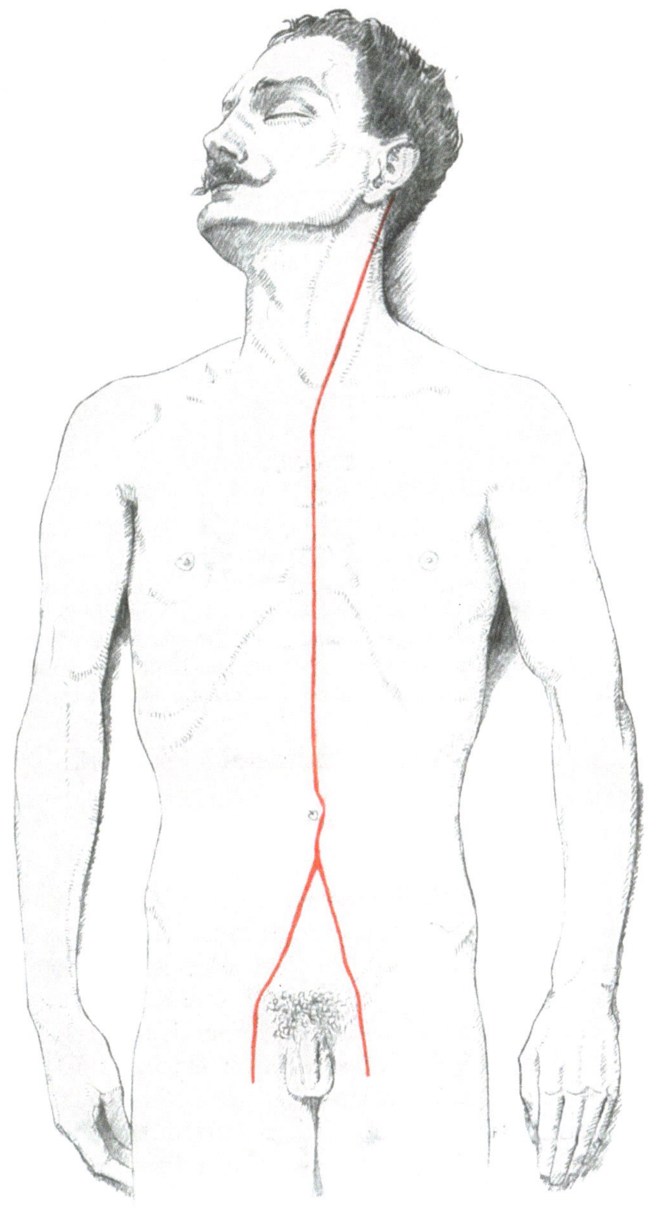

Fig. 51.
Lage des Hautschnittes bei Erwachsenen.

beiden Seiten alles, was sich spannt, durchtrennen, während die linke Hand an der Aorta und am Ösophagus einen starken Zug ausübt. Die Organe werden

Zunähen entsteht noch der Vorteil, daß der Brust-Bauch-Schnitt am Warzenfortsatz unmittelbar in den Kopfschwartenschnitt übergeht, so daß die sämtlichen drei Körperhöhlen durch eine Naht geschlossen werden, die am rechten Warzenfortsatz beginnt, über den Hinterkopf und dann über Hals, Brust, Bauch zur Schenkelbeuge verläuft.

Kommt es hauptsächlich auf die rechte Seite des Halses an, so legt man den Schnitt auf die rechte Seite. Man kann auch den Schnitt vom Jugulum an nach beiden Warzenfortsätzen durchführen, doch empfiehlt sich das im allgemeinen nicht, weil beim Zunähen

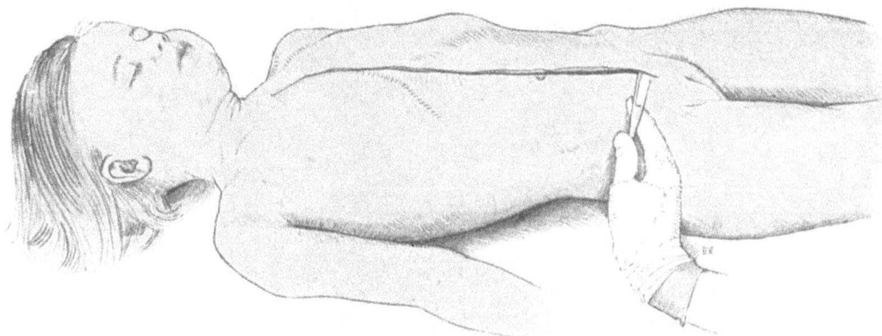

Fig. 52.
Subkutane Durchtrennung des Musculus rectus zur Entspannung der Bauchdecken.

störende Falten am Halse entstehen, die die Leiche entstellen. Will man auch die rechte Halsseite und die rechte Achselhöhle genauer präparieren, so setzt man am Jugulum noch einen senkrechten Schnitt auf den Hauptschnitt, welcher über die Klavikula zur rechten Achsel verläuft. Dann sind auch beide Achselhöhlen vollkommen freigelegt. Doch gelingt dies meist auch vom Hauptschnitt allein aus ohne Schwierigkeiten.

Durch die Gabelung des Hauptschnittes nach den beiden Leistenbeugen zu werden die beiden Musculi recti durchschnitten und die Durchtrennung derselben an der Symphyse fällt fort.

2. Ablösen der Weichteile des Brustkorbs.

Wir setzen den Rücken der linken Hand auf den rechten Rippenbogen, fassen mit dem Daumen die Bauchhaut und ziehen sie stark nach rechts über den Rippenbogen herunter: Einschneiden mit dem Knorpelmesser in der sich über dem Rippenbogen bildenden Falte des Bauchfelles parallel dem Brustkorb, wobei das zur Leber ziehende Ligamentum teres durchschnitten wird (Fig. 53). Unter kräftigem Ziehen der linken Hand werden nun mit langen Schnitten die Weichteile des Thorax mit der gesamten Muskulatur abpräpariert, wobei das Messer parallel der Brustkorbfläche geführt wird. Hierbei dürfen einerseits die Rippenknorpel nicht verletzt werden, andererseits muß die gesamte Muskulatur fortgenommen werden. Ebenso gehen wir auf der linken Seite vor. Die gesamte Bedeckung des Brustkorbes wird so bis zum äußeren Drittel des Schlüsselbeins möglichst hoch am Hals herauf zurückpräpariert.

Beschreibung des Fettpolsters (Dicke, Farbe) und der Muskulatur (Stärke, Farbe, Konsistenz, Durchfeuchtung).

Hierauf folgt beim Weibe die Sektion der Mamma: beiderseits wird durch einen langen Schnitt die Drüse von innen her in zwei Teile zerlegt (Fig. 55). Die Untersuchung der Lymphdrüsen der Achselhöhle durch weiteres Zurückpräparieren der Haut schliesst sich an.

dann zusammen auf einen großen Teller oder auf den Tisch gelegt und im Zusammenhang seziert. Sind die Darmschlingen unlösbar miteinander verwachsen (besonders bei Tumoren nicht selten), so macht man durch den fest verbackenen Haufen der Därme einen quer oder sagittal verlaufenden Schnitt.

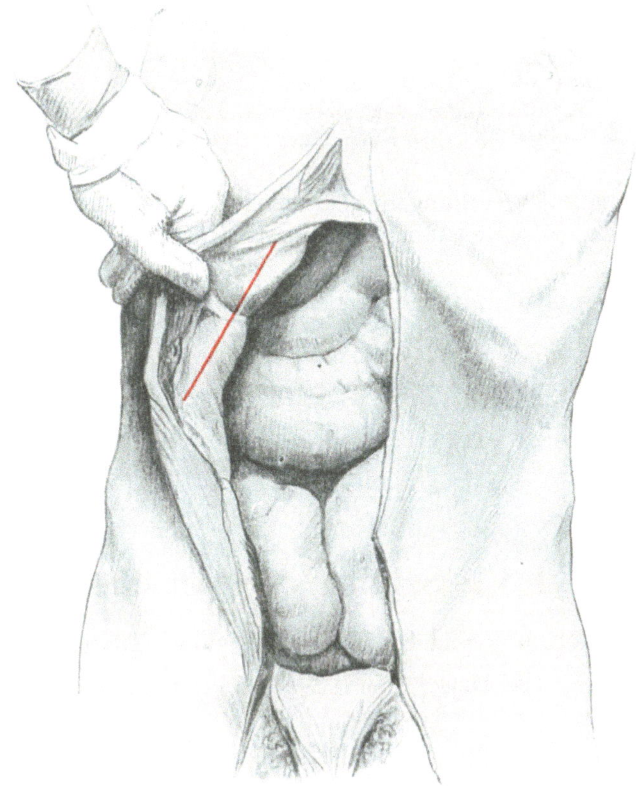

Fig. 53.
Lage des Schnittes über dem Rippenbogen zur Ablösung der Brustweichteile nach Eröffnung der Bauchhöhle.

V. 2. Weichteile: Bei Kindern ist das Fett des Panniculus adiposus hellgelb bis weiß, auch fester (höherer Schmelzpunkt), bei Erwachsenen hellgelb, bei Atrophie und Kachexie dunkelgelb.

Die Muskulatur ist trocken und dunkler bei Infektionen (besonders Cholera). Wachsartige Entartung ist selten so stark, daß man sie makroskopisch (fischfleischähnliches Aussehen, besonders des unteren Teiles der Mm. recti) erkennen kann.

3. Situs der Bauchhöhle.

Die genaue Beschreibung des Situs der Bauchhöhle geben wir, bevor irgend ein Organ berührt oder verlagert worden ist, von oben nach unten fortschreitend: Stand der Leber, Magen, Netz. Nach Hochschlagen des Netzes Besichtigung: Zökum, Appendix, Dünndarmschlingen, kleines Becken, Gallenblase, Bestimmung des Inhaltes der Bauchhöhle (im kleinen Becken und in den seitlichen Bauchgruben; Ausschöpfen).

Vom Inhalt der Bauchhöhle bestimmen wir in jedem Falle die Menge (normal nur wenige Tropfen), die Durchsichtigkeit (klar oder trübe, Flocken), Farbe, Konsistenz und Beimengungen (Darminhalt, fäkulenter oder saurer Geruch, Mageninhalt wird besonders angegeben).

Feststellung etwa vorhandener Hernien (Abtasten) und Perforationen. Bestimmung des Zwerchfellstandes beiderseits, indem die rechte Hand so hoch wie möglich in die Zwerchfellkuppe eingeführt wird und dann von außen die Höhe an den Rippen bestimmt wird.

Kapitel VI: Sektion der Brusthöhle.

1. Eröffnung und Situs der Brusthöhle, Thymus.

Zunächst Angabe über Größe, Form, Symmetrie des Brustkorbes, Veränderungen der Rippen (z. B. rachitischer Rosenkranz).

Quere Durchtrennung der Rippen mit dem Knorpelmesser, von der 2. Rippe an beginnend nach abwärts, $^1/_2$ cm einwärts von der Knochenknorpelgrenze in gerader Linie nach unten gehend (Fig. 54), auf der linken Seite stellen wir dabei das Messer etwas schräg zur Rippe, um den Herzbeutel und das Herz nicht zu verletzen.

Hierauf Eröffnung der beiden Sternoklavikulargelenke mit dem senkrecht gestellten und wie eine Schreibfeder gehaltenen Knorpelmesser durch Bogenschnitte, die entlang dem oberen Rand des Schlüsselbeins durch das Gelenk zum unteren Rand der Klavikula gehen (Fig. 52). Das Messer muß dabei genau parallel der Gelenkebene gehalten werden. Der griffelförmige Fortsatz des Schlüsselbeins am unteren Gelenkende wird durch Senken des Messergriffes umgangen. (Die hierbei und beim Durchtrennen der 1. Rippe leicht erfolgende Verletzung der großen Halsvenen ist durch Herunterdrücken der Weichteile mit der linken Hand unschwer zu vermeiden).

Hierauf Durchtrennen der 1. Rippe beiderseits mit dem Knorpelmesser, das im 2. Interkostalraum senkrecht eingesetzt und nun möglichst weit nach außen durch den Rippenknorpel nach oben hindurchgeführt

V. 3. Situs der Bauchhöhle. Das kleine Becken wird bei der Besichtigung nur berücksichtigt, wenn es frei zugänglich ist. Bei starken Verwachsungen, Ausfüllung mit Tumoren und ähnlichem, wird hiermit gewartet, bis die Beckenorgane im Zusammenhang herausgenommen werden.

Besondere Sorgfalt ist auf die Besichtigung zu verwenden, wenn eine Peritonitis besteht und der Nachweis der Perforation zu erbringen ist. Vielfach leitet uns in solchen Fällen schon die Stärke der eitrig-fibrinösen Serosabeläge. Stets aber muß mit größter Vorsicht vorgegangen werden, eine Darmschlinge nach der anderen wird behutsam aufgehoben und besichtigt. Zunächst stellt man fest, ob eine Inguinalhernie vorhanden ist, indem man die innere Bauchwand an der Inguinalgegend abtastet. Dann wird die Wurmfortsatzgegend als häufigster Ausgangspunkt der Perforationsperitonitis freigelegt und in situ untersucht. Die nächsthäufige Ursache ist die Perforation eines Magen- oder Duodenalulcus. Oft findet sich die Perforationsstelle ohne weiteres, wenn der linke Leberlappen etwas hochgehoben wird. Findet sich an diesen Stellen keine Perforation, so sind die sämtlichen Darmschlingen in situ vorsichtig zu nutersuchen.

Die Diagnose einer diffusen Peritonitis kann zuweilen Schwierigkeiten machen. Geringe Trockenheit, Klebrigkeit der Darmschlingen findet sich auch ohne jede Peritonitis nach Operationen, insbesondere, wenn etwas blutige Flüssigkeit in die Bauchhöhle gekommen ist und die Darmserosa durch die mechanische Eingriffe der Operation etwas gelitten hat. Im Zweifelsfalle macht man mit sterilem Messer einen Abstrich von der Serosa und untersucht im Mikroskop. Liegt eine Peritonitis vor, so finden sich Bakterien und Leukozyten.

Die sehr häufige gelbe bis grüne Verfärbung der Organe in der Umgebung der Gallenblase ist nur eine Leichenerscheinung: nach dem Tode diffundiert der Gallenfarbstoff in das umliegende Gewebe.

VI. 1. Eröffnung der Brusthöhle, Thymus. Beim Ablösen des Sternums entsteht durch den Zug sehr oft ein künstliches Emphysem des vorderen Mediastinums, nicht zu verwechseln mit echtem interstitiellem Emphysem.

Verfahren bei Pneumothorax: Der Pneumothorax macht sich meist schon äußerlich kenntlich durch die Form des Brustkorbes. Die befallene Seite ist stärker vorgewölbt, vor allem aber fällt sofort der Tiefstand des Zwerchfelles auf. In vielen Fällen ist das Zwerchfell ballonartig nach der Bauchhöhle zu vorgetrieben, und die Bauchhöhleneingeweide sind dadurch nach abwärts verdrängt. Sehr leicht läßt sich an der Leiche der Pneumothorax besonders nach Zurückpräparieren der Weichteile des Brustkorbes durch die Perkussion nachweisen. Der Nachweis wird dann dadurch vervollständigt, daß die Eröffnung der befallenen Seite unter Wasser erfolgt: Die Brusthaut wird bis zur Achselhöhle herunter abpräpariert, dann mit der linken Hand in die Höhe gehalten und in die so gebildete Tasche zwischen Haut und Brustkorb Wasser gegossen. Hierauf wird in einem Zwischenrippenraum unter Wasser mit dem Messer vorsichtig eingeschnitten (nicht zu tief, um die Lunge nicht zu verletzen). Besteht ein geschlossener Pneumothorax, so steigen jetzt reichlich Luftblasen in dem Wasser auf.

Sind die Rippenknorpel stark verkalkt oder verknöchert, so müssen sie mit der Knochenschere durchtrennt werden. In diesem Falle kann man aber auch ohne weiteres weiter nach außen durch die knöchernen Rippen durchgehen und gewinnt dadurch gleich einen breiteren Zugang zur Brusthöhle. Stets gehen wir in dieser Weise vor bei Säuglingen, weil sich hier die knöchernen Rippen sehr gut mit kräftiger Schere schneiden lassen, und wir ohnedies bei Säuglingen stets die Grenze zwischen Knochen und Knorpel mitnehmen und auf Rachitis wird. Ist der Knorpel verkalkt oder verknöchert, so geschieht die Durchtrennung mit der Knochenschere.

Ablösen des Sternums: Wir schneiden mit dem flach gehaltenen Messer unter dem Sternalansatz der 5.—6. rechten Rippe ein und schneiden den Zwerchfellzipfel (Insertion des Zwerchfells am Rippenbogen) durch einen flachen Schnitt vom Rippenbogen ab (Fig. 55): von der Mitte nach außen gehend (von der Hand weg); ebenso auf der linken Seite. Dann vorsichtiges Hochziehen des Sternums und Ablösen von unten her durch Zug und flache Messerschnitte hart an der Rückseite des Sternums bis zum Manubrium herauf (Vorsicht bei Aneurysmen und Tumoren im vorderen Mediastinum, Venae anonymae und subclaviae nicht verletzen!). Die völlige Abtrennung der Halsmuskelansätze geschieht unter Auswärtsdrehen des Sternums.

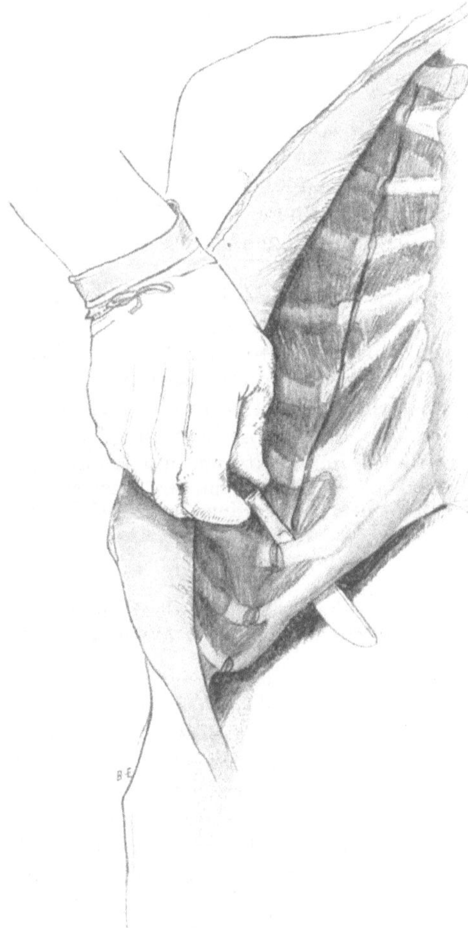

Fig. 54.
Abtrennen des Zwerchfellzipfels vom Brustbein.

Es folgt die Untersuchung des Brustbeins, bei Kindern insbesondere auch die Untersuchung der Knorpelknochengrenzen. Die Rippen werden an der Knorpelknochengrenze durch Einschnitte mit dem Knorpelmesser in der Längsrichtung der Rippen gespalten. Das Sternum wird dann auf einen Holzteller gelegt, das Knorpelmesser senkrecht in der Mittellinie eingestoßen und der Messergriff unter starkem Druck gesenkt. Dies wird mehrfach wiederholt, bis das Sternum in der Mittellinie durchschnitten ist und auseinandergebrochen werden kann. Ist der Knochen sehr hart, so muß diese Durchtrennung mit der Blattsäge erfolgen. Beschreibung des Knochenmarkes im Sternum.

Erklärungen zu nebenstehender Fig. 55.

Baucheingeweide und Brustkorb nach Ablösung der Weichteile (der Hautschnitt ist hier zur Schonung des Halses ausnahmsweise nicht bis zum Ohr durchgeführt). Lage der Knorpel- und Gelenkschnitte zur Herausnahme des Brustbeins und der Schnitte zur Untersuchung der Mamma. Die Pfeile geben die Richtung der Messerschnitte an.

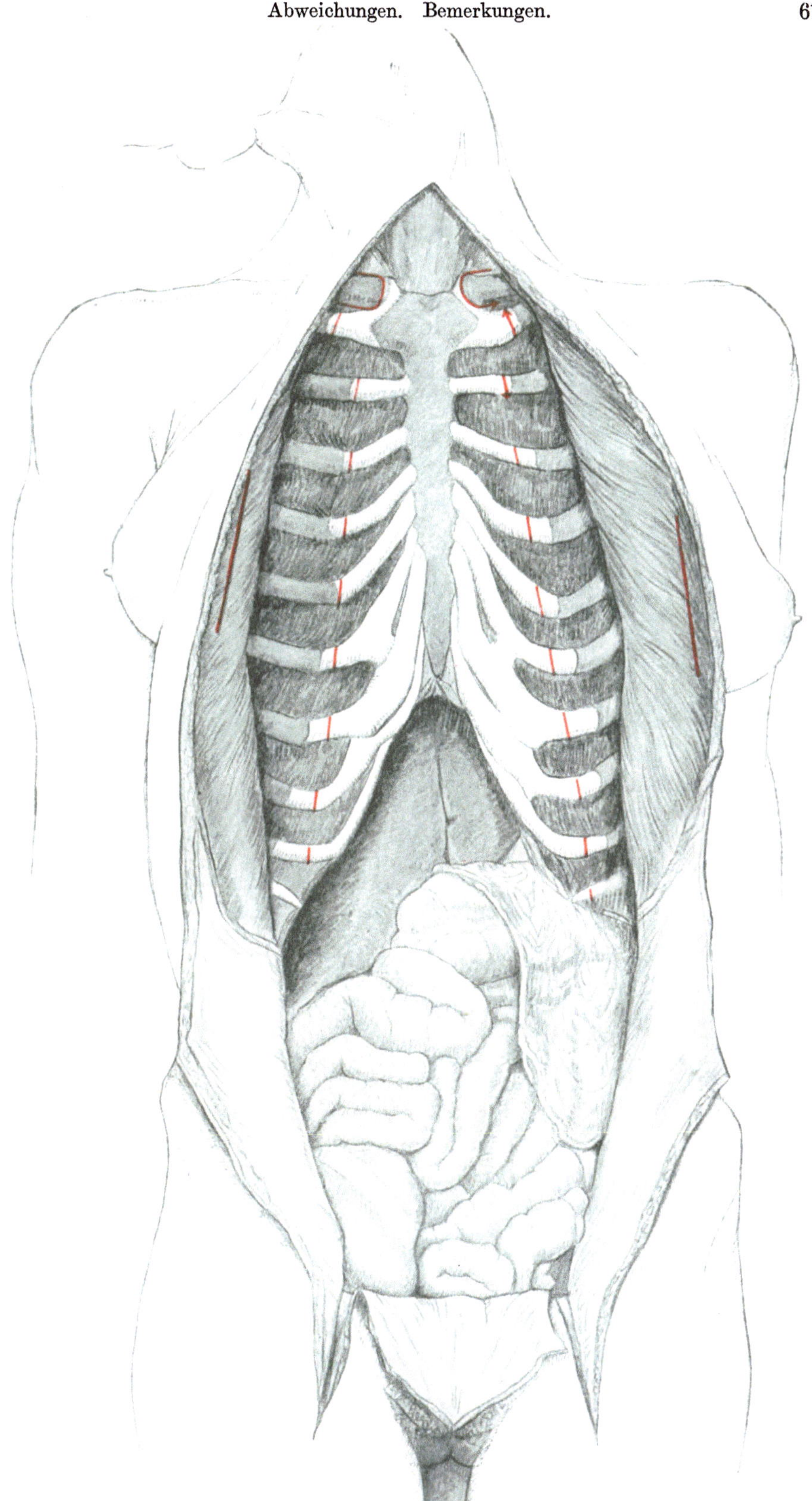

Feststellung des Situs der Brusthöhle:

Thymus, vordere Lungenränder (Grad der Lungenretraktion), Lage und Größe des Herzbeutels, Verhalten der Pleurablätter (Verwachsungen), abnormer Inhalt der Brusthöhlen.

Präparation des Thymus (Abtrennen und Wiegen).

2. Eröffnung des Herzbeutels und der Pulmonalarterie.

Der Herzbeutel wird mit der linken Hand emporgezogen und durch einen senkrecht von oben nach unten verlaufenden Längsschnitt in

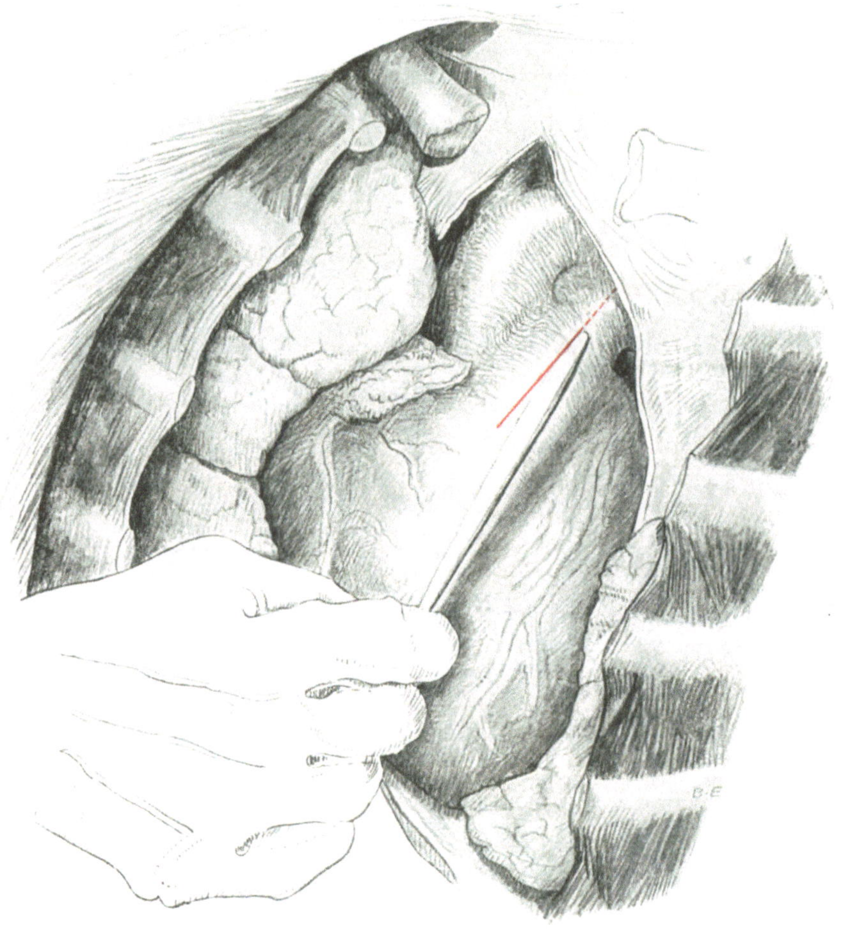

Fig. 56.
Eröffnung der Arteria pulmonalis in situ.

der Mittellinie eröffnet. Dieser Schnitt geht oben bis zur Umschlagstelle des Herzbeutels auf die Aorta und wird dann nach unten bis zum Zwerchfell, etwas nach rechts biegend, verlängert. Fast senkrecht auf diesen genau untersuchen müssen. Mit dem Knorpelmesser werden hier nach der Herausnahme des Sternums die Rippen in der Längsrichtung gespalten.

Thymus. Gewichte siehe im Abschnitt D Seite 123. Im Alter kann der Thymus vollkommen schwinden, so daß an seiner Stelle nur noch Fettgewebe, der Thymusfettkörper, vorhanden ist.

VI. 2. Eröffnung des Herzbeutels. 10—50 ccm wässerigen, durch postmortal mazerierte und abgelöste Endothelzellen oft leicht getrübten Inhaltes findet sich normalerweise im Herzbeutel.

Liegen stark lufthaltige Lungenteile dem Herzbeutel an, so kann eine postmortale Eintrocknung von Teilen des Herzbeutels zu einer pergamentartigen braunen Membran eintreten.

Verwachsungen des Herzbeutels mit dem Herzen werden mit der Hand gelöst. Selbst totale Obliteration des Perikards läßt sich auf diese Weise oft noch vollständig lösen. Ist die Verwachsung aber zu fest, so wird nur die Eröffnung der Pulmonalis zur Untersuchung auf Lungenembolie vorgenommen und im übrigen bleibt das Herz in situ liegen, wird später mit der Aorta zusammen, nötigenfalls (besonders wenn Tumoren der Umgebung, Mediastinal-, Bronchial-, Ösophagustumoren auf Herzbeutel und Herz übergegriffen haben) mit den gesamten Hals- und Brustorganen im Zusammenhang herausgenommen. Die Sektion des Herzens selbst wird dann in derselben Weise wie sonst mit der Schere, an den durchschnittenen Hohlvenen beginnend, vorgenommen. Nur wird zum Schluß der Scherenschnitt durch das Aortenostium weitergeführt und die ganze Aorta bis in die Iliacae hinein mit der Schere eröffnet.

Das Epikard soll spiegelnd, glatt, zart und blaß sein. Häufig finden sich milchweiße Verdickungen (sog. Sehnenflecke). Besteht eine Perikarditis, so ist ihre tuberkulöse Natur oft durch Abschaben des Exsudates nachzuweisen: man sieht dann auf dem Epikard die grauen Tuberkel.

VI. 3. Halsgefäße. Besonders wichtig ist die Untersuchung der Gefäße bei Erhängten oder Erwürgten, bzw. wenn der Verdacht vorliegt. Hier ist von Wichtigkeit, ob die Intima der Karotiden verletzt ist; deshalb sind in solchen Fällen die Gefäße vorsichtig freizulegen.

Bestehen pathologische Veränderungen (z. B. Geschwulstinfiltrate oder ähnliches), so empfiehlt es sich, die ganze Thoraxapertur dadurch freizulegen, daß man die Klavikula an einer oder beiden Seiten zurückklappt. Man trennt zu diesem Zwecke die knorpeligen Verbindungen zwischen Klavikula und 1. Rippe mit dem Knorpelmesser und klappt dann die Klavikula einfach nach außen um; wenn nötig, kann man sie auch leicht mit dem Knorpelmesser im Akromio-Klavikulargelenk abtrennen.

Schnitt wird ein zweiter nach links zu bis zur Herzspitze gesetzt: Weite des Herzbeutels, abnormer Inhalt, Innenfläche, Verwachsungen. Besichtigung des Herzens von allen Seiten bei Emporheben der Spitze! Verhalten des Epikards. Bestimmung der Herzgröße (Vergleich mit der Faust der Leiche).

Eröffnung der Pulmonalarterie und des Conus arteriosus des rechten Ventrikels durch Messerschnitt (zur Untersuchung auf Lungenembolie, Fig. 56). Verlängerung des Schnittes mit der Schere. Herausnehmen der Speckgerinnsel bzw. Thromben mit der Pinzette.

3. Präparation der Halsgefäße.

Aufschneiden der Jugularvenen am Halse und der Vena anonyma, Eröffnung der Karotiden bis zum Aortenbogen, Besichtigung der Halsnerven, insbesondere des Vagus. Lage der Nerven und Gefäße zeigt Fig. 57. Nunmehr (wenn nötig nach Lösung von Pleuraverwachsungen) Hochheben der linken Lunge und Herüberlegen nach rechts. Besichtigung des Arcus aortae und der Aorta thoracica. Sind hier Veränderungen (Aneurysmen, starke Verkalkungen und Erweiterungen, Tumoren) weder zu sehen noch zu fühlen (wie fast stets bei Kindern und jungen Leuten), so folgt nunmehr die

4. Herausnahme und Sektion des Herzens.

Abtrennung des Herzens von den großen Gefäßen (Fig. 58): Man faßt das Herz an der Spitze, zieht es nach oben und vorne und durchschneidet mit dem fast wagerecht, flach gehaltenen Messer der Reihe nach: Cava inferior, linke Pulmonalvenen, linke Pulmonalarterie, rechte Pulmonalarterie, rechte Pulmonalvenen, Aorta, Vena cava superior. Die Schnitte gehen möglichst weit vom Herzen weg, um lange Gefäßstümpfe zu erzielen, insbesondere dürfen die Vorhöfe hierbei nicht angeschnitten werden (Vorsicht, um nicht den Lungenhilus, die Trachea, den Ösophagus anzuschneiden; stets hinsehen, wo das Messer schneidet!).

Die **Sektion des Herzens** erfolgt ausschließlich mit der Darmschere (doch geht das kurze Scherenblatt voran) und folgt der Richtung des Blutstroms. Dabei halten wir das Herz in der linken Hand. Bei der Eröffnung der Vorhöfe umfaßt die linke Hand beide Ventrikel, die Vorhöfe sehen nach oben. Wenn wir in den Ventrikel mit der Schere hineingehen (Conus venosus), ist die Spitze des Herzens von dem Obduzenten fortgerichtet, wenn unser Schnitt aus dem Ventrikel herausgeht (Conus arteriosus), ist die Herzspitze gegen den Obduzenten gerichtet.

Eröffnung des rechten Vorhofes (Fig. 58): Wir nehmen das Herz auf die linke Hand, führen das Scherenblatt in die weit klaffende Vena cava inferior ein und dann senkrecht nach oben zur Cava superior heraus und schneiden durch. Beschreibung des rechten Vorhofes! Weite, Wandung, Inhalt, Foramen ovale! Umdrehen des Herzohres (Thromben), Weite der Trikuspidalis.

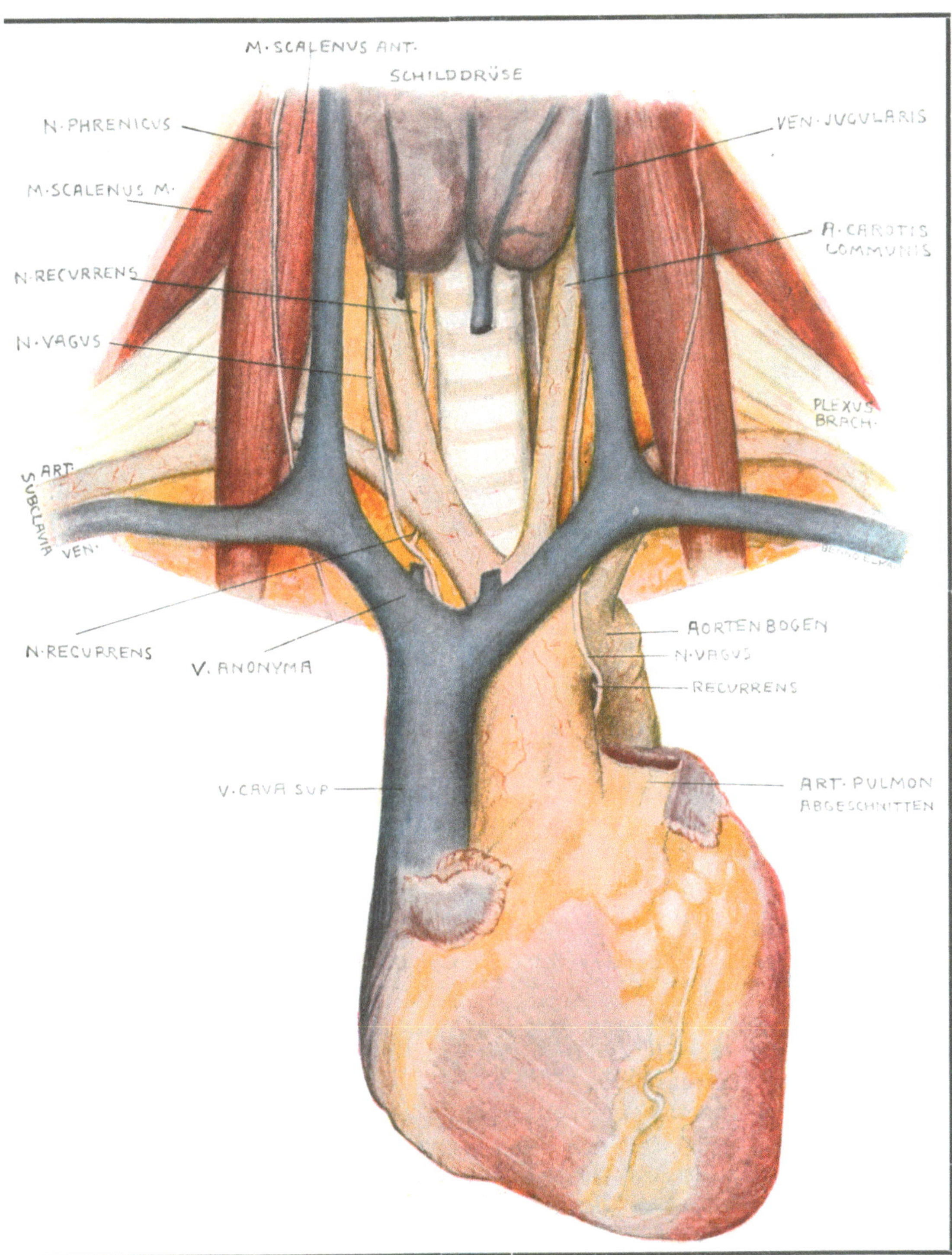

Fig. 57.
Die Gefäße und Nerven des Halses in natürlichen Farben. Die Venen sind stark gefüllt dargestellt.

Eröffnung des rechten Ventrikels (Fig. 60 u. 61): Das Herz liegt in der linken Hand, die Kante des rechten Ventrikels nach oben. Eröffnung des Conus venosus des rechten Ventrikels: Durchführen des Scherenblattes durch die Trikuspidalis hindurch, Durchschneiden der Herzwand über der Kante des rechten Ventrikels bis in die Spitze.

Dann Eröffnung des Conus arteriosus rechts (Fig. 62): Das Scherenblatt wird zwischen Papillarmuskel und Herzwand (ohne Klappen oder Sehnenfäden durchzuschneiden) in den Conus arteriosus eingeführt und die

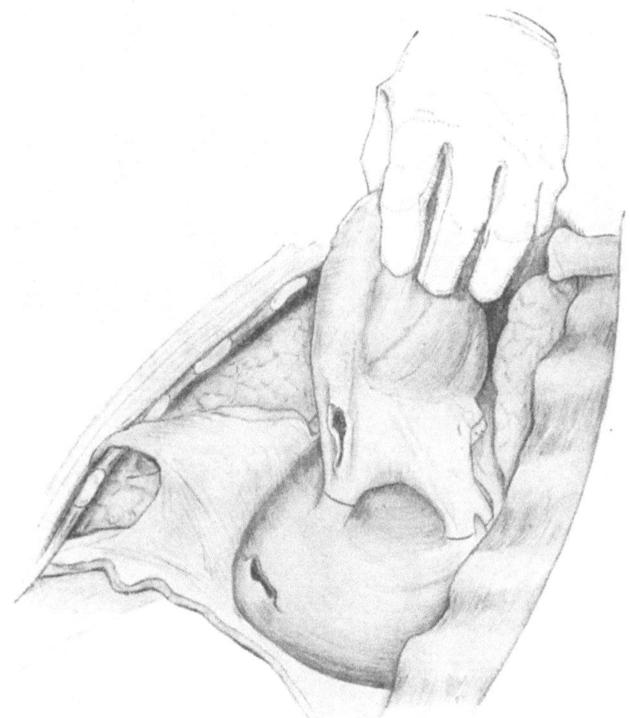

Fig. 58.
Abtrennung des Herzens von den großen Gefäßen. Die linke Hand zieht das Herz an der Spitze nach oben. Die Vena cava inferior ist durchtrennt. Lage der Schnitte in den Pulmonalvenen.

Wand durchschnitten. Der Schnitt geht in den Eröffnungsschnitt der Arteria pulmonalis über. Beschreibung der rechten Kammer und der Klappen, nachdem Speckgerinnsel und Cruormassen vorsichtig und sorgfältig entfernt sind.

Eröffnung des linken Vorhofes (Fig. 63): dadurch, daß die Lungenvenenöffnungen durch Scherenschläge miteinander verbunden werden. Besichtigung des linken Vorhofes, des linken Herzohres, der Mitralis von oben her.

VI. 4. Herausnahme des Herzens. Die getrennte Herausnahme der einzelnen Brustorgane unterbleibt, sobald die Beziehungen der Organe untereinander von besonderer Wichtigkeit sind. In solchen Fällen werden nach Abtrennung des Herzens Halsorgane und Lungen im Zusammenhang herausgenommen, oder auch Halsorgane, Lungen und Herz bleiben zusammen. Wie weit schon bei der Herausnahme getrennt werden kann, ergibt sich leicht im einzelnen Fall. Vor allen Dingen bleiben die Brustorgane im Zusammenhang bei angeborenem Herzfehler (hier ist aber die Präparation der großen Gefäße, insbesondere der Venen bereits in situ durchzuführen), ferner bei Verletzungen des Herzens, bei Aneurysmen der Aorta, bei Gefäßdurchbrüchen, Perforation des Ösophagus, Abszessen und Tumoren im Mediastinum.

Finden sich am Aortenbogen Veränderungen (Verwachsungen, Tumoren, Erweiterungen, Aneurysmen), so verbleibt ebenfalls das Herz im Zusammenhang mit der Aorta und, wenn nötig, mit den übrigen Brusteingeweiden und wird erst später mit der ganzen Aorta zusammen herausgenommen und seziert.

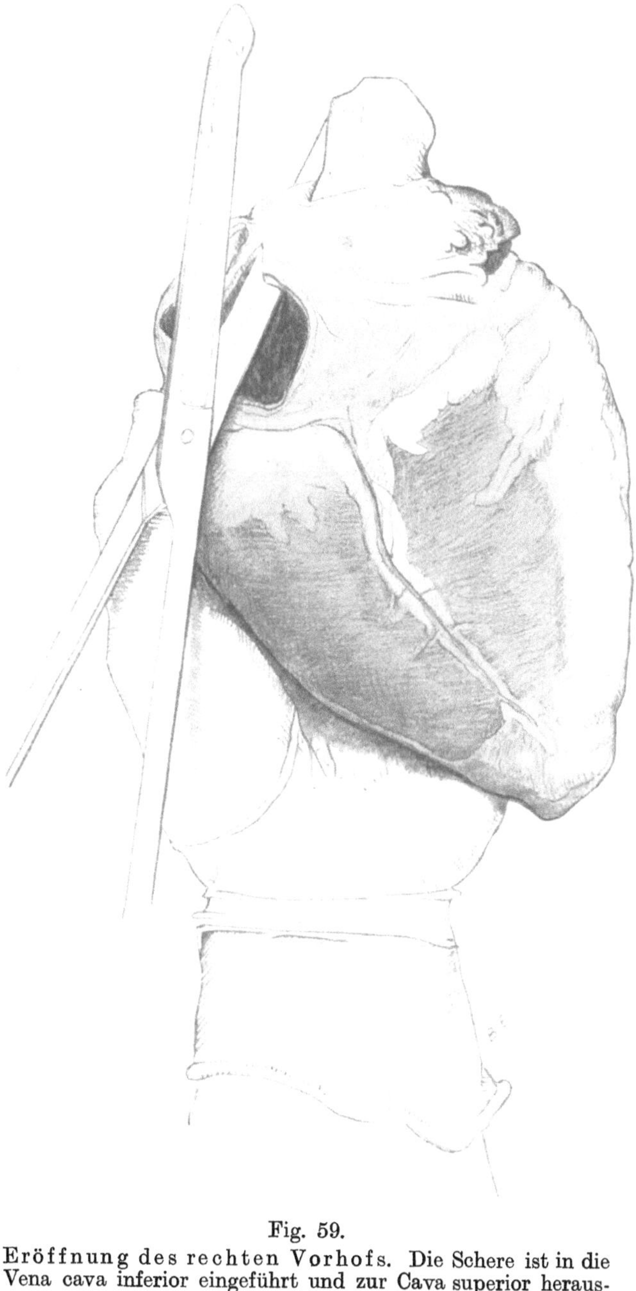

Fig. 59.
Eröffnung des rechten Vorhofs. Die Schere ist in die Vena cava inferior eingeführt und zur Cava superior herausgeführt.

Auch bei ausgedehnten Verwachsungen zwischen dem Herzbeutel und der Pleura, beim Übergreifen von Mediastinaltumoren oder von Bronchialkarzinom auf Herzbeutel und Herz wird in derselben

Eröffnung des Conus venosus des linken Ventrikels (Fig. 64): Scherenschnitt durch die Mitralis zwischen den beiden Papillarmuskeln hindurch über den Rand des linken Ventrikels bis in die Herzspitze.

Dann Eröffnung des Conus arteriosus des linken Ventrikels (Fig. 65 u. 66): Das Herz wird herumgedreht, so daß die Herzspitze wieder auf den Obduzenten

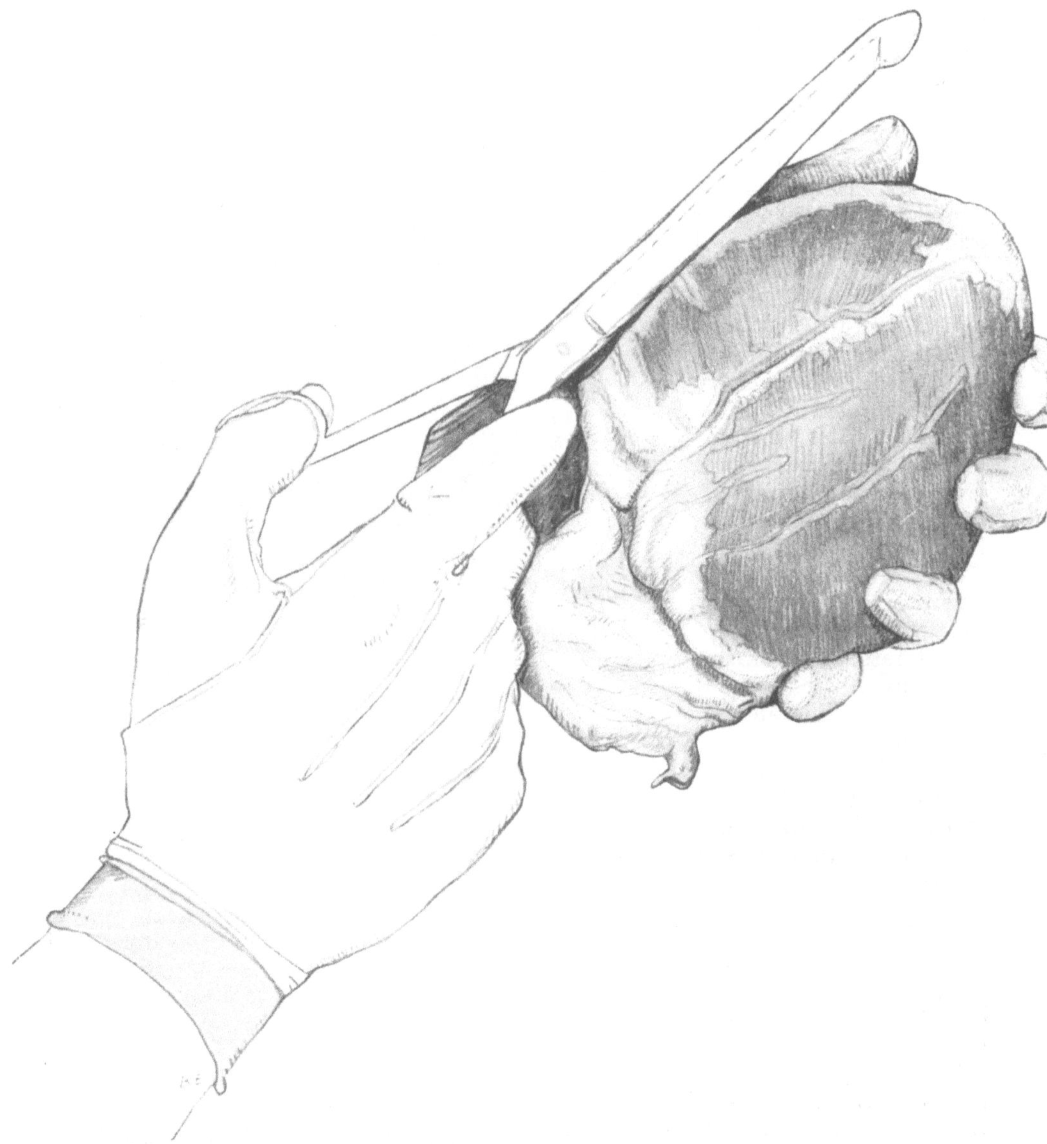

Fig. 60.
Eröffnung des rechten Ventrikels (Conus venosus): Das Herz liegt, die Spitze vom Obduzenten abgewendet, in der linken Hand. Die vom rechten Vorhof in den Ventrikel eingeführte Schere schneidet die Kante des rechten Ventrikels durch bis in die Herzspitze.

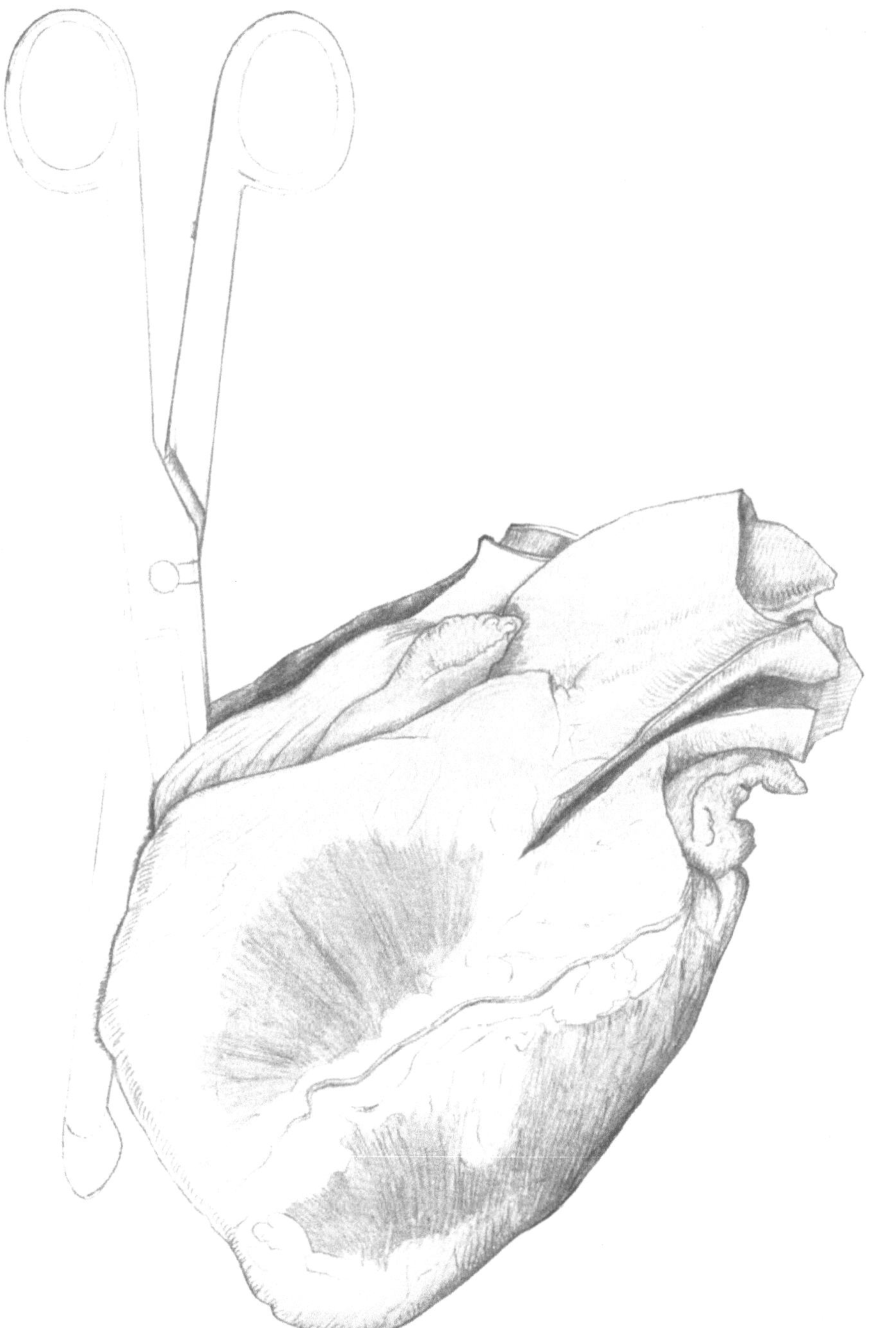

Fig. 61.
Eröffnung des rechten Ventrikels. Lage der Schere bei Ansicht des Herzens von vorne.

zu gerichtet ist. Die Schere (hier ist es für den Anfänger leichter, das lange geknöpfte Blatt der Schere vorangehen zu lassen) wird links unter die Mitralis gelegt und nun entlang dem Septumrand der linke Conus arteriosus von

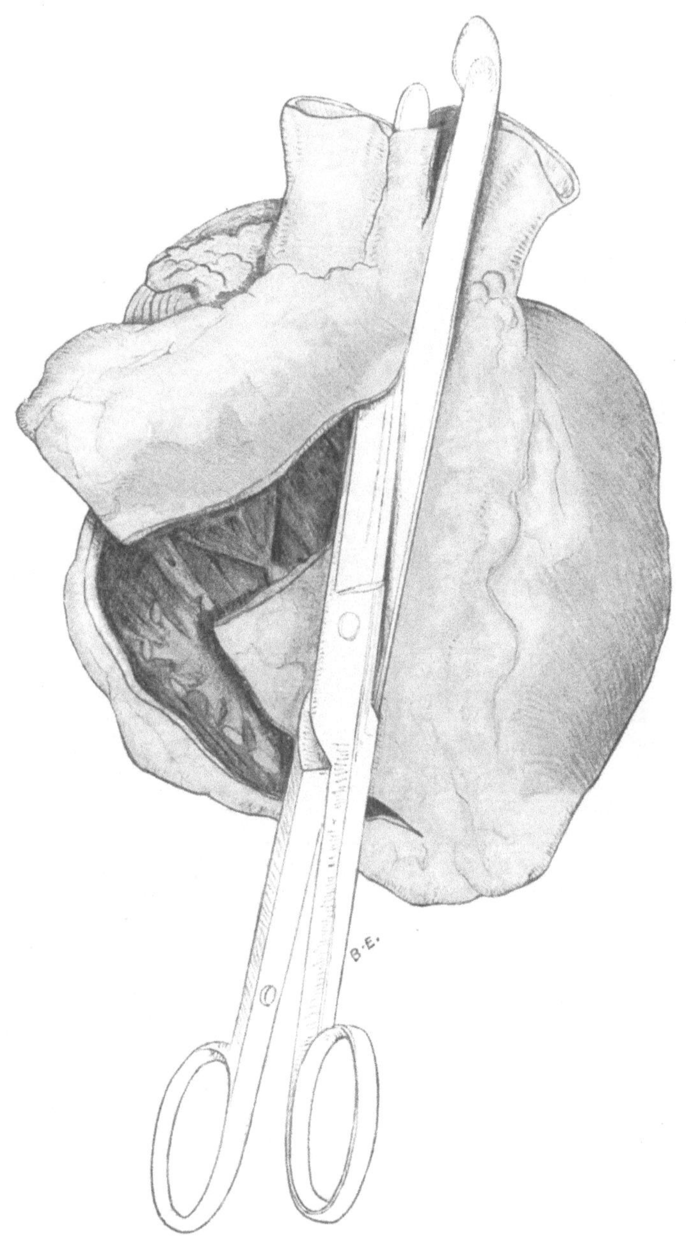

Fig. 62.

Eröffnung des Conus arteriosus des rechten Ventrikels. Unter Schonung des Papillarmuskels und der Klappe geht der Scherenschnitt in die Arteria pulmonalis.

Weise vorgegangen, d. h. Herz und Aorta werden mit den verlöteten Nachbarorganen zusammen herausgenommen.

Bei der Herausnahme und Eröffnung des Herzens achte man auf das auslaufende Blut, insbesondere auch die Schichtung der Blutgerinnsel. Entsprechend der Lage der Leiche bildet der Cruor die unterste, das Speckgerinnsel die oberste Schicht. Besteht der

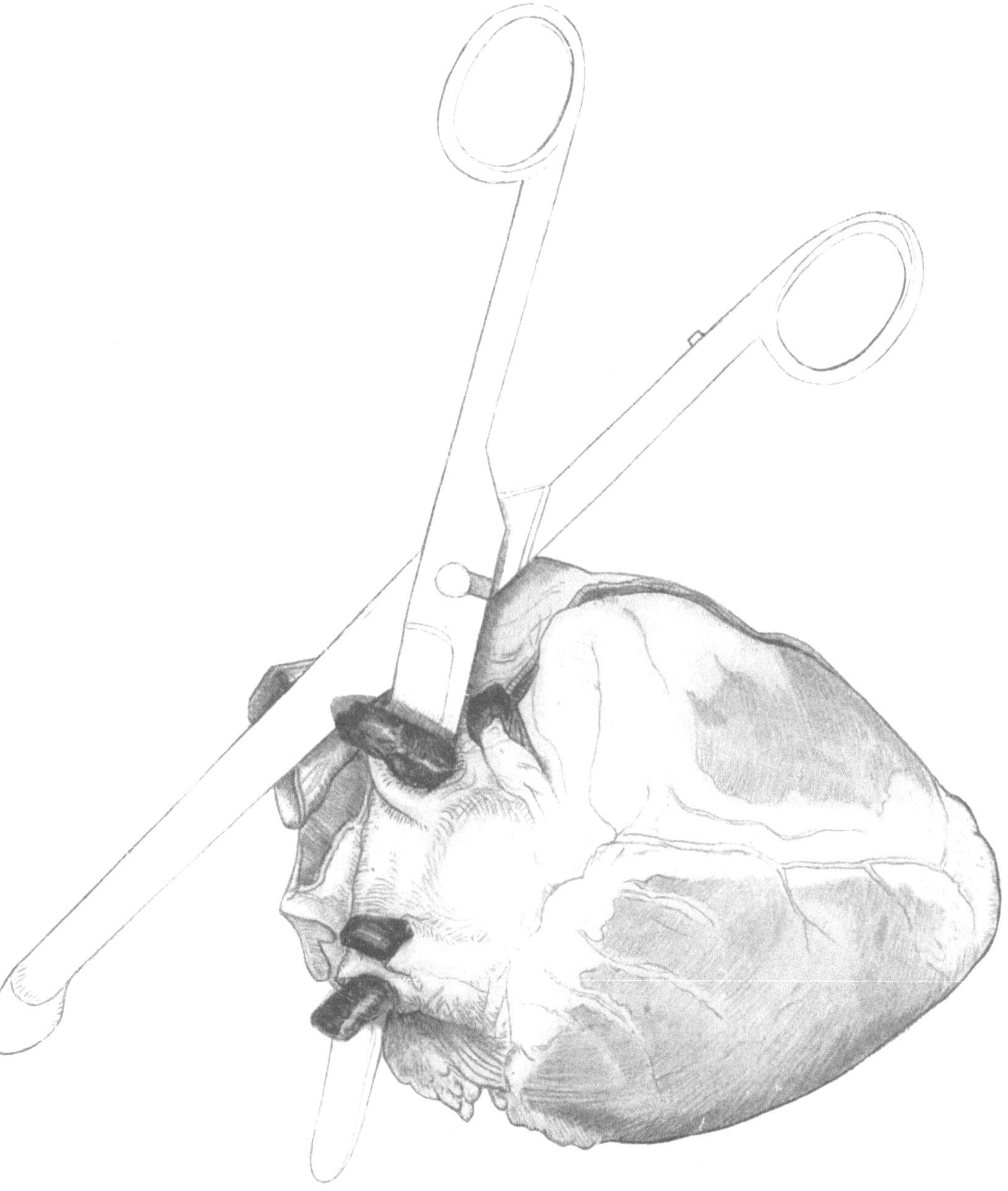

Fig. 63.
Eröffnung des linken Vorhofs. Aus den vier Lungenvenenöffnungen ragen Kruorgerinnsel heraus.

der Herzspitze beginnend aufgeschnitten. Der Schnitt geht zwischen Arteria pulmonalis und linkem Herzohr (Orthsches Fetträubchen) zur Aorta hinaus.

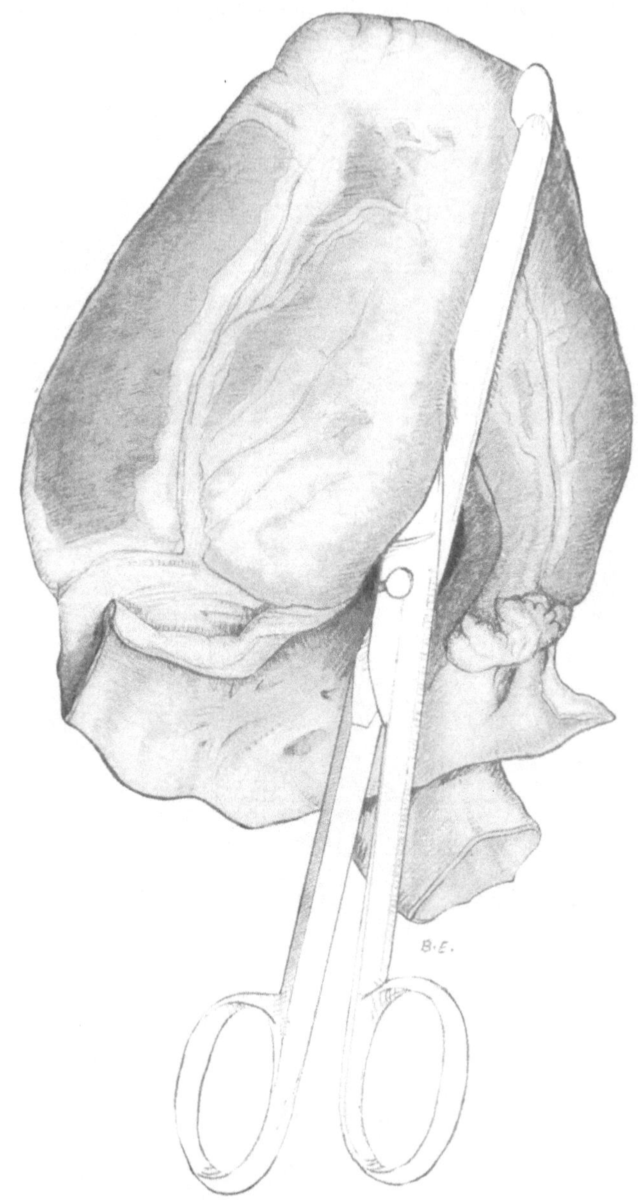

Fig. 64.
Eröffnung des Conus venosus des linken Ventrikels Das Herz, mit der Spitze vom Obduzenten abgewendet, liegt in der linken Hand.

Besichtigung und Beschreibung der linken Kammer, der Klappen und des Endokards. Aorta ascendens, Narbe des Ductus Botalli.

ganze Inhalt des Herzens aus dunklem, flüssigem Blut, so spricht dies für Vergiftung oder Erstickung.

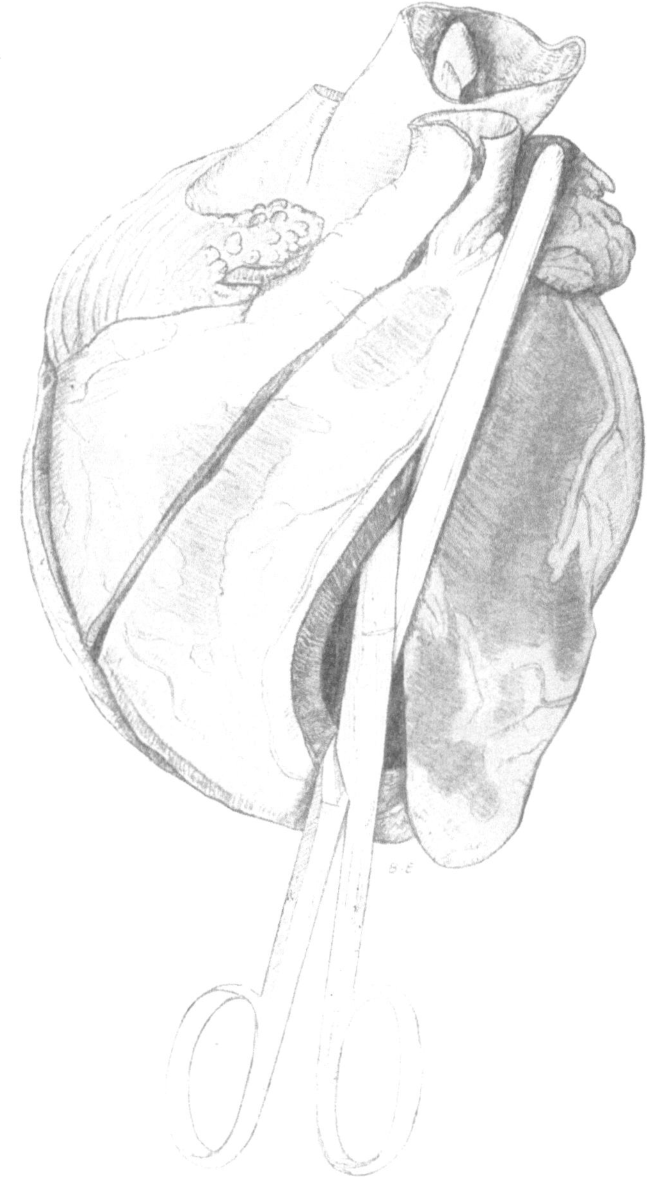

Fig. 65.
Eröffnung des Conus arteriosus des linken Ventrikels und der Aorta: das lange Scherenblatt voran geht der Schnitt von der Herzspitze am Septum ventriculorum entlang zwischen Herzohr und Pulmonalis in die Aorta.

Thromben sind trockener und brüchiger als die elastischen Leichengerinnsel und haften fest an der Gefäß- bzw. Herzwand. Das Festhaften, die Verklebung mit dem Endokard ist nicht zu verwechseln mit der Verfilzung der Leichengerinnsel zwischen den

Eröffnung der beiden Hauptstämme der Koronararterien vom Schnittrand aus mit der Schere, nötigenfalls auch der größeren Äste.

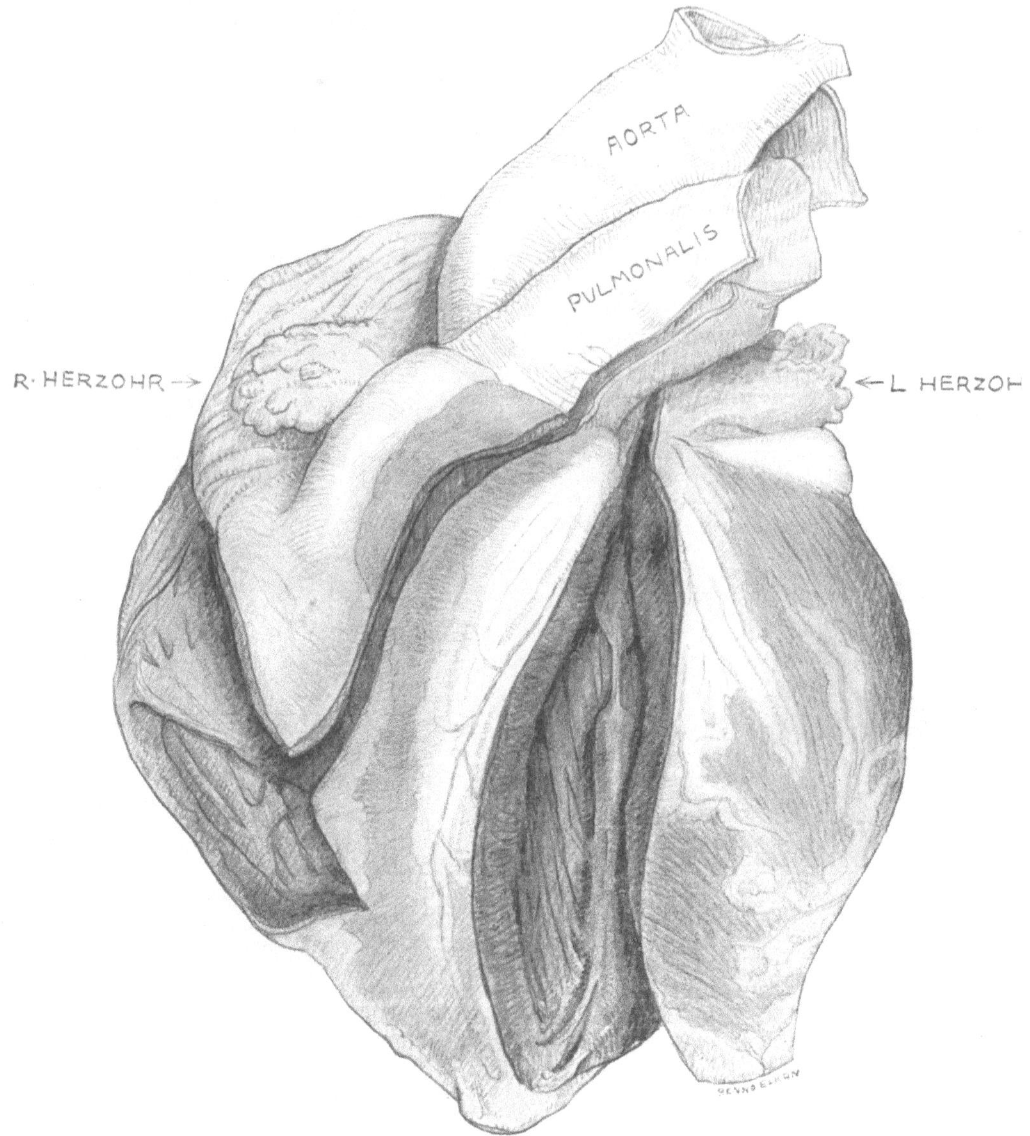

Fig. 66.
Das Herz nach Eröffnung sämtlicher Herzhöhlen.

Flachschnitt durch den Muskelzipfel des linken Ventrikels zur Besichtigung des Myokards, sowie durch das Septum ventriculorum.

Vom Herzmuskel geben wir Dicke (ohne Epikard und Trabekel), Farbe, Konsistenz und etwaige Herde an. Bei der Beurteilung der Dicke der Herzwand ist immer die Weite

Trabekeln des Herzens. Die Oberfläche der Thromben zeigt leisten- und netzartige Zeichnungen, Rippenbildung (die aber auch an Leichengerinnseln vorhanden sein kann). Die Schnittfläche weist deutliche Schichtung auf.

Häufig finden sich Gasblasen im Blut, besonders des rechten Herzens; das beweist noch keine Luftembolie, sondern ist in der Regel durch Fäulnisgase bedingt, entsprechend dem allgemeinen Fäulniszustand der Leiche. Das Blut kann dadurch ganz schaumig werden.

Herzgewicht durchschnittlich 310 g. Die Größe des Herzens entspricht ungefähr der Faust der Arbeitshand, doch ist dies ein recht ungenaues Maß; die Ausbildung der Hand ist individuellen Schwankungen unterworfen.

Bestand eine Luftembolie des Herzens (vgl. S. 21!), so ist die Stelle festzustellen, wo die Luft in die Vene eingetreten ist. Am leichtesten gelingt dies dadurch, daß man in die Vena cava superior oder inferior mit Hilfe der oben beschriebenen Kanüle und Luftpumpe (s. S. 9 u. Fig. 22) Luft eintreibt und nun die Gegend, wo das Eintreten der Luft durch den Venenspalt vorausgesetzt wird, in situ und unter Wasser untersucht. Ist hier eine Vene verletzt, so zeigt sich durch das Auftreten der Luftblasen die verletzte Stelle.

Wir prüfen weder die Weite, noch die Durchgängigkeit und Schlußfähigkeit der Herzklappen und Ostien, obwohl dies vielfach geschieht und vorgeschrieben wird. Wir verzichten auf diese Prüfung, weil sie viel besser durch die Angabe der Länge des Klappenringes in Zentimetern ersetzt wird, weil sie andererseits sehr leicht die feinen Thromben bei der frischen verrukösen Endokarditis beseitigt und so diese für die Beurteilung des gesamten Befundes oft sehr wichtige Feststellung unmöglich macht. Ob die Klappen endlich an der Leiche schließen oder nicht, beweist für ihre Funktionsfähigkeit während des Lebens nichts. Es kommen auch rein muskuläre Insuffizienzen der Herzostien vor, die aus dem Verhalten der einzelnen Herzteile zueinander (Dilatation und Hypertrophie) erschlossen werden können.

An den Klappen werden häufig folgende geringen Abweichungen irrtümlich für krankhaft angesehen:

1. Fensterungen (infolge Gewebsatrophie, vielleicht auch angeboren) zwischen freiem Rand und Schließungsrand sind an den Semilunarklappen häufig und haben **keine Bedeutung.**

2. Im Alter sowie bei kachektischen Zuständen sind häufig wulstige Ausbuchtungen des Randes der Mitralis (und Trikuspidalis); sie haben mit alter Endokarditis oder ähnlichem nichts zu tun.

Am häufigsten — schon im dritten Jahrzehnt — erkrankt an Arteriosklerose der vordere absteigende Ast der linken Koronararterie.

Rotfärbung des Endokards, insbesondere auch der Intima der großen Gefäße (Aorta) ist eine Leichenerscheinung, hervorgerufen durch Imbibition mit Blutfarbstoff.

Die Dicke des Herzmuskels beträgt im rechten Ventrikel (ohne die Trabekel und ohne das epikardiale Fettgewebe gemessen) 0,2—0,3 cm, im linken Ventrikel 0,7—0,9 cm. An der Spitze ist der Muskel in beiden Ventrikeln dünner.

Die Weite der Herzostien am Klappenansatz gemessen beträgt:

Aorta	7 cm,
Pulmonalis	8 ,,
Mitralis	10,5 ,,
Trikuspidalis	12 ,,

Weite der aufgeschnittenen Aorta ascendens: 7 cm,
,, ,, ,, ,, thoracica: 4,5—6 cm,
,, ,, ,, ,, abdominalis: 3,4—4,5 cm.

Der Umfang der Aorta erweitert sich mit dem Alter, und zwar von durchschnittlich 5,6 cm im 15. auf 8,0 cm im 70. Lebensjahre.

der Herzhöhlen gleichzeitig in Rechnung zu stellen. Ein Herzmuskel von 0,8 cm Dicke links bei stark dilatiertem Herzen ist hypertrophisch.

Angabe der Maße der vier Herzostien und der Höhe des linken Ventrikels (Fig. 67) in Millimetern.

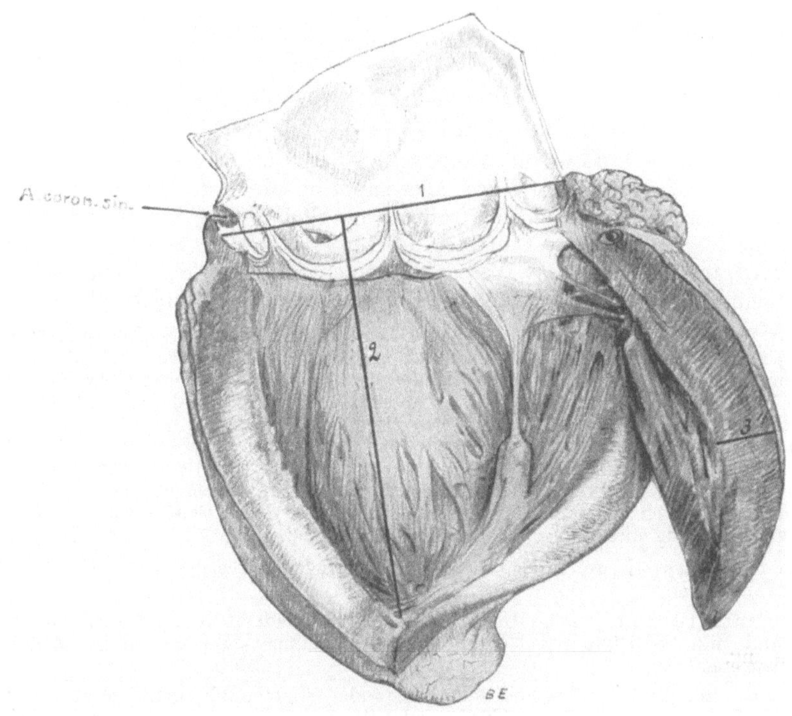

Fig. 67.
Bestimmung der Herzmaße:
1 = Weite des Aortenostiums, 2 = Höhe des linken Ventrikels, 3 = Dicke der Herzmuskulatur.

5. Herausnahme und Sektion der Lungen.

Liegt kein Verdacht auf Veränderungen der großen Bronchien (Diphtherie, Bronchialkarzinom und ähnliches) vor, so wird nunmehr diejenige Lunge aus dem Brustraum entfernt, die am leichtesten herauszunehmen ist (z. B. keine Verwachsungen zeigt). Die Lunge wird dabei über den Rippenbogen herausgewälzt und unter genauer Kontrolle von Vene, Bronchus und Arterie von der Trachea abgeschnitten. Es folgt dann die Herausnahme der anderen Lunge.

Bei diesen Arbeiten in der Brusthöhle schütze man den Arm vor Verletzungen durch die Rippenenden dadurch, daß man die Brusthaut der Leiche über die Schnittenden der Rippen herüberzieht.

Die Wanddicke der normalen Aorta des erwachsenen Mannes beträgt 1,5—2 mm.

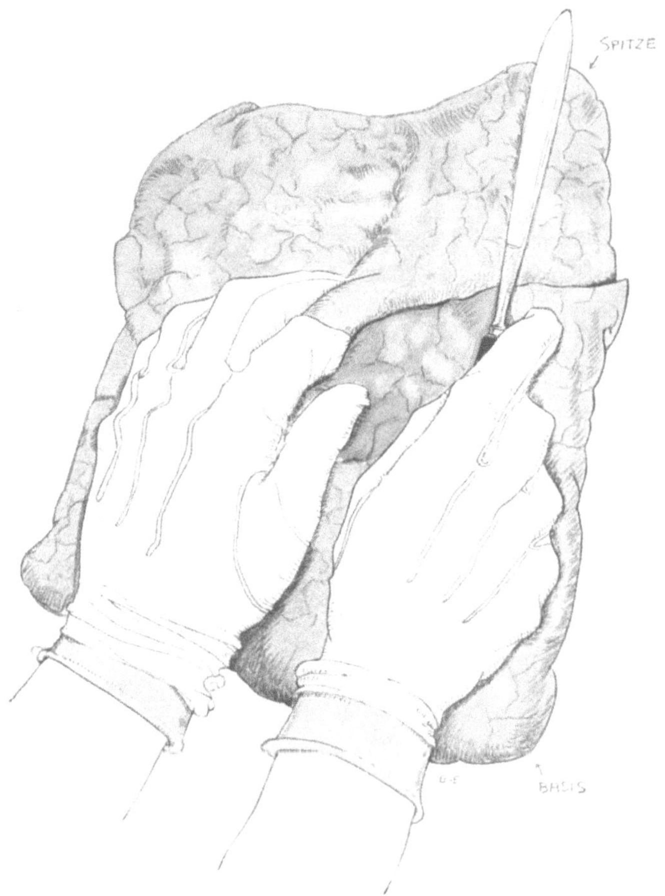

Fig. 68.
Sektion der linken Lunge: das Messer schneidet von der Spitze über den stumpfen Rand zur Basis. Die linke Hand fixiert das Organ.

VI. 5. Herausnahme der Lungen. Bestand ein Pneumothorax, so ist jetzt die Perforation möglichst in situ nachzuweisen. Kann sie nicht sichtbar gemacht werden, so ist die Untersuchung nach Herausnahme der Lunge zu vervollständigen, wenn nötig, durch Einpumpen von Luft in den Hauptbronchus, wobei die ganze Lunge unter Wasser getaucht werden kann.

Bei sicht- oder fühlbaren Veränderungen der großen Bronchien (Tumoren, Lues usw.), die sich häufig von außen schon durch Verdickungen, Verzerrungen, Verwachsungen und ähnliches kenntlich machen, schneiden wir die Lunge, nötigenfalls beide Lungen, nicht von der Trachea ab, sondern nehmen sie mit den Halsorganen im Zusammenhang heraus. Den Scherenschnitt zur Eröffnung der Trachea führen wir dann weiter in die Hauptbronchien hinein.

Besichtigung und Beschreibung der Lungen (Gewicht, äußere Gestalt, Pleura, Konsistenz).

Die linke Lunge wird hierauf durch einen Schnitt (hierfür ist das große Gehirnmesser sehr geeignet), der über den stumpfen Rand von der Spitze zur Basis auf den Hilus zu verläuft, zerlegt, wobei die linke Hand die Lungenlappen fixiert (Fig. 68). Das Messer schneidet auf den

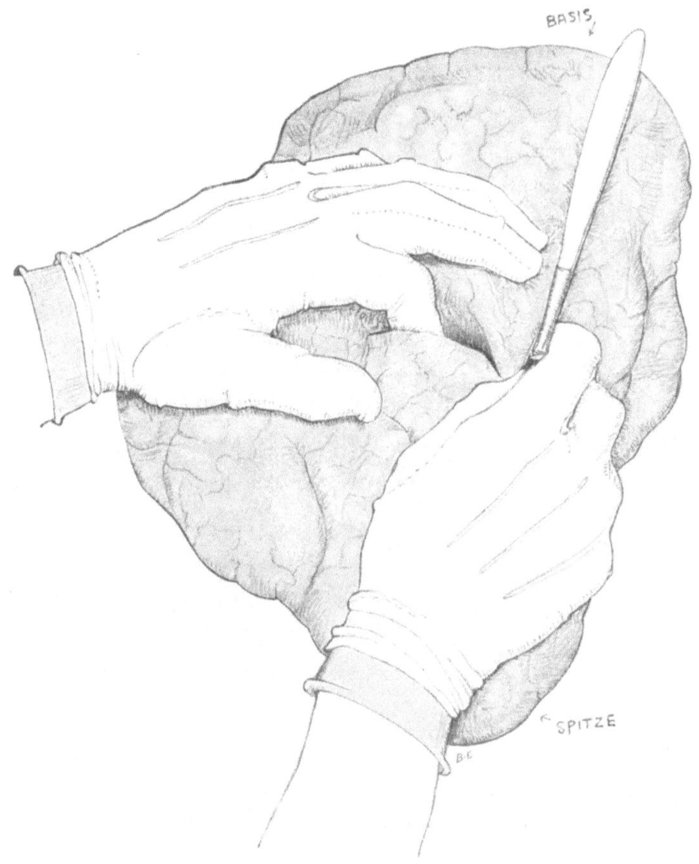

Fig. 69.
Sektion der rechten Lunge: das Messer schneidet von der Basis über den stumpfen Rand durch die Spitze.

fühlbaren Hilus zu und trifft Arterie und Bronchus. In gleicher Weise wird die rechte Lunge seziert (doch kann man hier den Schnitt auch umgekehrt von der Basis zur Spitze führen, weil die linke Hand in dieser Lage die rechte Lunge besser fixieren kann, Fig. 69). Nötigenfalls werden noch mehrere Schnitte durch die Lappen hindurchgeführt, insbesondere durch den Mittellappen in seiner größten Längsrichtung. Nach Besichtigung der Schnittflächen (Farbe, Konsistenz, Blut- und Saftgehalt, abnorme

Den Zusammenhang zwischen Lungen und Halsorganen lassen wir in jedem Falle bestehen, wenn auch nur ein Verdacht auf Veränderungen an den großen Bronchien besteht, z. B. bei Diphtherie.

Dieses Verfahren: Herausnahme der Halsorgane und Lungen im Zusammenhange wenden wir regelmäßig bei kleinen Kindern, sowie auch dann an, wenn Veränderungen der Bronchialdrüsen (insbesondere Tuberkulose, aber auch schwere Anthrakose) genauer untersucht werden sollen.

Ungemein häufig sind Verwachsungen der Pleurablätter (nicht zu verwechseln mit den Verklebungen, die sich leicht ablösen und einen zarten Fibrinbelag zurücklassen: frische Pleuritis!). Sind sie nur umschrieben, so können sie leicht mit der flachen Hand gelöst oder mit dem Messer durchschnitten werden. Auch totale Verwachsungen der ganzen Pleura können machmal noch durch schabende Bewegungen mit der Hand getrennt werden. Bei stärkeren, älteren, schwartigen Verwachsungen muß jedoch die Pleura costalis mitgenommen werden. Wir stellen zu diesem Zwecke das Knorpelmesser im Brustkorb senkrecht auf die Pleura costalis auf und schneiden von oben nach unten die Pleura 2 cm unterhalb der durchschnittenen Rippenenden ein, wobei sorgfältig darauf zu achten ist, daß auch die Pleura im Interkostalraum durchschnitten wird. Ein Finger löst nun im Interkostalraum die Pleura immer mehr ab, schließlich geht die ganze rechte Hand ein und löst durch schabende Bewegungen, die nach links und rechts, dagegen möglichst langsam in die Tiefe gehen (sonst reißt die Pleura ein), die gesamte Pleura costalis vom Brustkorb los. Hierbei Vorsicht, um den Arm nicht an den Rippenspitzen zu verletzen (Herüberziehen der Brusthaut mit der linken Hand über die Ränder der Rippen!) Nur sehr selten finden sich so starke und mit dem Periost der Rippen so fest verwachsene Pleuraschwarten, daß das Knorpelmesser der schabenden Hand bei der Ablösung zu Hilfe kommen muß.

Soll der Ductus thoracicus präpariert werden (z. B. bei Miliartuberkulose oder Karzinose), so geschieht dies zweckmäßig vor der Herausnahme der rechten Lunge. Diese wird ganz in die linke Pleurahöhle hinübergeklappt, das lockere Gewebe über der rechten Seite der Aorta wird etwas eingeschnitten und nun der zwischen Aorta und Vena azygos auf der rechten Seite der Brustwirbelkörper verlaufende Duktus aufgesucht und freipräpariert. Man kann ihn in situ mit feinster Knopfschere eröffnen und durch das Zwerchfell hindurch bis zur Cysterna chyli (zwischen 2. und 3. Lendenwirbel unter der Aorta rechts) verfolgen. Die weitere Präparation wird zweckmäßig verschoben, bis Halsorgane und rechte Lunge zusammen herausgenommen sind. Dann wird der Ductus nach oben hin mit der kleinen Schere weiter aufgeschnitten und bis zur Einmündung in die linke Vena anonyma verfolgt.

Die linke Lunge der Erwachsenen wiegt durchschnittlich 430 g
die rechte Lunge ,, ,, ,, ,, 570 g

Die Schnittfläche der normalen Lunge ist glatt, durch den Luftgehalt weich, knisternd; auf Druck entleert sich schaumige Flüssigkeit — bei Ödem in großen Mengen.

Jede Entzündung bedingt Verdichtungen des Lungengewebes, die oft besser zu fühlen als zu sehen sind. Die — erbsengroßen — polygonalen Lobuli sind nur an der Oberfläche der Lungen (Felderung) deutlich erkennbar, besonders bei mäßiger Anthrakose.

Einlagerungen) wird mit der Schere erst die Arterie, dann der Bronchus bis in die größeren Verzweigungen hinein verfolgt (Weite, Wandung, Inhalt; Bronchien und Arterien verlaufen stets gemeinsam, Pulmonalvenen getrennt). Dann folgt das vorsichtige sanfte Durchkneten der ganzen Lunge zwischen beiden Händen zur Feststellung kleiner pneumonischer oder anderer Infiltrate, tuberkulöser Herde oder Kalkherde usw.

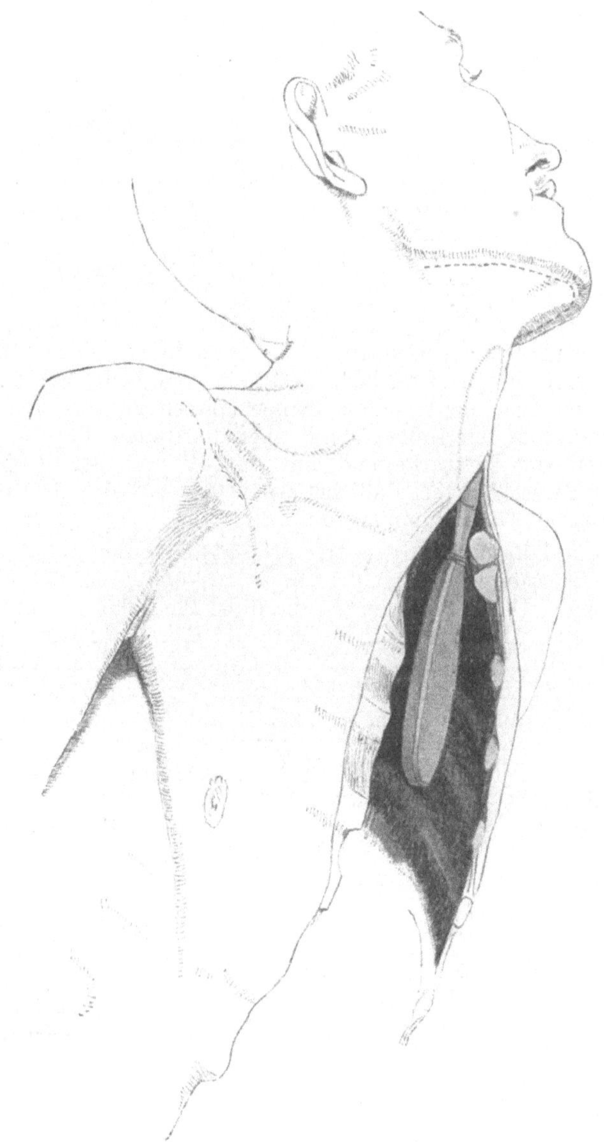

Fig. 70.
Subkutane Führung des Messers zur Herausnahme der Halsorgane bei Schonung der Haut des Halses, insbesondere bei Kindern.

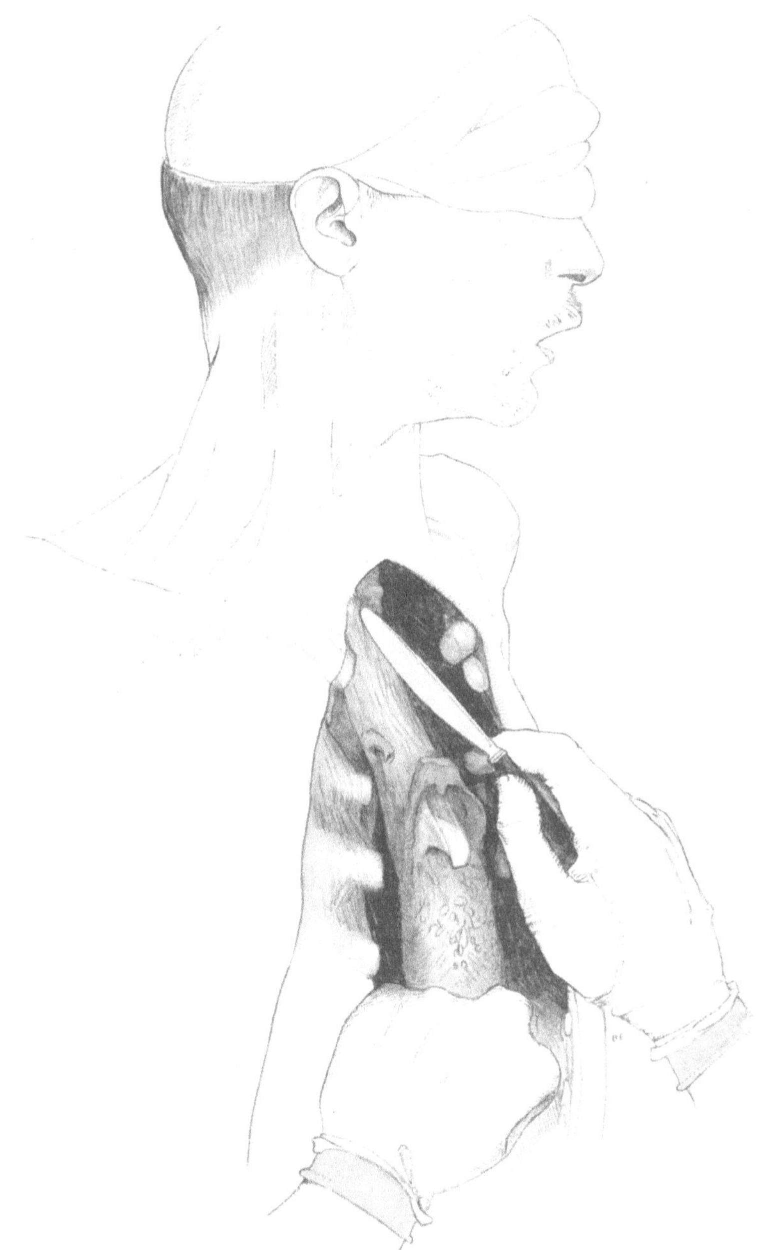

Fig. 71.
Herausnahme der Halsorgane: die linke Hand hat die Zunge gefaßt und zieht die Halsorgane stark nach abwärts, währerd das Messer die Verbindungen vor der Wirbelsäule abtrennt.

6. Herausnahme und Sektion der Halsorgane.

Der Kopf wird möglichst weit zurückgebogen, der Hals überstreckt. Am besten wird zu diesem Zwecke die Nackenstütze unter die Brustwirbelsäule geschoben.

a) bei Kindern (Fig. 70): Die Haut des Halses wird vorsichtig von den Halseingeweiden beiderseits abgelöst, indem das Sektionsmesser unter der Haut bis zum Kinn durchgeführt wird und beiderseits bis zum Warzenfortsatz die Haut frei macht. Hierauf werden die Halseingeweide mit der linken Hand nach abwärts gezogen, das Messer dicht unterhalb des

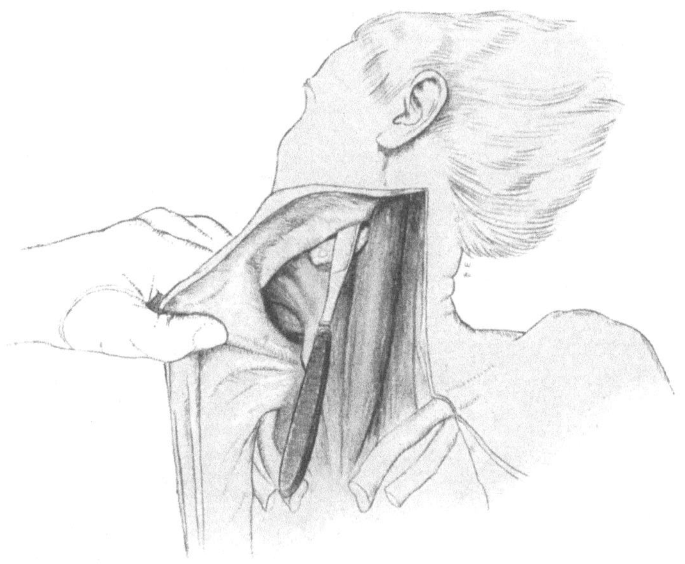

Fig. 72.
Herausnahme der Halsorgane bei Erwachsenen. Der Hautschnitt ist bis hinter das linke Ohr hinaufgeführt, die Haut zurückpräpariert, das Messer wird am Unterkieferwinkel vor der Submaxillardrüse eingestoßen und der Mundboden entlang dem inneren Rande des Unterkiefers durchtrennt.

Kinns unter der Haut durch den Mundboden hindurchgestoßen und parallel dem Unterkiefer der Schnitt im Halbkreis zum Kieferwinkel geführt. Derselbe Schnitt auf der anderen Seite löst die Zunge vollständig vom Mundboden ab, die linke Hand geht jetzt unter der Haut in den Mund ein, faßt die Zungenspitze und zieht sie kräftig nach abwärts. Gleichzeitig wird das Messer vor der linken Hand bis in den Rachen eingeführt und an der Grenze von hartem und weichem Gaumen über dem Zäpfchen durchgestoßen. Von hier aus schneidet das Messer den weichen Gaumen an der rechten Seite ab und löst die hintere Rachenwand hoch oben. Um denselben Schnitt links auszuführen, muß man mit dem Messer unter der linken Hand hindurchgehen. Durch kräftiges Ziehen mit der linken Hand und

VI. 6. Halsorgane. Das Verfahren zur genaueren Untersuchung der Halsorgane, der Schädelbasis, des Ober- und Unterkiefers wurde schon beim Hautschnitt V. 1. S. 54 angegeben; vgl. auch S. 37 Darstellung der Nebenhöhlen.

Ist der Inhalt von Kehlkopf und Luftröhre besonders wichtig, so eröffnet man (für gerichtliche Sektionen ist dies vorgeschrieben) Kehlkopf und Luftröhre vorn in situ, indem man mit dem Messer einen Einschnitt in der Mittellinie der Trachea macht und dann mit der geknöpften Schere nach oben und unten bis in die Bronchien hinein den Schnitt verlängert und den Inhalt feststellt. In jedem Falle mache man es sich zur Regel, die sorgfältig herausgenommenen Halsorgane nicht sogleich nach der Herausnahme mit Wasser abzuspülen, weil dadurch der Inhalt der Luftwege, insbesondere aber Speisebrocken, die sich vor dem Kehlkopfeingang festgeklemmt haben (bei Geistes-

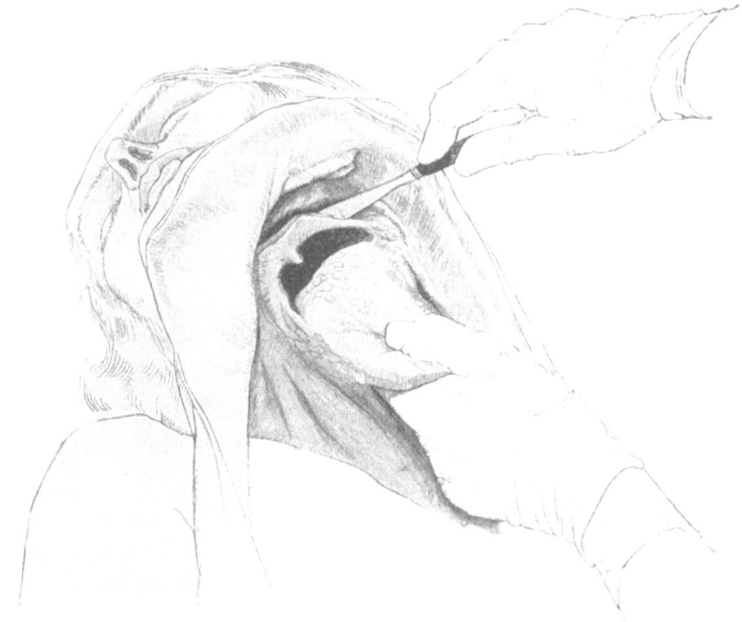

Fig. 73.
Herausnahme der Halsorgane: Abtrennung des weichen Gaumens vom harten Gaumen durch bogenförmigen Schnitt.

kranken, Betrunkenen, Bewußtlosen) entfernt werden und dadurch der Feststellung entgehen können.

Die Wanddicke des Ösophagus beträgt 3—4 mm, die Entfernung der Zahnreihe vom Ringknorpel 15 cm, des Ringknorpels von der Kardia 25 cm, der Kardia von der Zahnreihe mithin 40 cm.

Bestehen im unteren Teile des Ösophagus Veränderungen (besonders Tumoren), so wird die Speiseröhre dicht unterhalb der Bifurkation abgetrennt oder überhaupt im Zusammenhang mit dem Magen belassen. Bei Soor, Leberzirrhose (Varizen im Ösophagus und Magen), tiefsitzenden Aneurysmen der Brustaorta usw. läßt man stets die gesamten Halsorgane samt Speiseröhre und Aorta mit dem Magen im Zusammenhang und nimmt sie später zusammen mit der ganzen Aorta heraus.

gleichzeitige quer und fast horizontal gerichtete Schnitte mit dem Messer an der Vorderseite der Halswirbelsäule werden auch die hintere Rachenwand und dann die gesamten Halseingeweide abgelöst (Fig. 71), wobei die Carotiden oberhalb der Teilungsstelle, die Jugularvenen und die Vagi möglichst hoch mit durchschnitten werden. Alle Verbindungen, die sich beim Herausziehen anspannen, werden durchtrennt. (Abtrennung der Armgefäße durch schrägen Schnitt beiderseits. Das Messer wird hierzu unter die Klavikula gebracht, die Schneide auf die Wirbelsäule zu gestellt). Die Halsorgane werden mit Trachea, Aorta und Speiseröhre zusammen herausgenommen, die letzteren dicht oberhalb des Zwerchfells quer abgeschnitten.

b) bei Erwachsenen (Fig. 72 u. 73); Hier legen wir, wenn keine besondere Schonung des Halses notwendig ist, den Hautschnitt bis zum linken Warzenfortsatz herauf und präparieren die Haut beiderseits weit zurück, wodurch der ganze untere Rand des Unterkiefers leicht freigelegt wird. Dann stechen wir das Messer am linken Unterkieferwinkel ein und schneiden im Bogen entlang dem Unterkiefer (Fig. 72), im übrigen in derselben Weise wie bei Kindern. Auch das Abtrennen des weichen Gaumens (Fig. 73) sowie die Ablösung und Herausnahme der gesamten Halsorgane erfolgt in der bereits bei Kindern beschriebenen Weise. Die Freilegung des Unterkiefers kann ohne Schwierigkeit nach Herausnahme der Halsorgane erfolgen, von hier aus kann man die ganze Schädelbasis, die Nasenhöhle und die Oberkieferhöhle von unten her freilegen und eröffnen, ebenso ist die Parotis und das Kiefergelenk durch Zurückpräparieren der Wangenhaut leicht in ganzer Ausdehnung darzustellen.

Die herausgenommenen Halsorgane werden auf einen Holzteller gelegt:

Besichtigung des Gaumenbogens, der Uvula, der Tonsillen, Durchtrennung des weichen Gaumens mit der Schere seitlich neben der Uvula. Besichtigung des Zungengrundes, der Tonsillen, der Rachenwand. Längsschnitt durch die Tonsillen. Eröffnung der Speiseröhre in der Mittellinie durch die Schere.

Besichtigung der aryepiglottischen Falten (Glottisödem) und des Kehlkopfeinganges. Eröffnung des Kehlkopfes in der Mittellinie (Fig. 74) durch die eingeführte Schere, sowie der Trachea und der beiden Hauptbronchien (unter Schonung der Aorta). Besichtigung der Kehlkopfinnenfläche (nach Auseinanderbiegen oder -brechen der beiden Kehlkopfhälften), der Stimmbänder, der Luftröhre.

Es folgt die Eröffnung der Aorta mit der Schere und das Abpräparieren der Muskelbündel vor der Schilddrüse, die völlig freigelegt wird; Längsschnitte in die beiden Seitenlappen.

Finden sich schwere Veränderungen im oberen Ösophagus und seiner Umgebung (insbesondere Karzinome), so wird der Ösophagus nicht durchschnitten, sondern Kehlkopf und Luftröhre von vorn eröffnet, wobei man das Zungenbein mit der Knochenschere durchschneiden muß. In der Verlängerung des Schnittes werden Kehlkopf und Epiglottis ebenfalls in der Mittellinie gespalten.

Häufig sind am Ösophagus Leichenerscheinungen, und zwar:

1. Das Epithel ist postmortal mazeriert, erweicht, entweder, der Höhe der Falten der kontrahierten Speiseröhre entsprechend, in Längsstreifen oder auf größere Strecken hin ganz abgelöst.

2. Bei Eintritt von Magensaft in den unteren Teil des Ösophagus (Lage der Leiche!) tritt eine zundrige Erweichung, bräunliche schmierige Verfärbung der Ösophaguswand ein, zuweilen mit Perforation in eine oder beide Pleurahöhlen.

Gewicht der Schilddrüse in kropffreier Gegend durchschnittlich 35 g. Die Seitenlappen sind 6 cm hoch, 3 cm breit, 2 cm dick; doch schwanken diese Maße ziemlich erheblich.

Die Epithelkörperchen finden sich an den Seitenlappen hinten oberhalb und unterhalb der Arteria thyreoidea inferior und können hier als halberbsengroße, bräunliche oder gelbliche Körperchen auf der Kapsel der Schilddrüse herauspräpariert werden. In jedem Falle ist die mikroskopische Untersuchung zu ihrem Nachweis nötig, da man sie makroskopisch leicht mit kleinen Lymphdrüsen verwechselt. Bei Blutungen heben sie sich sehr deutlich von der Umgebung ab.

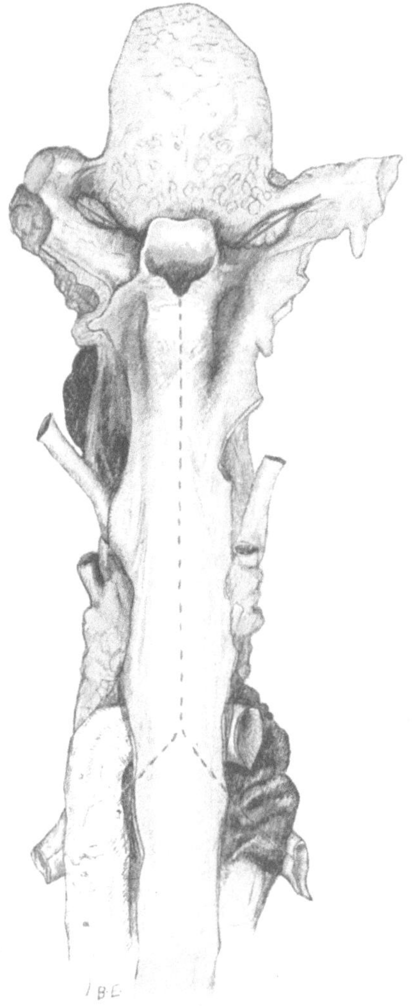

Fig. 71.
Die herausgenommenen Halsorgane nebst Trachea und Aorta. Der weiche Gaumen ist an der Seite durchschnitten, die Speiseröhre ist eröffnet. Lage des Scherenschnittes zur Eröffnung von Kehlkopf und Trachea, sowie der Schnitte in die Tonsillen.

Kapitel VII: Sektion der Bauchhöhle.

1. Zwerchfell. Darm.

Das Zwerchfell wird auf beiden Seiten mit der tief eingeführten Darmschere (langes Blatt voran) durchschnitten, so daß der Zugang zu Milz und Magen freigelegt ist und die Leber leicht nach oben hinaufgeschoben werden kann.

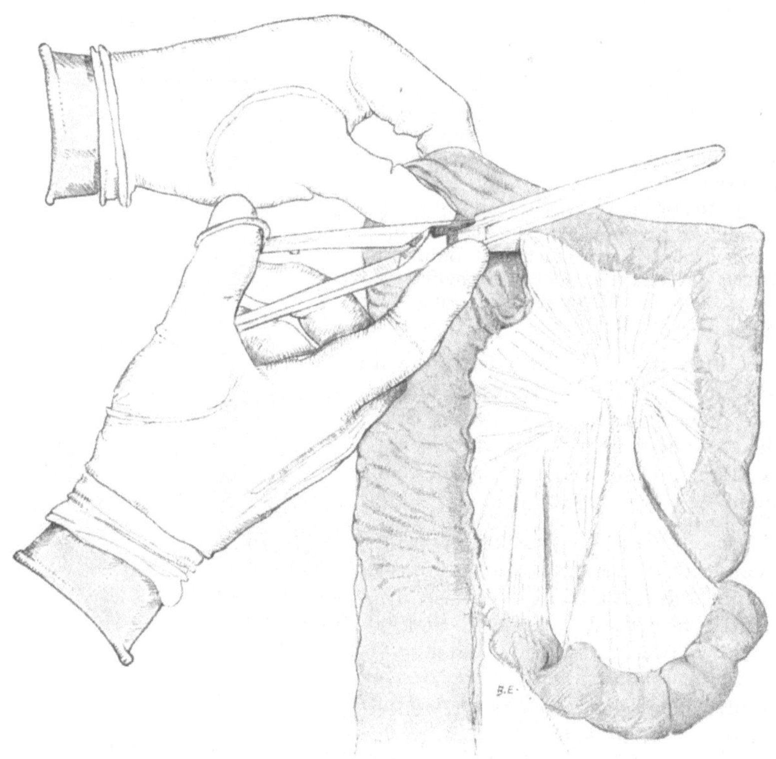

Fig. 75.
Eröffnung des Darmes. Die Schere schneidet, das lange Scherenblatt voran, den Darm dicht über dem Mesenterialansatz auf.

Hierauf wird zunächst der Darm mit dem Mesenterium herausgenommen, um ganz freien Überblick über die anderen Organe der Bauchhöhle zu gewinnen.

Zökum und Appendix werden genau besichtigt, alte Verwachsungen gelöst, dann das Colon ascendens mit der linken Hand gefaßt, nach links herübergezogen und mit Hilfe einiger Messerschnitte in das lockere retrozökale Bindegewebe gelöst. Hierauf Durchschneiden des Ligamentum gastrocolicum, Herauslösen des Colon transversum und descendens, quere

VII. 1. Zwerchfell und Darm. Kommt es auf eine sehr genaue histologische Untersuchung des Darmepithels oder irgend welcher Organe der Bauchhöhle an, so spritzt man unmittelbar nach dem Tode 1 Liter $10^0/_0$iges Formol durch die Bauchdecken in die Peritonealhöhle ein: die Zellen werden dadurch fixiert, bevor die in der Bauchhöhle sehr rasch einsetzende kadaveröse Zersetzung sie schädigt.

Bei der Lösung der häufigen Verwachsungen der Milz mit dem Zwerchfell muß man vorsichtig vorgehen, da die Milz sehr leicht einreißt. Sind die Verwachsungen sehr fest, so wird besser der angelötete Teil des Zwerchfelles mit umschnitten und herausgenommen.

Länge des Dünndarms beim Erwachsenen (Jejunum und Ileum zusammen) 5,5—7 m, des Dickdarms 150—170 cm.

Ein etwa vorhandener Anus präternaturalis oder andere Fisteln werden mit der angrenzenden Haut umschnitten und mit dem Darm im Zusammenhang herausgenommen.

Besteht eine Hernie, so ist vor der Herausnahme des Darmes das Verhältnis der Darmschlingen zum Bruchsack festzustellen. Bei Verwachsungen kann der Bruchsack mit den Darmschlingen im Zusammenhang herausgenommen werden, ebenso bei Einklemmungen, doch kann man auch hier besser sofort in situ den Bruchsack von der Bruchpforte aus mit der geknöpften Schere eröffnen.

Ist ein größerer oder kleinerer Teil des Darmes schwarzrot verfärbt (hämorrhagischer Infarkt), so weist dies auf den Verschluß einer Mesenterialarterie hin. In solchen Fällen sind deshalb vor der Herausnahme dieser Darmteile die Mesenterialarterien zu präparieren. Die A. mesenterica superior kommt unter dem Pankreas hervor und versorgt den ganzen Dünndarm sowie Colon ascendens und Colon transversum. Die A. mesenterica inferior geht aus dem unteren Teil der Aorta abdominalis zwischen 2. und 3. Lendenwirbel hervor und versorgt den Rest des Colon und das Rectum.

Findet sich beim Durchschneiden des Mesenteriums ein thrombosiertes Gefäß, so wird dieses vom Querschnitt aus nach beiden Richtungen weiter verfolgt. Der Darm wird dann mit Mesenterium, Aorta und Pfortader im Zusammenhang gelassen und erst später mit diesen Organen gemeinsam herausgenommen.

Das Abschneiden des Darmes erfolgt etwas oberhalb oder unterhalb der üblichen Stelle, falls daselbst Veränderungen, insbesondere Verwachsungen oder ein Tumor zu sehen oder zu fühlen sind.

Soll Darminhalt bakteriologisch oder chemisch untersucht werden, so werden einige Schlingen unterbunden, abgetrennt und in ein besonderes Gefäß zur weiteren Bearbeitung gelegt.

Bestehen Verbindungen zwischen zwei Darmschlingen, insbesondere von Chirurgen hergestellte Anastomosen oder eine Gastroenterostomie, so wird der betreffende Darmteil von dem übrigen Darm getrennt, so daß die Anastomose erhalten bleibt. Dann wird von beiden Seiten her der Darm bis zur Anastomose aufgeschnitten und diese auf Durchgängigkeit, Weite usw. untersucht.

Bestehen Verengerungen, Stenosen oder Verschlüsse des Darmes oder des Pylorus, so wird, um nichts wichtiges vorher mit der Schere zu zerschneiden, der Darm oberhalb und unterhalb von beiden Seiten her bis zur Verengerung eröffnet, und dann erst die Durchgängigkeit der verengten Stelle, ihre Weite usw.

Durchschneidung des Dickdarms am Promontorium (wenn nötig nach Abklemmen, um jede Verschmutzung der Bauchhöhle zu vermeiden).

Der ganze Dickdarm wird nun auf die linke Seite der Leiche gelegt, die Radix mesenterii leicht nach oben gezogen, die großen Mesenterialarterien besichtigt und dann das Mesenterium dicht vor der Wirbelsäule abgetrennt. Zuletzt wird die oberste Dünndarmschlinge (nach Abklemmung) an der Grenze des Duodenums quer durchschnitten. Der Darm kommt bis zur Beendigung der Sektion in eine besondere Schüssel, wo er dann eröffnet wird.

Die Eröffnung des Darmes (Fig. 75) erfolgt mit der Darmschere vom Jejunum ab beginnend. Die linke Hand hält die Darmwand und zieht den Darm über das lange Scherenblatt der Darmschere herüber. Die rechte Hand macht dabei langsam schneidende Bewegungen. Der Schnitt muß dicht über dem Mesenterialansatz des Darmes liegen, damit nicht die in der Mittellinie liegenden follikulären Apparate zerschnitten werden. Ebenso darf nie das Mesenterium abgelöst werden. Von der Bauhinischen Klappe an geht die Schere eine Taenie des Dickdarms entlang. Steckenbleiben des Scherenblattes bedeutet falschen Weg. Ein solches Hindernis ist daher nicht mit Gewalt zu überwinden, sondern die Schere zurückzuziehen und der richtige Weg zu suchen.

Feststellung des Darminhaltes, insbesondere ist die Blinddarmgegend und die innere Öffnung der Appendix noch vor dem Abspülen auf Parasiten (insbesondere auf Trichocephalus) nachzusehen.

Der Darm wird nunmehr vorsichtig mit kaltem Wasser abgespült, ohne Anwendung von stärkerem Druck, dann von oben beginnend zwischen den Fingern ausgebreitet und auf Veränderungen der Schleimhaut (Katarrhe, Geschwüre, Tumoren) und der übrigen Wandschichten untersucht; besondere Sorgfalt ist zu verwenden auf die unterste Ileum- und die Zökalgegend. Bei jeder aufgefundenen Veränderung einer Darmstelle sind die zugehörigen Mesenterialdrüsen zu kontrollieren und umgekehrt. Der Wurmfortsatz wird mit einer kleinen Schere der Länge nach aufgeschnitten, kann auch durch radiäre Schnitte senkrecht auf das Mesenteriolum zu zerlegt werden.

geprüft und die Ursache des Hindernisses festgestellt. Findet die Schere bei starken Verwachsungen den Weg nicht, so empfiehlt es sich, an der Stelle des Hindernisses zunächst mit dem Zeigefinger einzugehen, da man durch das Gefühl den Verlauf des Kanales meist leichter feststellen kann.

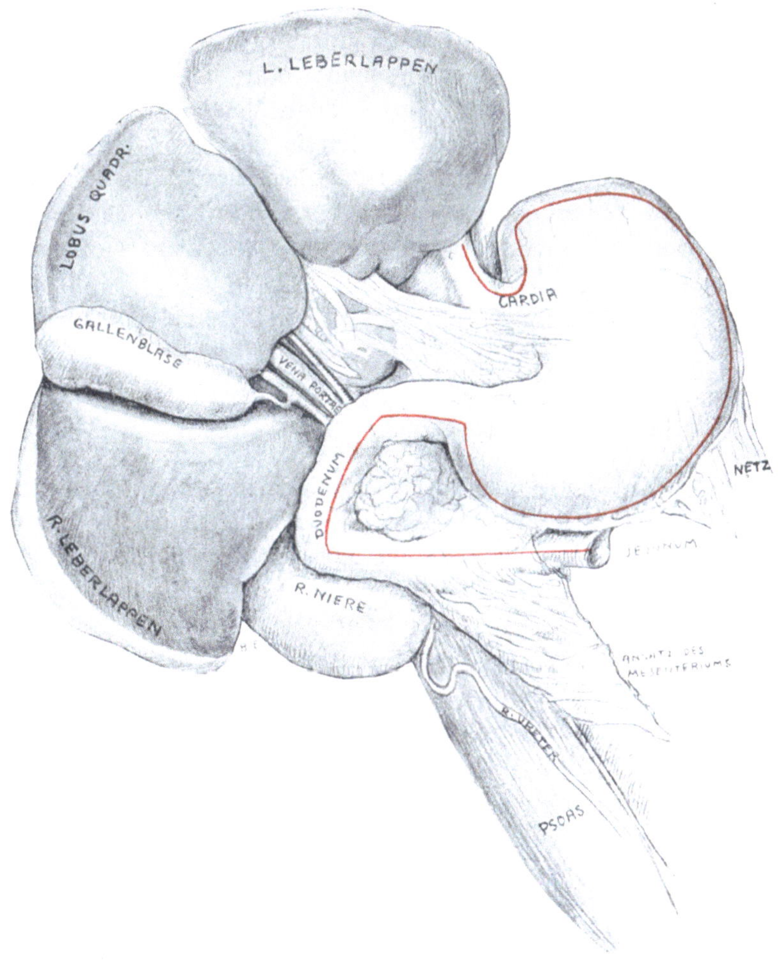

Fig. 76.
Lage der Gefäße im Leberhilus. Die Leber ist nach aufwärts geklappt. Lage der Scherenschnitte zur Eröffnung von Duodenum und Magen, zur Durchtrennung des Lig. gastro-hepato-duodenale und zur Eröffnung der Gallenblase.

Die von den Chirurgen häufig gewünschte Feststellung, ob eine Darmnaht gehalten hat, wird am besten in situ vorgenommen, indem man die Darmschlingen des zu prüfenden Stückes oberhalb und unterhalb komprimiert und einen leichten Druck auf den Inhalt ausübt. Man sieht dann, ob an der Nahtstelle Inhalt leicht austritt. Besonders genau kann man die Untersuchung dadurch gestalten, daß man sie unter Wasser vornimmt und in dem Darmteil Luft gegen die Nahtstelle unter Druck vortreibt.

2. Eröffnung von Magen und Duodenum (Fig. 76).

Die Darmschere wird (langes Blatt voran) in das untere Duodenalende (wo bei der Herausnahme des Dünndarms das Jejunum abgetrennt wurde) eingeführt und nun das Duodenum durch die Schere in der Mittellinie vorn eröffnet, während die linke Hand den Darm und Magen fixiert. Die Schere wird durch den Pylorus hindurchgeführt und geht nun an der großen Kurvatur entlang (dicht vor dem Ansatz des Netzes), bis in den Ösophagus hinein. Enthält der Magen größere Mengen Inhaltes, so werden dieselben vor dem völligen Aufschneiden in ein besonderes Gefäß ausgeschöpft. Beschreibung des Magens: Weite, Wandung, Inhalt (Menge, Konsistenz, Reaktion, Geruch), indem die Schleimhaut zwischen den beiden Händen von oben nach unten ausgebreitet und genau besichtigt wird. Abtupfen der Schleimhaut mit dem Schwamm.

3. Pankreas.

Hierauf wird der Magen nach oben geschlagen und in das hierdurch freiliegende Pankreas ein kleiner Schrägschnitt gemacht (an der Grenze von Kopf und Körper), so daß der Ductus pancreaticus im Schnitt sichtbar wird, und dann die ganze Drüse durch einen Längsschnitt vom Schwanz bis zum Kopf zerlegt. Finden sich irgendwelche Veränderungen, so wird von der Schnittfläche aus der Gang vorsichtig mit feinster Knopfschere bis ins Duodenum eröffnet.

4. Gallenwege, Pfortader, Milz.

Zunächst Besichtigung der Vaterschen Papille, dann Druck auf die Gallenblase (wenn nötig Auspressen zwischen beiden Händen), bis sich Galle aus der Papille in den Darm entleert. Einführen einer mitteldicken Sonde in den Duktus ohne Gewalt. Erfassen der Papille mit der Hakenpinzette und Eröffnung des Choledochus mit feinster Knopfschere.

Der linke Zeigefinger geht jetzt unter dem Ligamentum hepatoduodenale in das Foramen Winslowii (Bursa omentalis) ein und hebt das Gefäßbündel (Fig. 76) leicht an. Es folgt die quere Durchtrennung des Ligamentum hepato-gastro-duodenale unter sorgfältiger Beachtung der Gefäße: Arteria hepatica, Ductus choledochus, Pfortader (Thrombose).

(Hierauf können Magen, Duodenum und Pankreas zusammen von der Wirbelsäule abgelöst und herausgenommen werden.)

Nach Besichtigung der Gefäße im Hilus (und Lösen etwaiger Verwachsungen mit dem Zwerchfell) wird die Milz durch die linke Hand herausgehoben, die Verbindungen am Hilus werden durchtrennt und die

VII. 2. Duodenum, Magen. Entfernung der Kardia vom Pylorus 20 cm. Kapazität des Magens: beim Manne 2,5 Liter, beim Weibe $1^3/_4$ Liter. Länge des Duodenums 30 cm.

Muß wegen Verdachtes einer Vergiftung der Mageninhalt chemisch untersucht werden, so wird er an der Kardia und unterhalb des Pylorus unterbunden, abgeschnitten und uneröffnet in ein besonderes Gefäß zur weiteren Bearbeitung gelegt. Die Eröffnung des Duodenums und die Untersuchung der Gallenwege kann dann in der üblichen Weise erfolgen.

Der Pylorus ist nicht selten so stark verengt, daß die Schere den Weg nicht findet. In diesem Falle muß zunächst vorsichtig mit dem Zeigefinger der linken Hand die Weite des Pylorusringes festgestellt oder sondiert werden, dann wird mit der geknöpften Schere das Duodenum bis an den Pylorusring eröffnet. Man kann auf die Durchschneidung desselben verzichten und erst oberhalb des Pylorus den Magen eröffnen und weiter aufschneiden.

Mageninhalt hat einen eigentümlichen, sauren Geruch. Ergossenes Blut wird durch den Magensaft zersetzt zu einer braunen bis schwarzen, zuweilen kaffeesatzartigen Masse.

Falten der Magenwand, die sich durch Zug nicht ausgleichen lassen (wie die normalen Kontraktionsfalten) finden sich bei Schleimhautverdickungen.

Häufig findet sich als Leichenerscheinung die Gastromalacie, Selbstverdauung der Magenschleimhaut im Fundus des Magens: Die Magenwand wird weich, glitschig, zundrig, dann bräunlich (besonders bei reichlichem Blutgehalt), es kann so eine breite Perforation des Magens und Andauung der umliegenden Organe eintreten.

VII. 3. Pankreas. Das Gewicht des Pankreas schwankt zwischen 80 und 120 g. Seine Länge beträgt 20 cm, die Breite $3^1/_2$ cm, die Dicke 2 cm.

Zeigt sich im Schrägschnitt, daß der Ductus pankreaticus erweitert ist, so wird er mit feiner Knopfschere nach beiden Seiten aufgeschnitten. Der Längsschnitt durch das Pankreas kann dann fortfallen.

Man hüte sich die ganz normale, auffallende Derbheit der Bauchspeicheldrüse für etwas Pathologisches zu halten. Bei pathologischen Prozessen, besonders fibröser Induration und Krebsbildung, schwindet vor allem die normale Körnelung der Pankreasschnittfläche.

VII. 4. Gallenwege, Pfortader, Milz. Die Gallenblase ist 8—17 cm lang, 3,5 cm breit im Fundus. Sie enthält durchschnittlich 15 ccm Galle. Ist der Gallengang erweitert, oder sonstwie verändert (Gallensteine, Geschwülste), oder finden sich Veränderungen, insbesondere Thrombosen der Pfortader, so wird das Ligamentum gastro-hepato-duodenale nicht durchtrennt, sondern die Gallenwege bleiben im Zusammenhang mit Leber, Darm und Mesenterium. Es werden dann Magen, Duodenum und Pankreas mit dem Mesenterium von der Wirbelsäule abgelöst und mit der Leber im Zusammenhang herausgenommen.

Zeigt sich beim Anschneiden des Ligamentum gastro-hepato-duodenale, daß eine Pfortaderthrombose vorliegt, so werden zunächst in situ die Pfortaderäste in das Mesenterium verfolgt und die Ausdehnung der Thrombose festgestellt. Dann werden Leber, Magen, Pankreas, Duodenum, Mesenterium ebenfalls im Zusammenhang herausgenommen und die Pfortaderäste auch in die Leber hinein vom Hilus aus verfolgt.

Bei Thrombose der Mesenterialgefäße mit Darminfarkt bleibt auch der erkrankte Darmteil mit der Pfortader im Zusammenhang (s. oben S. 87).

Die Durchmesser der Milz betragen 10 : 7 : 3 cm. Ihr Gewicht beträgt 150—180 g.

Milz auf dem Teller durch einen langen Schnitt gespalten (Größe, Form, Farbe, Gewicht, Schnittfläche: Trabekel, Pulpa, Follikel, Einlagerungen).

5. Die Vena cava inferior

wird mit einer Hakenpinzette gefaßt, mit der Schere angeschnitten und dann durch einen Längsschnitt eröffnet (auf Thromben achten, besonders auch die Äste der Vena iliaca, Nierenvenen, Nebennierenvenen nachsehen).

6. Nebenieren und Nieren.

Durch Aufheben des Pankreasschwanzes kommen die linke Nebenniere und linke Niere zum Vorschein. Die linke Nebenniere wird in situ

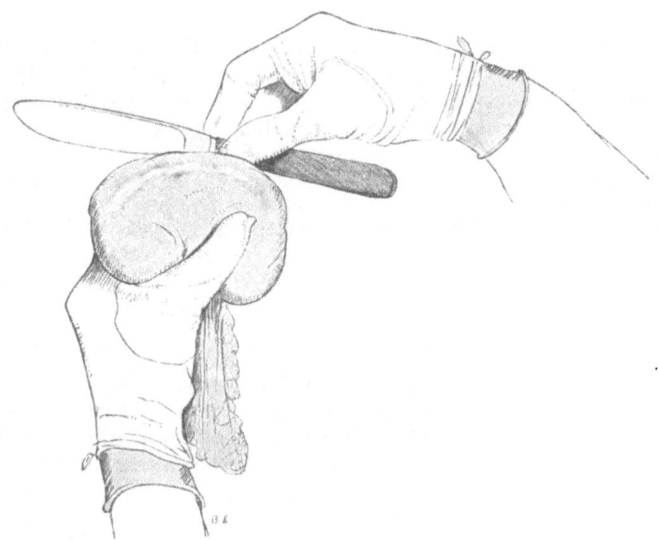

Fig. 77.
Sektionsschnitt der Niere.

durch einen senkrecht von oben nach unten gehenden Schnitt durchschnitten (Größe, Rinde, Mark) bei Veränderungen herauspräpariert. Hierauf wird dieser Schnitt nach unten bis zum linken Ureter verlängert und damit Nierenvene und Nierenarterie durchtrennt. Freilegung des linken Ureters. Ist derselbe nicht erweitert, so kann er am Beckenrand durchschnitten werden. Hierauf faßt die linke Hand die linke Niere mit ihrer Fettkapsel und zieht sie etwas nach der Mitte zu, während

Bei stärkeren Verwachsungen mit den Nachbarorganen oder auf die Nachbarorgane übergreifenden Tumoren und ähnl. bleibt die Milz im Zusammenhang mit den gemeinsam erkrankten Organen und wird später mit diesen zusammen herausgenommen.

VII. 5. Vena cava. Bei der Eröffnung der Vena cava und der Venae iliacae ist darauf zu achten, daß die beiden Ureteren, die die Venae iliacae kreuzen, nicht verletzt werden.

Bestehen Eiterungen an den Beckenorganen, insbesondere also bei puerperaler Sepsis, so werden zunächst die beiden Venae spermaticae eröffnet und mit geknöpfter Schere in ganzer Ausdehnung verfolgt. Dann erfolgt die Eröffnung der Nierenvenen, der Nebennierenvenen, der Vena cava und der großen Beckenvenen. Die Hauptwege der Thrombenverschleppung vom kleinen Becken aus (also bei allen Puerperalfällen) sind die Venae spermaticae einerseits, die Venae hypogastricae (V. uterinae) andererseits.

VII. 6. Nebenniere und Niere. Das Gewicht der beiden Nebennieren beträgt durchschnittlich 6 g. Die Maße sind sehr schwankend, etwa $4^1/_2$: 3 : 0,5 cm.

Normale Schichten der Nebenniere:

1. Rinde, bei Erwachsenen gelb (durch den starken Lipoidgehalt: Cholesterinester) ganz undurchsichtig, bei Kindern graurötlich.
2. Zwischenschicht braun, nach dem Tode sehr oft rasch breiig erweichend.
3. Mark grau (chromaffine Zellen).

Ist eine genaue histologische Untersuchung der Nebennieren erforderlich, so müssen sofort bei der Sektion zur Darstellung der chromaffinen Zellen Stückchen des ganz frischen Organs in Müllerscher Flüssigkeit (Kal. bichromat 2,5, Natr. sulfuric. 1,0, Aq. destill. 100,0) oder Orthscher Mischung (9 Teile Müllersche Flüssigkeit und 1 Teil reines Formol) fixiert werden.

Muß der Plexus coeliacus (oder solaris) untersucht werden, z. B. bei Addisonscher Krankheit, so präpariert man ihn am besten zugleich mit der rechten Nebenniere. Er liegt als ein graurötliches Nervengeflecht zwischen beiden Nebennieren am Hiatus aorticus des Zwerchfelles und umgreift den Abgang der Arteria coeliaca aus der Aorta (am oberen Rand des Pankreas).

Ist die Nebenniere selbst erkrankt, so achtet man bei der Herausnahme der Niere darauf, daß sie gleichzeitig in ganzer Ausdehnung und im Zusammenhang mit der Niere herausgenommen wird.

Ist der Ureter erweitert oder sonst verändert, so wird er nicht durchtrennt, sondern nur von seiner Unterlage abgelöst und bleibt mit Nieren und Blase im Zusammenhang. Er wird dann später mit den Beckenorganen gemeinsam herausgenommen, so daß Niere und Blase zusammenbleiben.

Finden sich beim Einschneiden der Nierengefäße Veränderungen, insbesondere Thrombosen, so werden die Gefäße nicht durchschnitten, sondern zunächst freipräpariert und nach beiden Seiten mit der Schere eröffnet. Wenn nötig, z. B. bei ausgedehnten Thrombosen, nimmt man die Niere im Zusammenhang mit der Vena cava heraus.

Bei Mißbildungen der Nieren, insbesondere Hufeisenniere, Kuchenniere, abnormen Lagerungen, Beckennieren ist in jedem Falle auch die Gefäßversorgung der Niere genauestens festzustellen. Dann schneiden wir also den Nierenstiel nicht durch, sondern lassen die Niere im Zusammenhang mit der Aorta abdominalis und nehmen sie dann mit der Aorta abdominalis und den Beckenorganen gemeinsam heraus.

zwischen Niere und seitlicher Bauchwand ein weiterer Schnitt senkrecht von oben nach unten durch das lockere retroperitoneale Bindegewebe hindurchgeführt wird, wodurch die linke Niere ganz frei wird. Herausnahme der linken Niere, die in die volle linke Hand genommen wird, der Hilus nach dem Handteller zu gerichtet. Die Niere wird zwischen vier Fingern und dem Daumen komprimiert und über die Konvexität ein oberflächlicher Schnitt bis in die oberste Rindenschicht durchgeführt (Fig. 77). Fett- und Bindegewebskapsel werden von dem Schnitt aus abgezogen. Größe der Niere, Oberfläche, Kapselinnenfläche (Verwachsungen, Abszesse). Dann wird durch einen Längsschnitt, der bis ins Nierenbecken hineingeht, die in gleicher Weise fixierte Niere vollkommen halbiert (Farbe, Konsistenz, Blutgehalt, Rinde, Mark, Nierenbecken, Gefäße, abnorme Einlagerungen). Zum Schutz der linken Hand nimmt man dabei zweckmäßig die ganze abgezogene Kapsel in den Handteller als Polster.

Um die rechte Nebenniere und rechte Niere vollständig freizulegen, ist es notwendig, die Leber mit der linken Hand stark nach oben und nach links zu drängen und dabei mit dem Messer das Zwerchfell rechts bis an die Wirbelsäule zu durchschneiden. Hierbei muß der Schnitt sich stets hart am Leberrand halten und auch noch das Bindegewebe zwischen Leber und Wirbelsäule, immer hart an der Leber bleibend, durchtrennen. Dann kommt von selbst die rechte Nebenniere in ihrer ganzen Ausdehnung zum Vorschein (Fig. 78). Sie wird in situ von oben nach unten durchschnitten, der Schnitt bis zum rechten Ureter verlängert, wobei die Nierengefäße durchschnitten werden, der Ureter in situ untersucht und, wenn unverändert, durchtrennt. Es folgt nun die Herausnahme der rechten Niere und ihre Sektion, genau so wie auf der linken Seite.

7. Leber.

Jetzt werden die Aufhängebänder der Leber an Zwerchfell und hinterer Bauchwand (Lig. suspensorium, coronarium und triangulare) durchtrennt, die Leber nach vorn und oben herausgehoben und ihre Verbindungen abgetrennt (Größe, Gewicht, Oberfläche). Untersuchung der großen Lebervenen und des Hilus der Leber, insbesondere der großen Pfortaderäste. Eröffnung des Gallenblasenfundus durch einen Scherenschlag und Auf-

Die Nieren wiegen zusammen durchschnittlich 300 g. Ihre Maße betragen etwa 11 : 6 : 3 cm. Breite der Rinde 6 mm.

Die Oberfläche der Nieren zeigt nicht selten Furchen als Reste der fötalen Lappung (nicht zu verwechseln mit Narben).

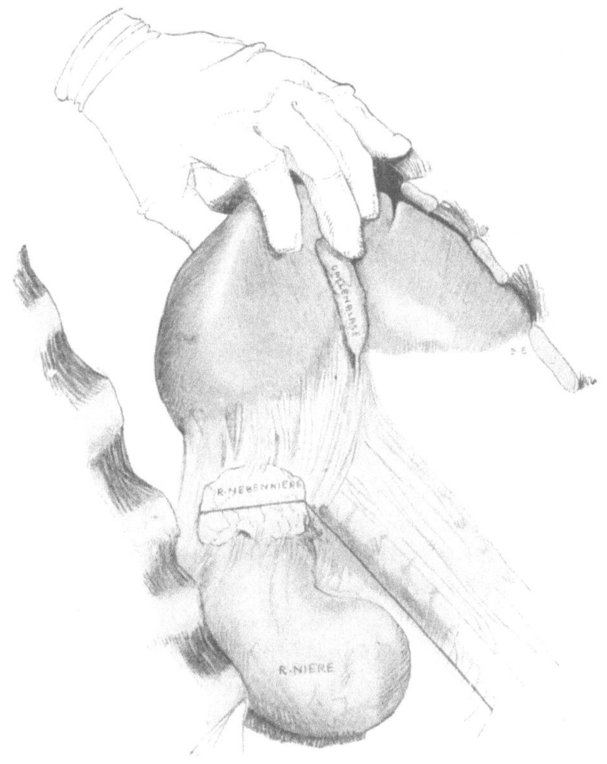

Fig. 78.
Freilegung der rechten Nebenniere durch Hochklappen und Hinüberlegen der Leber nach links und Durchtrennen des Zwerchfells hart am Leberrand. Lage des Schnittes durch die Nebenniere und des Schnittes neben der Wirbelsäule zur Durchtrennung der Nierengefäße und zur Herausnahme der Niere.

Zuweilen findet sich als Leichenerscheinung eine schmutziggraue bis schwarze Verfärbung der Niere, da wo sie dem Darm anliegt: Der Schwefelwasserstoff aus dem Darm ist diffundiert und hat sich mit in den Nierenzellen abgelagertem Hämosiderin (z. B. bei perniziöser Anämie) zu Schwefeleisen verbunden.

VII. 7. Leber. Größter Querdurchmesser 28 cm, größte Höhe 21 cm, größte Dicke 7 cm. Jedoch schwanken diese Maße erheblich, ebenso das Durchschnittsgewicht von 1500—1800 g bei Erwachsenen.

Die azinöse oder Läppchenzeichnung wird bei der menschlichen Leber erst deutlich wenn ein Unterschied zwischen Zentrum und Peripherie sich ausbildet, besonders in der Farbe (z. B. Blutreichtum des Zentrums, Fettansammlung in der Peripherie). Mit sehr wenigen Ausnahmen (zentrale Verfettung) entsprechen die dunklen Fleckchen der Leberschnittfläche dem Zentrum der Läppchen.

Bei Abszessen, Thrombosen und ähnlichem verfolgt man mit der geknöpften Schere die Pfortader- und Gallengangsäste in der Leber vom Schnitt schneiden der Gallenblase bis zum Halse hin (Weite, Wandung, Inhalt). Die Gallenblase kann jetzt ganz von der Leber abgetrennt werden. Während die linke Hand die Leber an dem hart am Zwerchfell abgeschnittenen Ligamentum suspensorium fixiert, führt das Messer einen großen Schnitt von links nach rechts, quer durch die ganze Substanz des Organs: Farbe, Konsistenz, Fett- und Blutgehalt, azinöse Zeichnung, intrahepatische Gallengänge und Gefäße.

8. Beckenorgane.

a) **Mann** (Fig. 79): Die Harnblase wird mit der linken Hand gefaßt und mit dem Messer ein querer Schnitt von links nach rechts durch ihre Wand geführt. Hierauf wird der Urin mit dem Schöpflöffel entnommen und in einem Glas aufgefangen (Farbe, Dickflüssigkeit, Durchsichtigkeit). Dann fassen Zeigefinger und Daumen der linken Hand die Vorderwand der Blase, während gleichzeitig mit dem vierten und fünften Finger derselben Hand der Stumpf des Rektums fest gefaßt wird. Einstechen des Messers hinter der Symphyse (das Messer ist hierbei schräg nach vorne gerichtet) und Durchtrennung der Urethra, des Anfangsteiles der Corpora cavernosa penis und des Rektums mit dem Messer, dessen Stiel zunächst tief nach dem Promontorium zu gesenkt wird (anderenfalls werden Prostata und Blase leicht verletzt), beim Durchtrennen des Rektums aber wieder aufrecht gestellt werden muß. Durch kräftiges Ziehen mit der linken Hand werden die Beckenorgane während dieser Schnitte nach hinten, dann in die Höhe gezogen und die sich noch spannenden Verbindungen völlig durchtrennt; die herausgenommenen Beckenorgane werden auf einen Teller gelegt.

Zunächst wird jetzt die Darmschere (das lange Blatt voran) in den Dickdarm eingeführt und das Rektum der Länge nach hinten eröffnet: Anus, Hämorrhoiden. Jetzt Herumdrehen der Beckenorgane, Eröffnung der Urethra von der Schnittfläche aus mit einer Knopfschere und Längsschnitt der Blase in der Mittellinie bis zu dem früher geführten Querschnitt (Beschaffenheit der Blasenwand, Ureterenmündungen).

Querschnitt durch die Pars membranacea und die Prostata. Hierauf wird an der hinteren Blasenwand ein Querschnitt durch das peritoneale Gewebe gemacht; durch stumpfes Auseinanderziehen werden die oberhalb der Prostata der Blasenwand ganz dicht anliegenden Samenblasen und der Ductus deferens freigelegt. Längsschnitt durch die Samenblasen, der Samenleiter kann mit kleiner geknöpfter Schere eröffnet werden.

Durch einen subkutanen Einschnitt mit dem Messer in den Leistenring werden sodann Hoden und Nebenhoden mit dem Samenstrang in die Bauchhöhle hinaufgedrängt, die Tunica vaginalis durchschnitten und nun der Hoden zwischen Daumen und Finger der linken Hand (genau wie aus oder vom Hilus aus, um festzustellen, ob pylephlebitische oder Gallengangsabzesse vorliegen.

Dem Hauptschnitt durch die Leber werden nach Bedarf, z. B. wenn es gilt, Tumorknoten, Tuberkel, kleine Abszesse nachzuweisen, noch weitere parallele Schnitte durch das ganze Organ hinzugefügt. Bei Gallenblasenkrebs führt man zuerst einen sagittalen Schnitt durch die ganze Gallenblase und Leber zugleich.

Die Schleimhaut der Gallenblase zeigt helle netzförmige Vorsprünge. Eine zierliche, sehr auffallende gelbweiße Zeichnung entsteht durch Füllung der Schleimhaut und Lymphgefäße mit Fettropfen.

VII. 8 a. Beckenorgane, Mann. Ist der Ureter erweitert, so muß die Ursache der Erweiterung, der Sitz der Stenose usw. festgestellt werden. Zu diesem Zwecke wird von der Blase aus der Ureter vorsichtig sondiert. Ergibt sich ein Hindernis, so erfolgt die Eröffnung des Ureters, die man am besten nicht von der Blase aus vornimmt, sondern vom Nierenbecken aus. Die Nieren werden durch den üblichen Sektionsschnitt halbiert, von dem eröffneten Nierenbecken aus der ganze Ureter bis in die Blase hinein mit der Schere aufgeschnitten.

Liegt eine Inguinalhernie, ein Tumor des Samenstranges oder ähnliches vor, so muß die Haut vom Schambein bis in den Hodensack gespalten werden und die Untersuchung und Herausnahme von Hoden und Samenstrang vor der Herausnahme der Beckenorgane erfolgen.

Um die gesamten äußeren Genitalien mitsamt dem After zu entfernen, legt man einen Klotz unter das Becken und läßt die Oberschenkel stark auseinanderziehen.

Der Anus und die äußeren Genitalien werden nur mit herausgenommen, wenn sie selbst erkrankt sind. In diesem Falle wird der Anus mit dem kleinen schmalen Sektionsmesser ringförmig umschnitten, die Urethra mit den Schwellkörpern (unter der Haut) hart hinter der Eichel abgeschnitten, die Urethra von den Verbindungen mit der Symphyse durch bogenförmige Schnitte, die sich hart am Schamwinkel halten, getrennt, und nun in das kleine Becken hineingezogen. Ebenso können die Hoden mit dem Samenstrang herausgelöst und mit unversehrtem Samenstrang und den Beckenorganen zusammen herausgenommen werden.

Ist das kleine Becken durch große Tumormassen vollständig angefüllt, und sind die Beckenorgane fest miteinander verbacken, so wird die Blase, wenn möglich auch das Rectum, wie gewöhnlich eröffnet und dann durch das ganze Paket der Beckenorgane nach der Herausnahme ein medianer Schnitt hindurchgelegt; von da aus werden, wenn nötig, die Organe weiterpräpariert.

Prostata. Gewicht im Alter von 20—40 Jahren 15—16 g, von 40—60 Jahren 17—18 g, von 60—80 Jahren 16—15 g (Simmonds).

Maße der Prostata: 4 : 3 : 2 cm.

Hodendurchmesser: 5 : 3 : 2,5 cm. Gewicht eines Hodens (einschließlich des Nebenhodens) 20—25 g.

die Niere) der Länge nach bis in den Nebenhoden durch einen tiefen Schnitt gespalten.

b) Weib (Fig. 80): Die Herausnahme der Beckenorgane erfolgt ganz wie beim Manne, ebenso die Eröffnung des Rektums, der Urethra und der Blase in der Mittellinie. Hierauf schneiden wir mit einer kurzen kräftigen Schere die Vagina und das vordere Scheidengewölbe in der Mittellinie bis zur Portio auf, wobei Urethra und Blase mit durchtrennt werden.

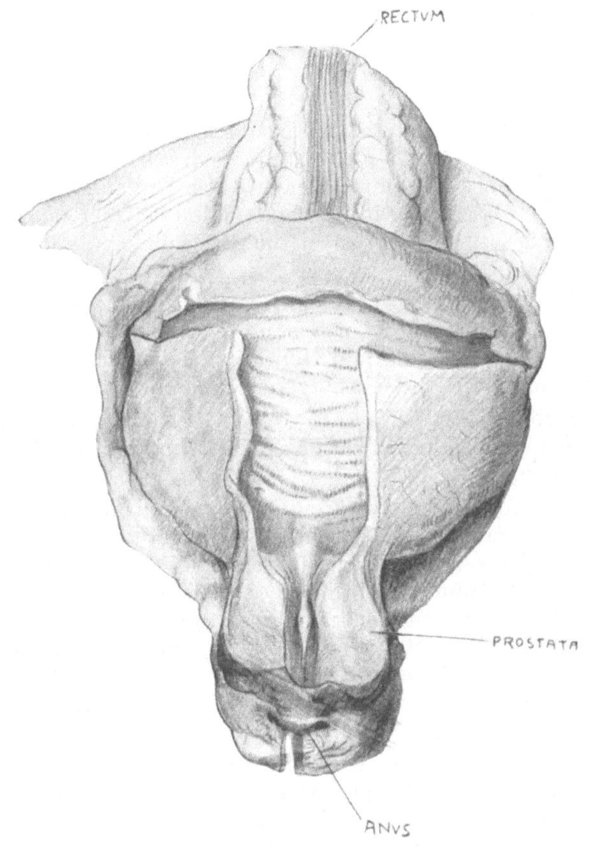

Fig. 79.
Männliche Beckenorgane. Rektum und Blase sind eröffnet.

In das Orificium externum wird nun die Schere eingeführt und auch der Uterus bis zum Fundus in der Mittellinie mit der Schere eröffnet. Zwei seitliche Schnitte legen auch die Uteruswinkel nach den Tuben zu frei. Untersuchung des Parametriums, bei Puerperalsepsis lange parallele Einschnitte in die hintere und seitliche Uteruswand (zur Freilegung der Blut- und Lymphgefäße), Längsschnitt durch beide Ovarien, Querschnitte durch die Tuben (oder der Länge nach Aufschneiden mit der Schere). Untersuchung des Douglas, besonders auf Tuberkulose und Tumormetastasen.

VII. 8 b. Beckenorgane, Weib. Der Anus und die äußeren Genitalien werden auch hier nur mit herausgenommen, wenn sie erkrankt sind. Es werden dann je nach Bedarf entweder die kleinen Labien oder die großen Labien mit dem kleinen schmalen Sektionsmesser ovalär umschnitten (der Ovalärschnitt kann gleichzeitig den Anus mitumgreifen) und dann nach Los-

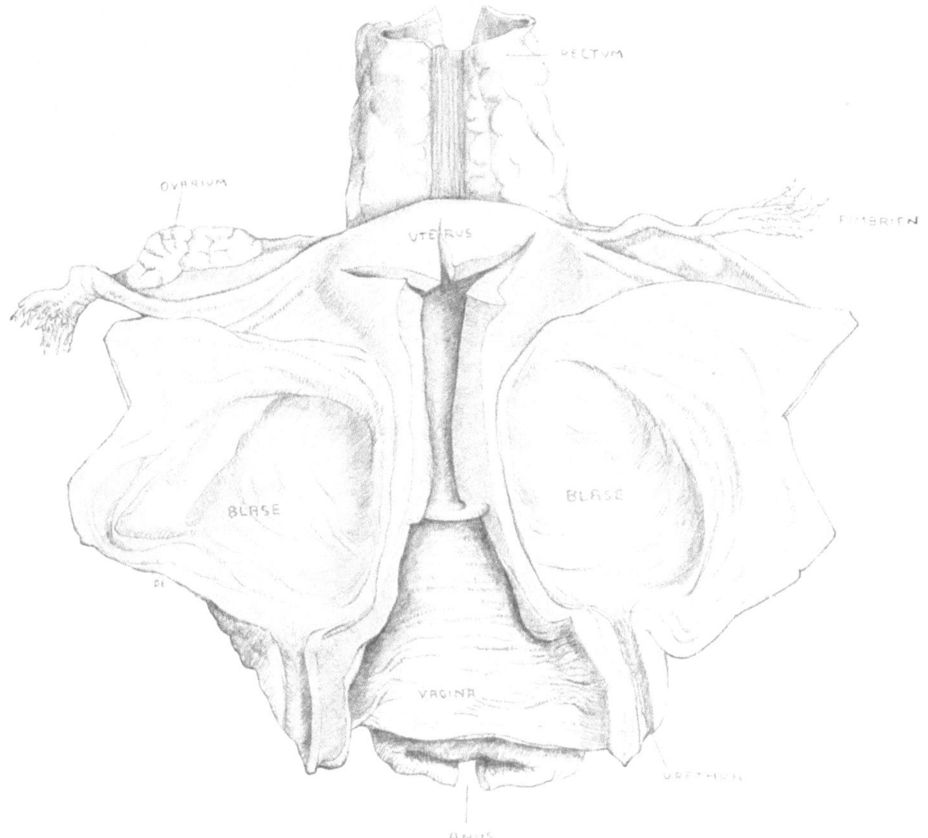

Fig. 80.
Weibliche Beckenorgane. Rektum und Blase, Vagina und Uterus sind eröffnet.

schneidung vom Schambogen unter der Symphyse in das kleine Becken gezogen und mit den Beckenorganen herausgenommen.

Ovarium: Bei Jungfrauen $4^1/_2$ cm lang, $2^1/_2$ cm breit, 1 cm dick, bei Frauen 3 : 1,5 : 0,8 cm. Gewicht: 5—15 g.

Uterus: Bei Jungfrauen 8 cm lang, 4 cm breit, 1 cm dick, bei Frauen, die geboren haben betragen die Maße 9 : 5,5 : 2 cm.

Das Gewicht des Uterus beträgt bei Jungfrauen 35 g, nach Geburten steigt es auf 110 g. Am Ende der Schwangerschaft beträgt das Gewicht des Uterus 700—1200 g, das der Placenta 500 g bei 15—20 cm Durchmesser. Länge der Nabelschnur 50 cm, Fruchtwasser 500—700 ccm bei 1004—1008 spezif. Gewicht.

9. Aorta und Beingefäße.

Nach Herausnahme der gesamten Baucheingeweide werden die retroperitonealen Lymphdrüsen, die zu beiden Seiten der Aorta liegen, durch Einschnitte untersucht, nötigenfalls mit der Aorta herausgenommen. Man kann hierbei auch den Bauchsympathikus freilegen und untersuchen. Derselbe liegt auf den Wirbelkörpern rechts hinter der Vena cava, links hinter der Aorta.

Nunmehr wird die Bauchaorta in situ mit der Schere vorn in der Mittellinie eröffnet und dann von der Wirbelsäule abgelöst.

Zum Schluß erfolgt die Untersuchung der hinteren Bauchwand und ein Längsschnitt beiderseits in den Musculus ileopsoas.

Regelmäßig untersuchen wir ferner noch die Beingefäße, indem wir Arteria und Vena femoralis freilegen, die wir der Länge nach mit der Schere eröffnen. (Am Leistenkanal liegt die Arteria femoralis in der Mitte, die Vene medial, der Nerv lateral von der Arterie).

10. Wirbelsäule und Becken.

Ein großer breiter Meißel wird am Promontorium so aufgesetzt, daß die schräge Fläche der Schneide nach unten gestellt ist. Hierauf wird die

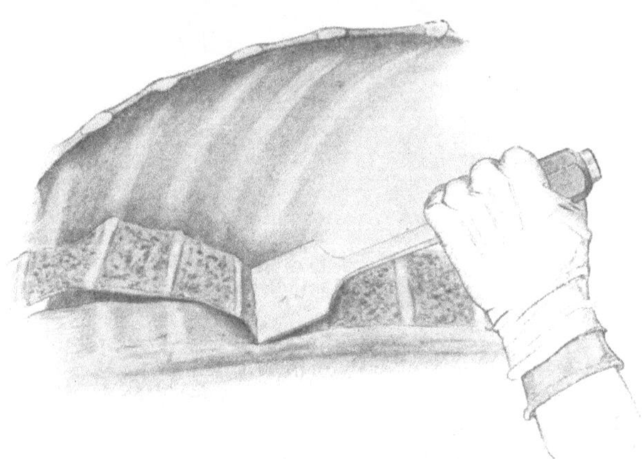

Fig. 81.
Freilegung des Knochenmarks der Wirbelkörper mit dem Meißel.

vordere Wand der Lendenwirbelkörper durch Meißelschläge abgeschlagen und so das Knochenmark der Wirbelkörper freigelegt (Fig. 81). Bei

Beim Kind ist der Uterushals länger als der Uteruskörper, bei Jungfrauen sind beide gleichlang, bei Frauen, die geboren haben, ist das Corpus uteri länger und größer als das Collum.

Bei septischer Endometritis kann deutlich brandiger Geruch auftreten.

Bei Puerperalfällen ist die Feststellung und genauere Untersuchung der Plazentarstelle (mehrere Einschnitte in ihrem Bereiche senkrecht in das Uterusgewebe) notwendig.

VII. 9. Aorta. Die Eröffnung des abdominalen Anteils des Ductus thoracicus und der Cysterna chyli erfolgt stets am besten von der Brusthöhle aus (s. oben Seite 79).

Herausnahme der Aorta im Zusammenhang mit dem Herzen usw. siehe Seite 67.

VII. 10. Wirbelsäule und Becken. Beckenmaße siehe Abschnitt D S. 122.

Muß das Becken herausgenommen werden, so soll es stets mit den Lendenwirbeln im Zusammenhang herausgenommen werden.

Bei Veränderungen des Beckens ist seine Form und seine Stellung zur Lendenwirbelsäule und zu den Oberschenkelknochen zu beschreiben. In solchen Fällen sind auch die Beckenmaße genau anzugeben.

Blutkrankheiten wird auch das Knochenmark des Oberschenkels untersucht, indem der Hautschnitt zur Untersuchung der Femoralgefäße etwas verlängert wird, die Muskulatur und das Periost von der Mitte des Oberschenkels abgelöst und nun mit der Blattsäge an zwei etwa 7 cm auseinander stehenden Stellen der Oberschenkelknochen quer bis zur Mitte durchsägt wird. Hierauf wird der Meißel senkrecht zu den beiden Sägeschnitten auf den Knochen eingesetzt und die obere Hälfte des Oberschenkelknochens zwischen den beiden Sägeschnitten (ohne Fraktur des Oberschenkels) herausgeschlagen, wodurch das Knochenmark vollkommen freigelegt ist und ein Markcylinder leicht und ohne jede Quetschung entnommen werden kann (Fig. 82).

Das Becken wird in jedem Falle einer genauen Besichtigung von innen unterzogen. Zeigen sich hierbei Abweichungen, so werden die Beckenmaße festgestellt. Bei Tuberkulosen und septischen Erkrankungen empfiehlt sich auch die Eröffnung der Synchondrosis sacroiliaca durch Einschnitt mit dem Knorpelmesser neben dem Kreuzbein nach Abpräparieren der Muskulatur.

Kapitel VIII: Sektion der Extremitäten.

Die Extremitäten werden nur dann in die Sektion einbegriffen, wenn besondere Gründe, z. B. Verletzungen, septische Erkrankungen, Gelenkrheumatismus vorliegen. Nur das Kniegelenk und das Großzehen-Grundgelenk pflegen wir bei älteren Leuten (Arthritis deformans) und bei Verdacht auf Gicht regelmäßig zu eröffnen.

Bei der Sektion der Extremitäten ist sorgfältig, insbesondere auch bei der Schnittführung darauf zu achten, daß jede äußere Entstellung vermieden wird. Vor allem sind Brüche der langen Röhrenknochen streng zu vermeiden bzw. wieder zu fixieren, herausgenommene Knochenteile durch Holzbolzen zu ersetzen.

Auch hier muß die Lage des Hautschnittes vorher genau überlegt und der Aufgabe angepaßt sein. Stets machen wir möglichst nur einen langen Hautschnitt, um ein Gelenk, ein Gefäß, Nervenbündel, eine Verletzung freizulegen.

1. Gefäße und Nerven.

a) Am Arm wird am besten das Schlüsselbein zurückgeklappt, die Achselhöhle freigelegt und von hier aus werden Nerven und Gefäße verfolgt. Wenn nötig, wird von der Brusthaut ein Schnitt zur Achselhöhle gelegt und an der Innenseite des Bicepswulstes nach abwärts weitergeführt. Dieser Schnitt legt sofort den Nervus medianus frei. Hinter ihm liegt die A. brachialis, medial von ihm der Nervus ulnaris.

b) Die Beingefäße können unter Verlängerung des Hautschnittes am Poupartschen Bande weiter nach abwärts verfolgt werden.

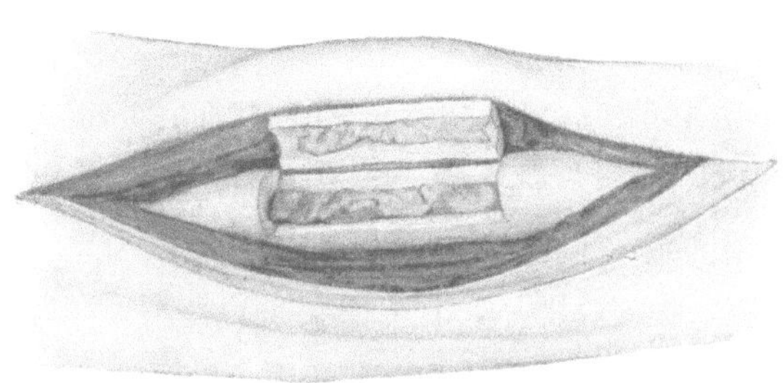

Fig. 82.
Ausmeißelung eines Sektors des Oberschenkelknochens zur Freilegung des Knochenmarks.

VIII. Extremitäten. Soll der Inhalt der Gelenke bakteriologisch untersucht werden, so ist die letzte Eröffnung der Gelenkhöhle natürlich auch mit dem Thermokauter (oder erhitzten Messer) vorzunehmen.

Normale Gelenke enthalten nur wenige Tropfen klarer, gelblicher, fadenziehender Synovia.

An den Knochen der Extremitäten (aber auch der Rippen, Wirbel und des Beckens) ist besonders auf ihre Festigkeit und Brüchigkeit zu achten. Die Oberfläche wird rauh bei Knochenresorption (entzündlichen Prozessen) und Karies; das akut entzündete Periost läßt sich leicht abziehen; chronische Entzündung führt zur Bildung fester weißer Schwarten. Abgestorbener Knochen (Sequester) hat eine weiße fahle Farbe (der normale Knochen infolge des Blutgehaltes eine graue oder graugelbe).

Auch der Knorpel zeigt bei Nekrosen vor allem eine deutliche Farbenänderung. Die normale, bläulichweiße Farbe wird trübe gelbweiß.

Rotes Mark haben wir normalerweise in allen jugendlichen Knochen: bei Erwachsenen findet sich rotes Mark in allen platten und kurzen spongiösen Knochen und in den Epiphysen der Röhrenknochen, in den Diaphysen nur in Form kleiner Inseln.

Gelbes Mark (Fettmark) findet sich bei Erwachsenen in den Diaphysen der großen Röhrenknochen und wandelt sich im Alter in durchscheinendes, weiches, hellbräunliches Gallertmark um.

Pyoides (eiterähnliches) Mark, durch den Zellreichtum weich, grün, gelblich, „resedafarben" findet sich bei Leukämie.

Sehr wichtig ist das Verhalten der **Knorpelknochengrenzen**: Wir unterscheiden an der normalen Knorpelknochengrenze vier Schichten:

1. Auf den ruhenden weißlichen Knorpel folgt
2. die durchscheinende und bläuliche Knorpelwucherungszone, dann
3. die ganz schmale, undurchsichtige, kreideweiße lineare vorläufige Verkalkungszone, und
4. der spongiöse Knochen mit dem Knochenmark.

Bei Rachitis ist die Knorpelwucherungszone stark und unregelmäßig verbreitert und von roten Streifchen (Markräumen) durchzogen. Die Verkalkungslinie schwindet bis auf unregelmäßig gelagerte Reste, dann folgt eine graue Schicht weichen, osteoiden Gewebes.

Die für Verletzungen wichtige Arteria profunda femoris entspringt etwas unterhalb des Poupartschen Bandes an der hinteren lateralen Seite der Femoralarterie. Auch die Vena saphena magna (Thrombose, Varizen) mündet dicht unterhalb des Ligamentum Poupartii in die Hauptvene ein.

Die in der Kniekehle tief liegenden Gefäße sind durch einen Längsschnitt zugänglich zu machen.

Den Nervus ischiadicus legen wir durch einen Schnitt frei, der senkrecht von oben nach unten in der Mitte zwischen Trochanter major und Sitzbeinhöcker verläuft.

2. Gelenke.

a) Arm: Das Schultergelenk kann durch Zurückpräparieren der Haut von innen her freigelegt und eröffnet werden. Nur selten ist es nötig, zur genaueren Präparation einen Hautschnitt vom Sternum zur Höhe der Achsel zu legen, der die Gelenkkapsel in ganzer Ausdehnung breit freilegt.

Am Ellbogengelenk verbinden wir die beiden Kondylen über der Streckseite des Armes durch einen Hautschnitt und präparieren von hier aus die Haut zurück.

Nur selten wird das Handgelenk eröffnet werden dürfen. Wir legen dann auf der Streckseite einen Querschnitt über die Handwurzelknochen (Fig. 83).

b) Bein: Auch das Hüftgelenk ist leicht von vorn und innen (ohne weitere Hautschnitte) zu eröffnen: Man schneidet auf dem Rand der Beckenschaufel ein und präpariert nun die Muskulatur, in die Tiefe und nach vorn zu vordringend, ab. Hier gelangt man bald auf die Gelenkkapsel, nach deren Spaltung das Bein nach außen rotiert wird. Das sich anspannende Ligamentum teres wird mit einer Cooperschen Schere durchschnitten und nun der Gelenkkopf ganz herausluxiert.

Am Kniegelenk verbinden wir beide Kondylen des Oberschenkels durch einen halbkreisförmigen, nach abwärts gerichteten Schnitt, der das Ligamentum patellae durchtrennt (Fig. 84). Nunmehr wird die Patella zurück geschlagen (nötigenfalls werden die Schleimbeutel präpariert) und das Knie zum Klaffen stark gebeugt.

Am Fuß eröffnen wir das Sprunggelenk durch einen quer über den Fußrücken laufenden Lappenschnitt, der um die beiden Malleolen herum und etwas nach aufwärts geht (Fig. 85). Sind Veränderungen vorhanden, so wird die Haut des Fußrückens in der Mittellinie gespalten, zurückpräpariert und die Chopartsche und Lisfrancsche Gelenklinie eröffnet.

Das Großzehengrundgelenk (Metatarsophalangealgelenk I) wird durch einen dorsalen Querschnitt zum Klaffen gebracht.

Bei Lues ist dagegen die Verkalkungszone weißgelb, verbreitert, unregelmäßig zackig. Zwischen ihr und dem Knochen liegt zuweilen eine Schicht weichen, grauen bis gelben, zellreichen Granulationsgewebes, in dem die Lösung der Epiphyse eintreten kann: nicht zu verwechseln mit kadaveröser Epiphysenlösung durch Fäulnis, kenntlich an den durch Imbibition diffus rotgefärbten Epiphysen.

Bei Neugeborenen und Säuglingen der ersten Woche nehmen wir diese Untersuchung der Knochenknorpelgrenze (auf Lues und Rachitis) an Femur und Tibia vor. Das breit eröffnete und durch starke Beugung aufgeklappte Kniegelenk wird mit dem Knorpelmesser sagittal durchschnitten, so daß die Knorpelknochengrenze von Tibia und Femur zum Vorschein kommen.

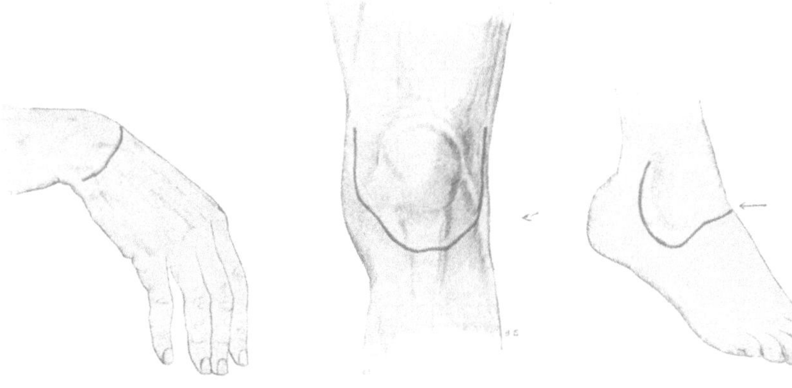

Fig. 83. Sektionsschnitt zur Eröffnung des Handgelenks.

Fig. 84. Sektionsschnitt zur Eröffnung des Kniegelenks.

Fig. 85. Sektionsschnitt zur Eröffnung des Sprunggelenks.

Nötigenfalls wird auch das Hüftgelenk eröffnet, der Kopf herausluxiert, von seinen Verbindungen mit der Muskulatur abgetrennt und dann ein senkrechter Schnitt durch Kopf und Hals gleichzeitig geführt. Auch der Humerus kann zu demselben Zweck vom Hauptsektionsschnitt aus zugänglich gemacht werden ohne Verletzung der äußeren Haut.

Kapitel IX: Sektion von Föten, Neugeborenen und Säuglingen.

Besonderheiten im Körperbau wie in der Fragestellung bedingen eine Reihe von Abweichungen vom normalen Verfahren, wenn es sich um Föten, Neugeborene oder Säuglinge handelt.

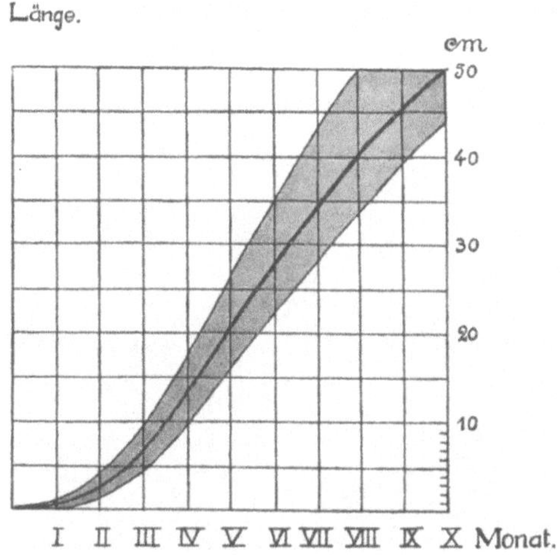

Fig. 86.
Gesamtlänge des Fötus in den verschiedenen Schwangerschaftsmonaten (nach Zangemeister). Die schwarze Mittellinie gibt den Durchschnitt, die äußeren Linien die Grenzen des Normalen an.

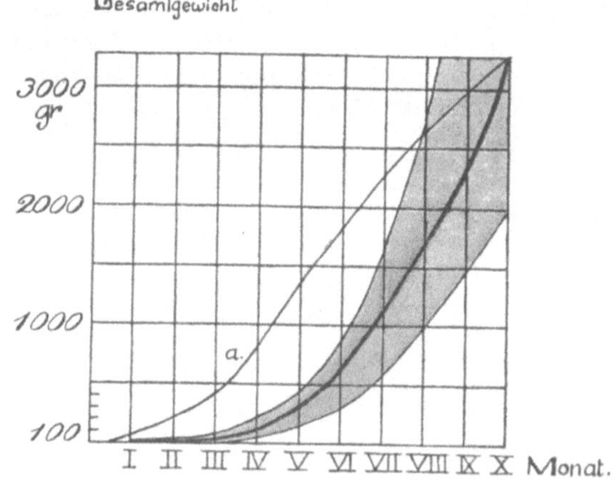

Fig. 87.
Gesamtgewicht des Fötus in den verschiedenen Schwangerschaftsmonaten, vgl. Fig. 86. a = Kurve des Längenwachstums als Vergleich.

1. Die erste Frage, hier von größter Wichtigkeit, ist die nach dem **Alter der Kindesleiche.** Zur Bestimmung des Alters dienen uns in erster

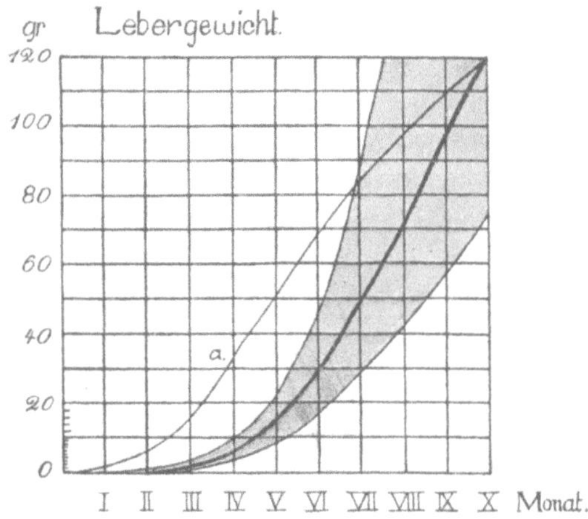

Fig. 88.
Lebergewicht des Fötus in den verschiedenen Schwangerschaftsmonaten, vgl. Fig. 86.

Linie die Maße und Gewichte. Für Föten sind sehr geeignet hierfür die Tafeln zur Altersbestimmung der Frucht von Zangemeister, von

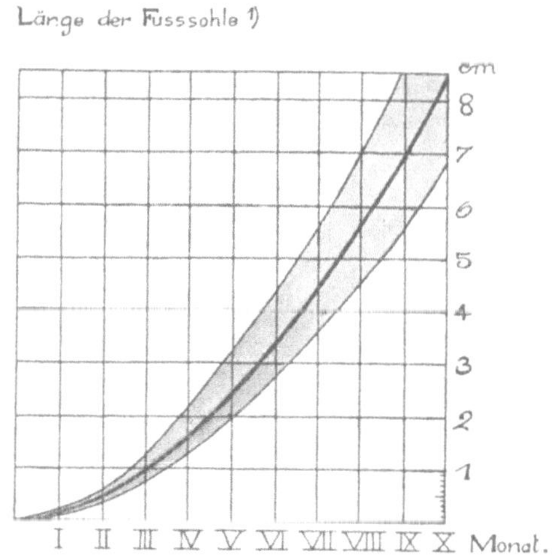

Fig. 89.
Länge der Fußsohle des Fötus, vgl. Fig. 86.

denen die Tabellen über Länge, Gesamtgewicht, Lebergewicht und Länge der Fußsohle verkleinert hier wiedergegeben sind (Fig. 86—89). Die Tabellen sind ohne weiteres verständlich. Die schwarze Linie gibt die Kurve der

Durchschnittsmaße, die dunkle Figur die noch im Bereiche des Normalen liegenden Abweichungen nach oben und unten an.

Weiter kann die Stufe der Entwicklung und damit bis zu gewissem Grade das Alter der Kindesleiche, insbesondere ob eine nicht ausgetragene Frucht oder ein reifes Kind vorliegt, erschlossen werden aus der Ausbildung des Knochen- und Gefäßsystems.

Gegen Ende der Schwangerschaft, in der 37. Woche des Fötallebens, tritt in der Mitte der unteren Epiphyse der Oberschenkelknochen ein kleines ovales Knochenherdchen auf, das sich durch seine braunrote Farbe, von dem bläulichweißen Knorpel sehr deutlich abhebt: Der Béclardsche Knochenkern. Man macht den üblichen Querschnitt zur Eröffnung des Kniegelenks, klappt die Patella weit nach oben zurück und hält das eröffnete Knie stark gebeugt. Dann werden mit dem Messer dünne Knorpelscheiben des Gelenkknorpels abgetragen. Die Schnitte zur Abtragung dieser Scheiben stehen senkrecht zur Längsachse des Oberschenkels. Bei reifen Neugeborenen zeigt sich bald ein braunroter Knochenkern mitten im Knorpel liegend, dessen größter Durchmesser zwischen 2 und 6 mm schwankt (Fig. 90). Vor der 37. Woche des Fötallebens ist dieser Knochenkern gewöhnlich noch nicht nachzuweisen, doch kann er ausnahmsweise auch bei ausgetragenen Kindern noch fehlen.

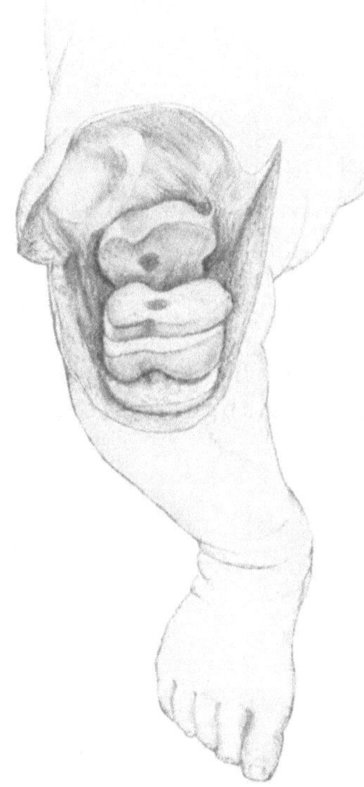

Fig. 90.
Nachweis des Béclardschen Knochenkerns am distalen Ende des Oberschenkelknochens bei Neugeborenen.

Auch die Entwicklung des Gefäßsystems bzw. die Rückbildung rein fötaler Organe des Kreislaufes können über das Alter von Neugeborenen und Säuglingen wertvolle Aufschlüsse geben.

Die Gefäße für den Plazentarkreislauf sind hier in erster Linie zu nennen. Die Nabelarterien obliterieren etwa 6 Tage nach der Geburt, die Nabelvene noch später. In dem dicken, vom Nabelring zur Leber ziehenden Ligamentum teres bleibt meist ein Restkanal der Nabelvene dauernd erhalten (Erweiterung desselben bei Leberzirrhose).

Es ist also bei Neugeborenen eine genaue Präparation der Nabelgefäße vorzunehmen. Zu diesem Zwecke führen wir den Hautschnitt vom Brustbein nicht gerade herunter zur Symphyse, sondern lassen ihn oberhalb des Nabels beiderseits nach links und rechts zur Leistengegend weitergehen. In diesen Schnitten wird die Bauchhöhle vorsichtig eröffnet, der so über dem Mons veneris gebildete Hautlappen etwas in die Höhe gezogen und die dadurch gespannte Nabelvene mit der Schere vom Nabelring bis zur Leber eröffnet. Hierauf wird die Nabelvene am Nabelring quer durchschnitten, der Hautlappen nach unten zurückgeklappt und die Nabelarterien rechts und links, sowie zwischen ihnen das Ligamentum vesicale medium (der Rest des Urachus), das zum Scheitel der Harnblase führt, präpariert.

Der Ductus Botalli, dessen Funktion ebenfalls mit der Geburt erlischt, schließt sich erst am 3.—5. Tage nach der Geburt, bleibt aber nicht selten noch einige Wochen durchgängig. Ihn präparieren wir in situ sofort nach Eröffnung der Pulmonalarterie und stellen seine Durchgängigkeit durch eine Sonde fest, die in der Richtung der Aorta descendens in ihn eingeführt wird.

Weniger wichtig ist die Untersuchung der Pupillarmembran, einer dünnen Gefäßhaut auf der Vorderfläche der Linse, die bis etwa zum 8. Schwangerschaftsmonat erhalten bleibt, dann verschwindet (Nachweis mit der Lupe oder mikroskopisch).

Zur Bestimmung des Alters bei Kindern kann auch die Entwicklung des Gebisses mit herangezogen werden:

Zeit des Zahndurchbruches.

a) Erste Dentition.

Innere untere Schneidezähne	4.— 7.	Monat,
Obere Schneidezähne	8.—10.	„
Äußere untere Schneidezähne	12.—14.	„
Eckzähne	18.—20.	„
Hintere Backenzähne	28.—34.	„

b) Zweite Dentition.

Erste Mahlzähne	7.	Jahr,
Innere Schneidezähne	8.	„
Äußere Schneidezähne	9.	„
Vordere Backenzähne	10.	„
Eckzähne	11.—13.	„
Hintere Backenzähne	11.—15.	„
Zweite Mahlzähne	13.—16.	„
Dritte Mahlzähne (Weisheitszähne)	18.—30.	„

2. Die zweite, besonders in gerichtlichen Fällen oft wichtigste Frage, die bei der Sektion von Neugeborenen zu beantworten ist, ist die, **ob das Kind** außerhalb des Uterus **gelebt hat** (Totgeburt, Kindsmord?). Diese Frage läßt sich durch den Nachweis stattgehabter Atmung beantworten. Hat die Lunge geatmet, so steht das Zwerchfell natürlich an der Leiche tiefer. Wir finden es bei Totgeburten und solchen, die nur ganz wenig und oberflächlich geatmet haben, an der 4. Rippe, wenn die Lunge dagegen durch die Atmung vollständig zur Entfaltung gekommen ist, an der 5.—6. Rippe. Weiterhin wird der Herzbeutel von der fötalen Lunge

nicht überlagert, während durch die Atmung ausgedehnte Lungen von beiden Seiten sich über den Herzbeutel schieben. Das Aussehen der fötalen Lunge ist ferner gleichmäßiger, ihre Konsistenz derber und zäher. Lungen, die ein wenig geatmet haben, fühlen sich weicher, polsterartig an und sind unregelmäßig gefleckt, infolge der ungleichmäßigen Ausdehnung der Alveolen durch Luft.

Vor allen Dingen ändert sich aber durch den Eintritt der Luft in die Lungenbläschen das spezifische Gewicht der Lungen so sehr, daß die Lungen, die sonst im Wasser untersinken, nunmehr, d. h. wenn sie geatmet haben, schwimmen. War der größte Teil der Lunge an der Atmung beteiligt, so schwimmt die ganze Lunge, anderenfalls schwimmen wenigstens diejenigen Teile, die geatmet haben (die sich auch schon durch die hellere Färbung von den anderen abheben).

Die aus diesem Grunde sehr wichtige Schwimmprobe der Lunge wird so angestellt, daß sofort nach Feststellung des Situs der Brusthöhle und Entfernung der Thymusdrüse die Trachea unterhalb der Schilddrüse unterbunden wird. Dann werden Herzbeutel und Pulmonalis eröffnet, der Ductus Botalli sondiert, festgestellt, daß keine Mißbildungen des Herzens und der großen Gefäßstämme vorliegen, und nun das Herz an der Basis abgetrennt und wie immer seziert. Hierauf wird die Trachea oberhalb der Unterbindung quer durchschnitten und mit beiden Lungen im Zusammenhang herausgenommen. Lungen und Trachea werden nun im Zusammenhang in ein großes Gefäß mit Wasser gebracht. Dann werden die Lungen lappenweise zerschnitten und auch die einzelnen Stückchen, besonders die helleren Teile auf Schwimmfähigkeit untersucht.

Bei Anstellung der Schwimmprobe ist eine (zudem seltene) Fehlerquelle zu berücksichtigen, die Entwicklung von Gas in der Lunge durch Fäulnis oder gasbildende Bazillen. In diesen Fällen findet sich aber stets ein Austreten von Gasblasen in den Bindegewebssepten der Lunge und unter der Pleura.

Sehr bald nach der Geburt wird auch von dem lebenden Kinde Luft verschluckt. Der Luftgehalt von Magen und Darm kann deshalb von Bedeutung sein. Er wird festgestellt durch die Magen-Darm-Schwimmprobe (Breslau): Magen und Darm werden doppelt unterbunden (an der Kardia und am S romanum) und nun ebenfalls auf ihre Schwimmfähigkeit geprüft. Dann werden auch einzelne Teile des Darmkanals in derselben Weise auf Schwimmfähigkeit untersucht, um die Ausdehnung des Luftgehaltes im Darmkanal festzustellen. Nach 12—24 Stunden ist beim normalen Kind der ganze Verdauungskanal lufthaltig. Die Magen-Darm-Schwimmprobe ist aber wertlos, wenn sich Fäulnisgase im Darm gebildet haben.

3. Als wichtig sind weiterhin bei der Sektion von Neugeborenen die **Verletzungen** besonders zu berücksichtigen, die **bei der Geburt** und durch die Geburt entstanden sein können.

Häufig kommt es bei dem Durchpressen des Schädels durch den Beckenausgang zur Zerreißung des Tentoriums; in manchen Fällen schließen sich schwere, ja tödliche Blutungen daran an. Zum Nachweis dieser Tentoriumzerreißung muß die Falx cerebri mit dem Tentorium in situ untersucht werden, wie dies auf Seite 31 genauer geschildert wurde (Fig. 91).

Wichtig sind auch die zuweilen vorkommenden Zerreißungen der Halswirbelsäule mit tödlicher Blutung im Wirbelkanal. Sie entstehen durch starken Zug am Rumpf oder Arm des Kindes bei der Geburt. Man muß sorgfältig die Halswirbelsäule präparieren, um die Kapselzerreißungen der Wirbelgelenke nachzuweisen.

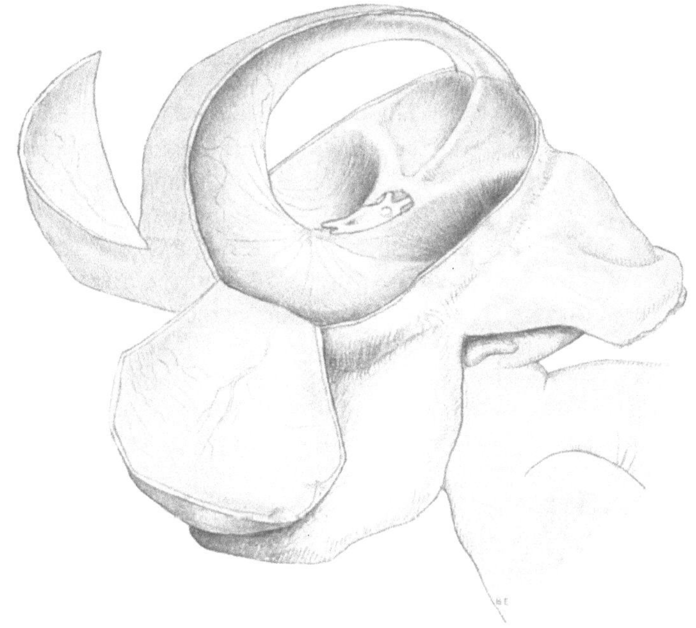

Fig. 91.
Eröffnung des Schädels zum Nachweis von Tentoriumrissen bei Neugeborenen.

4. Die Besonderheiten des Körperbaues bedingen noch weitere Abweichungen des Sektionsverfahrens **bei Neugeborenen und Säuglingen.** Den Brustkorb eröffnen wir nicht durch Durchtrennen der Rippenknorpel mit dem Messer, sondern wir durchschneiden weiter nach außen in der vorderen Axillarlinie mit einer kräftigen Schere einfach die Rippenknochen. Diese Methode wird vor allem auch bei Kindern bis zum 5. Lebensjahre stets angewandt, um die genaue Untersuchung der Knochenknorpelgrenze der Rippen (Rachitis!) an dem herausgenommenen Brustbein durchführen zu können.

Ebenso kann die Eröffnung des Wirbelkanals bei kleinen Kindern einfach mit einer kräftigen Schere durchgeführt werden, da sich die Knochen hier noch leicht und bequem schneiden lassen.

Weiterhin nehmen wir bei kleinen Kindern stets die Lungen mit den Halsorganen im Zusammenhang heraus, da sie hier durch die Kleinheit der Organe handlich genug sind und auf Diphtherie, zuweilen auch auf verschluckte Fremdkörper, besonders zu achten ist.

Kapitel X: Untersuchungen zur Ergänzung der Sektion.

Die Sektion ist nicht vollständig, wenn nicht während derselben bereits alles entnommen und für weitere histologische, bakteriologische oder chemische Untersuchung vorbereitet ist, was zur vollen Aufklärung des einzelnen Falles notwendig ist.

Zunächst ist immer von größter Wichtigkeit und für vieles ganz unersetzlich die frische mikroskopische Untersuchung, aber häufig bedarf es noch weiterer, insbesondere histologischer Untersuchung je nach der Eigenart des Falles. In jedem einzelnen Falle und je nach der Fragestellung wird diese Aufgabe verschieden sein. Bei der unübersehbaren Fülle der Untersuchungsmethoden ist es aber von Wichtigkeit sich für die einzelnen Krankheitsformen zu merken, welche Untersuchungen zur vollen Sicherung der Diagnose notwendig sind, und insbesondere gleich bei der Sektion das nötige Material zu entnehmen und in geeigneter Weise zu konservieren. Deshalb seien hier kurz Regeln für die wichtigeren Krankheitsformen zusammengestellt. Bei Erkrankungen, die nur einzelne Organe betreffen, sind Hinweise schon in den „Bemerkungen“ gegeben worden.

Über die Versendung des Materials zur histologischen, bakteriologischen und serologischen Untersuchung ist das Notwendige bereits auf Seite 19 und 20 gesagt.

Leukämie: Je 5—10 Ausstriche anlegen von Blut- und Knochenmark. Histologische Untersuchung von Milz, Lymphdrüse, Knochenmark, Leber. Knochenmark vorsichtig entnehmen, nicht quetschen! Bakteriologische Untersuchung des Blutes.

Anämien: Nach Blutungsquellen, chronischen Magen-, Darm- und Nierenleiden und latenten Tumoren fahnden. Darminhalt auf Parasiten und Parasiteneier untersuchen. Ausstriche und histologische Untersuchung wie bei Leukämie.

Generalisierte Lymphdrüsenerkrankungen: Ausstriche und histologische Untersuchungen wie bei Leukämie, ferner die Prostata in jedem Falle histologisch untersuchen.

Allgemeine Knochenerkrankungen: Histologische Untersuchung des Knochenmarks, der Epithelkörperchen und bei multiplen Tumoren auch der Prostata.

Infantilismus, Dystrophia adiposo-genitalis, **Akromegalie**: Histologische Untersuchung der Hypophyse und der Keimdrüsen.

Adipositas universalis: Histologische Untersuchung der sog. Drüsen mit innerer Sekretion, insbesondere der Schilddrüse.

Diabetes: Verdacht auf Diabetes bei süßlichem Geruch der Organe oder Obstgeruch. Urin zur Untersuchung auf Zucker und Azeton entnehmen. Histologische Untersuchung von Pankreas und Nieren (Nierenstückchen zum Nachweis von Glykogen sofort in absoluten Alkohol legen).

Gicht: Histologische Untersuchung der Nieren.

Koma, Krämpfe und ähnliches: Urin auf Zucker, Eiweiß, Zylinder untersuchen. Histologische Untersuchung von Nieren, Pankreas und Rückenmark; auf Vergiftungen fahnden.

Verletzungen (auch bei Verdacht auf allgemeine Körpererschütterung): Frische Untersuchung der Lungen auf Fettembolie. Histologische Untersuchung der Lungen, Nieren und des Gehirns auf Fett.

Ertrinken: Tracheal- und Bronchialinhalt frisch auf Pflanzenteilchen, besonders Algen (Ertränkungsflüssigkeit) untersuchen. Histologische Untersuchung der Lungen (Einbettung!).

Infektionen: Bei Verdacht auf Sepsis bakteriologische Blutuntersuchung. Untersuchung der Krankheitsprodukte (Eiter, Sekret, diphtherische Membranen usw.) im Ausstrich und durch Kultur. Dies gilt für alle Eiterungen, Abszesse, Gonorrhöe, Meningitis, Otitis, Diphtherie, Pneumonie, Milzbrand, Rotz, Aktinomykose, Lepra, Lues usw.

Milzbrand: Ausstriche vom Erkrankungsherd und von der Milz. Histologische und bakteriologische Untersuchung der Erkrankungsherde, der Milz und des Blutes.

Typhus und Paratyphus: Bakteriologische Untersuchung der mesenterialen Lymphdrüsen, der Milz, der Galle. Blut aus den Schenkelvenen entnehmen zur Gruber-Widalschen Reaktion.

Dysenterie: Histologische Untersuchung der Krankheitsherde im Dickdarm. Bakteriologische Untersuchung der Mesenterialdrüsen und abgeschabten Schleimhautnekrosen.

Tetanus: Ausstriche aus der infizierten Wunde. Bakteriologische Untersuchung von Teilchen der Wunde, die in zweifelhaften Fällen zum Tierversuch verwandt werden.

Gasphlegmone: Ausstriche und bakteriologische Untersuchung von Stückchen der zundrigen, gasdurchsetzten Muskulatur.

Syphilis: Bei Verdacht auf Lues kann auch am Leichenblut noch die Wassermannsche Reaktion ausgeführt werden, ebenso im Liquor cerebrospinalis. Histologische Untersuchung der Aorta ascendens.

Kongenitale Lues: Spirochätennachweis im frischen Ausstrich von Leber und Nebenniere (Dunkelfeld oder Tuschepräparat). Histologische Untersuchung derselben Organe, auch auf Spirochäten nach Levaditi. Histologische Untersuchung der Knochen auf Osteochondritis syphilitica.

Epidemische Meningitis: Ausstriche des Meningealeiters (bakteriologische Untersuchung an der Leiche meist ergebnislos).

Rekurrens: Ausstriche von Blut und Milz. Histologische Untersuchung der Milz.

Weilsche Krankheit: (Icterus infectiosus) Histologische Untersuchung der Nieren (schwere Nephritis) und der Leber. Diagnose zu sichern durch intrakardiale Meerschweinchenimpfung (mit Blut, Urin, Lebersaft).

Malaria: Ausstriche von Blut und Milz (histologische Untersuchung von Milz und Nieren).

Trichinose: Bei frischen Fällen Magen- und Duodenalinhalt auf Parasiten untersuchen. Histologische Untersuchung von Muskelstückchen, besonders Zwerchfell- und Halsmuskeln.

Variola (Pocken): Bläscheninhalt oder Borken mit Glyzerin verreiben, in die Kaninchenkornea impfen (Paulsche Reaktion, Guarnierische Körperchen).

Lyssa (Wut): Stückchen vom Ammonshorn entnehmen zur Untersuchung auf Negrische Körperchen und zur Tierimpfung.

Fleckfieber: Blutentnahme zur Weil-Felixschen Reaktion. Histologische Untersuchung von Hautroseolen und Gehirnstückchen zum Nachweis der typischen Veränderungen an den Arteriolen.

Cholera: Darminhalt frisch im hängenden Tropfen und im Ausstrich untersuchen. Blut zur Agglutination entnehmen. Histologische Untersuchung der Nieren. Zur bakteriologischen Untersuchung Darmschlinge von 15 cm. Länge doppelt unterbunden entnehmen. (Nach der amtlichen Vorschrift sind 3 solcher Schlingen a) aus dem mittleren Dünndarm, b) 1 m oberhalb, c) unmittelbar oberhalb der Bauhinschen Klappe einzusenden).

Pest: Geschwollene Lymphdrüsen (besonders der primäre Bubo), Milz, Blut und Lungenherde im Ausstrich und bakteriologisch untersuchen, bzw. Material an ein Pestlaboratorium einsenden. Organteile nicht in Formol, sondern in Alkohol fixieren, falls es auf den Nachweis der Pestbazillen im Gewebe ankommt.

Unklare Todesfälle.

Haben sich bei einer Sektion wesentliche makroskopische Organveränderungen, die den Tod erklären können, nicht gefunden, so kann dies daran liegen, daß die tödliche Erkrankung nur mikroskopische Organveränderungen hervorgerufen hat. Hier richtet man sein Augenmerk auf:

1. Fettembolie (kann auch ohne alle äußeren oder Knochenverletzungen bei allgemeiner Körpererschütterung tödlich sein).
2. Diffuse Myokarditis (mikroskopische Untersuchung).
3. Akute Polyomyelitis (histologische Untersuchung des Rückenmarks).
4. Bei Kindern auf Blutungen in den Epithelkörperchen, Thymustod, Kapillarbronchitis (histologische Untersuchung der Lungen).
5. Diabetes oder Nephritis (Hirnödem).

Bei **ganz plötzlichen** und unklaren **Todesfällen** achte man besonders auf Koronararterienverschluß und Myokarderkrankungen.

Liegt das alles nicht vor, so kann es sich um eine **Vergiftung** handeln. Hierbei kann ein Gift so auf den Körper wirken, wie eine gute Fixierungsflüssigkeit auf die lebende Zelle: Die Abtötung tritt so rasch ein, daß die Struktur ganz unverändert erhalten bleibt. Ebenso kann auch bei rascher tödlicher Vergiftung jede anatomische Veränderung des Körpers fehlen und damit der Nachweis der Todesursache schwer oder unmöglich werden, falls das Gift selbst nicht mehr nachzuweisen ist.

Wenn wir bei der Sektion alle anderen Todesursachen ausschließen können, so wird der Verdacht einer akuten Vergiftung verstärkt, sobald wir das Blut auch noch längere Zeit nach dem Tode dunkel und ganz flüssig finden: innere Erstickung. Das Blut setzt in der Leiche (insbesondere im Herzen) Gerinnsel ab, eine halbe bis 4 Stunden nach dem Tode, bleibt aber bei Erstickten (Erdrosselten) und bei zahlreichen Vergiftungen flüssig.

Ist das Blut auffallend hellrot, so ist an **Kohlenoxyd**vergiftung zu denken (Blutentnahme zur spektroskopischen Untersuchung).

Bei **Zyankali**vergiftung ist das Blut kirschrot (s. u.).

Ist das Blut im Herzen ganz gleichmäßig geronnen, so handelt es sich um intravitale Gerinnung, die bei intravenöser Ätherinjektion und bei **Kampfgas**vergiftung beobachtet ist. Bei Kampfgasvergiftung Blut und Urin zur chemischen Untersuchung entnehmen, ev. auch Kleidungsstücke, die Gas enthalten können. Histologische Untersuchung der Lungen auf Lungenödem und Verätzung.

Bei anderen Vergiftungen kann nur die chemische Untersuchung einen sicheren Nachweis der Todesursache erbringen. Zu diesem Zwecke sind nach § 21 der Vorschriften für die Gerichtsärzte Organteile bei der Sektion zu entnehmen und in besonderen Gefäßen einer amtlichen Untersuchungsstelle zur Untersuchung auf Gifte einzusenden. Vorschriftsmäßig sind 6 Gefäße aus Porzellan oder Glas in jedem Vergiftungsfalle bereit zu halten und mit genauen Bezeichnungen zu versehen.

Gefäß A. enthält Blut,
,, B. Stücke der Lunge, des Herzens, der Milz, des Gehirns.
,, C. den Magen- und Darminhalt, nebst dem eröffneten Magen, Darm und Speiseröhre.
,, D. die Nieren.
,, E. den Harn.
,, F. Leber und Gallenblase.

Besteht Verdacht auf Vergiftung durch **narkotische Gifte** (Morphium, Strychnin, Äther, Chloroform, Alkohol), so ist das ganze Gehirn in einem besonderen Gefäß G. aufzubewahren.

Für die einzelnen Vergiftungen merke man sich noch folgendes:

Methylalkohol ist im Magen, Urin und den Organen, besonders im Gehirn nachzuweisen, sogar noch bei Leichen, die bereits längere Zeit gelegen haben.

Blausäure und **Zyankali**vergiftung: Auffallender Geruch nach bitteren Mandeln, besonders am Gehirn. Organe zur Untersuchung luftdicht unter Alkohol aufzubewahren.

Arsen: Auffallender Geruch nach Knoblauch. Nachweis des Giftes im Magen und den Organen, besonders der Leber möglich. Histologische Untersuchung von Nieren und Leber (fettige Entartung).

Phosphor: Geruch nach Zwiebeln. Nachweis des Giftes in den Organen. Histologische Untersuchung von Nieren und Leber (fettige Entartung).

Strychnin: Nachweis des Giftes im Urin.

Quecksilber: Nachweis des Giftes in der Leber. Histologische Untersuchung des Dickdarms (Schleimhautnekrosen), der Nieren (Verkalkung).

Morphium, Opium, Alkaloide: Im Magen-Darm-Inhalt nachzuweisen (Tierversuch).

Pilzvergiftung: Magendarminhalt mikroskopisch auf Pilzreste und durch Tierversuch auf Gifte zu untersuchen. Histologische Untersuchung der Leber (fettige Entartung, starke Hämolyse mit Hämosiderinablagerung).

Nahrungsmittelvergiftung (Fleisch-, Wurst-, Fisch-, Käse-Vergiftung). Bakteriologische Untersuchung des Darminhaltes (Bac. enteritidis Gärtner, Bac. botulinus, Paratyphus u. a.); Untersuchung der verdächtigen Nahrungsmittel selbst.

Kapitel XI: Instandsetzung der Leiche.

Wie schon betont, muß die Sektion in der Weise vorgenommen werden, daß jede Entstellung der Leiche vermieden wird, und die Angehörigen auch noch nach der Sektion die Leiche ohne jeden Anstoß besichtigen können. Hierauf wurde bei der Anlegung der Sektionsschnitte schon Rücksicht genommen. Es ist zur Erreichung dieses Zweckes die sorgfältige Instandsetzung der Leiche nach der Sektion unbedingt notwendig.

Zunächst muß hierzu vermieden werden, daß aus den durch die Sektionsschnitte eröffneten Höhlen nach dem Vernähen der Hautschnitte Flüssigkeit austritt. Deshalb werden alle Höhlen sorgfältig mit dem Schwamm ausgetrocknet. Aus demselben Grunde legen wir das sezierte Gehirn nicht in die Schädelhöhle zurück, sondern lassen diese frei (oder sie wird mit Holzwolle, Watte oder ähnlichem ausgestopft) und entfernen vor dem Instandsetzen der Leiche sorgfältig jede Flüssigkeit aus der Brust- und Bauchhöhle (Austupfen mit dem Schwamm).

Dann wird die Schädelkapsel auf das Schädeldach aufgesetzt. Hat man den früher geschilderten dreieckigen Schnitt an der Hinterhauptsschuppe gemacht, so ist die Gefahr, daß die Schädelkalotte nach der Vernähung der Haut zurückrutscht und so eine sehr entstellende Querfalte an der Stirn entsteht, wesentlich verringert. Man kann natürlich auch durch Bohrlöcher und Draht (Furnierstifte) die Schädelkalotte sicher fixieren. Dies ist aber bei der geschilderten Methode nicht nötig, besonders wenn nach dem Aufsetzen des Schädeldaches noch die beiden Temporalmuskeln fest an das Schädeldach wieder angedrückt werden, sie kleben dann an dem Knochen fest und halten so das Schädeldach in

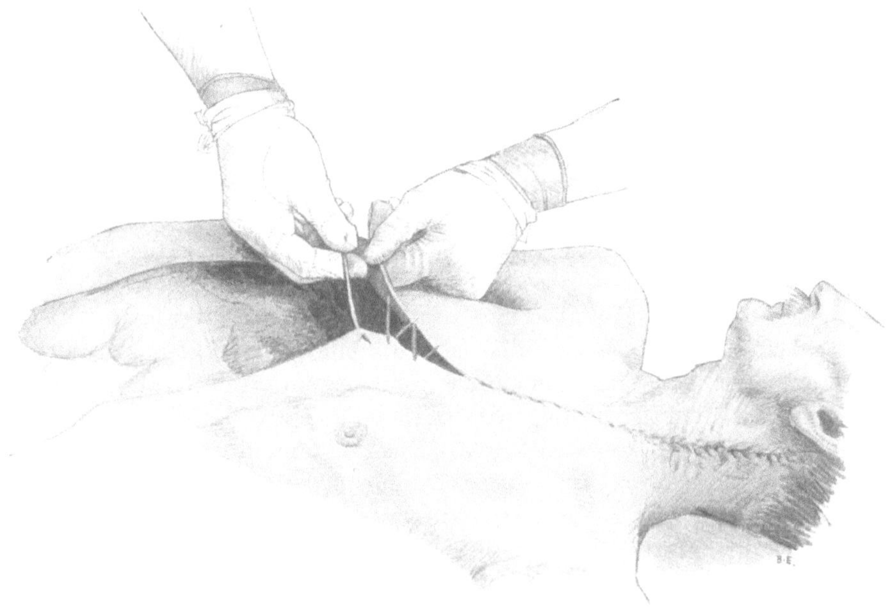

Fig. 92.
Zunähen der Leiche.

seiner Lage. Dann wird die Kopfhaut zurückgeschlagen und nun durch fortlaufende Naht der Hautschnitt fest geschlossen. Hierauf werden die Haare sorgfältig in Ordnung gebracht, gekämmt und insbesondere bei Frauen Frisur und Zopf so hergestellt, wie sie vor der Sektion waren.

Alle Hautnähte bei der Sektion führen wir mit kräftigem oder doppeltem Bindfaden aus, indem wir etwa 1 cm vom Schnittrande der Haut entfernt von innen nach außen durchstechen und fortlaufend nähen.

In Brust- und Bauchhöhle werden nun diejenigen Organe, die nicht konserviert werden, nachdem sie von Blut, Kot usw. gereinigt sind, hineingelegt und entsprechend verteilt. Ist bei der Sektion der Beckenboden (Anus, Vulva) mit entfernt worden, so ist es notwendig, auch diese Öffnung durch feste Naht zu schließen, andernfalls genügt es, wenn das kleine Becken mit etwas Holzwolle, Torf oder Sägemehl ausgestopft wird.

Zur Erhaltung der natürlichen äußeren Form werden überhaupt zweckmäßig Brust- und Bauchhöhle noch ausgefüllt mit derartigem aufsaugendem Füllmaterial. Zur Einschränkung der Fäulnis und zur Beseitigung des Leichengeruches ist besonders, wenn die Leiche noch einem längeren Transport ausgesetzt ist, das Einstreuen von Karbolkalk (Calc. phenylicum) oder Salizylsäure in Substanz auf die Organe zu empfehlen. Dann wird, am Halse beginnend, der große Sektionsschnitt ebenfalls durch fortlaufende Naht fest verschlossen (Fig. 92). Die Nadelstiche sollen hierbei, damit sie sicher schließen, nicht mehr als höchstens 1 cm voneinander entfernt sein.

Will man auch diese Naht noch verdecken, so kann man nach sorgfältiger Reinigung der Haut (Äther!) einen Heftpflasterstreifen darüber kleben.

Nicht selten müssen wir bei der Sektion Teile entnehmen und wegen wichtiger pathologischer Veränderungen zurückhalten, deren Entfernung eine Entstellung der Leiche bedingen würde, wenn wir nicht für Ersatz sorgen. Das trifft insbesondere für das Schädeldach zu. Hier ist der einfachste Ersatz dadurch zu erzielen, daß man über der mit etwas Vaselin eingefetteten Schädelkalotte mit Gipsbinden einen Gipsabguß herstellt, diesen, sobald er fest geworden ist, an Stelle des Schädeldaches aufsetzt und durch einige weitere feuchte Gipsbinden fixiert. Herausgenommene Knochen werden leicht durch Holzstücke ersetzt, die durch Bohrlöcher und Drähte fixiert werden können. Ebenso kann die ganze Wirbelsäule ersetzt werden durch ein Holzstück, das fest in das Hinterhauptsloch eingekeilt wird und andererseits durch ein Bohrloch im Kreuzbein mit etwas Draht fixiert werden kann.

Kapitel XII: Das Sektionsprotokoll

muß in erster Linie vollständig, dabei aber kurz und klar sein. Wir vermeiden alle Weitschweifigkeiten. Auch bei dem Sektionsprotokoll soll der Arzt sich nicht sklavisch an ein Schema halten, sondern immer Sinn und Zweck im Auge behalten. Wir werden daher ein Protokoll anders aufnehmen, wenn es sich um eine gerichtsärztliche Sektion handelt, als wenn der wissenschaftliche Zweck im Vordergrund steht. Dieselbe Veränderung kann in dem einen Fall von größter Bedeutung, im anderen recht nebensächlich sein und entsprechend ihrer Wertigkeit für die vorliegende Fragestellung werden wir ihr im Protokoll eine mehr oder weniger eingehende Beschreibung widmen.

Kommt es darauf an, ein sehr genaues, für ein späteres gerichtliches Verfahren oder einen Rentenanspruch geeignetes Protokoll aufzunehmen, so muß auch jedes unveränderte Organ eingehend beschrieben werden, damit auch ein Nachuntersucher, der die Sektion selbst nicht gesehen hat, sich aus dem Protokoll ein klares Bild von den Veränderungen der Leiche machen und selbst entscheiden kann, ob an einem Organ krankhafte Veränderungen vorlagen oder nicht.

Derartig weitschweifend und umständlich brauchen wir in anderen Fällen nicht zu sein. Hier schadet es nichts, wenn der Obduzent diejenigen Organe, an denen er keinerlei Veränderung festgestellt hat, ohne weiteres als „unverändert" oder „ohne Besonderheiten" bezeichnet. Denn auch die nach dem Schema erfolgende genaueste Beschreibung eines Organes kann ja nach der Erfahrung des Beurteilers verschieden ausfallen. Die Tatsache, daß ein Organ nach einem Protokoll normale Eigenschaften gehabt hat, beweist nicht, daß das in Wirklichkeit so war. Immerhin kann durch eine eingehende und genaue Beschreibung das Subjektive bis zu einem gewissen Grade ausgeschaltet werden.

In jedem Protokoll aber erwähnen wir alle Veränderungen, die wir gefunden haben. Ebenso müssen alle Organe erwähnt sein, die überhaupt untersucht worden sind. Sehr zu empfehlen ist es, von allen Organen die Maße und besonders die Gewichte anzugeben.

Genaue Befunde erhält man nur dann, wenn das Protokoll während der Sektion diktiert wird. Protokoll ist Beschreibung, daher sind alle Diagnosen, d. h. alle Urteile über die Befunde im Protokoll selbst vollkommen zu vermeiden; hier sind nur die Befunde objektiv anzugeben.

Über die Bedeutung dieser Befunde nach dem Urteil des Obduzenten gibt am Ende der Sektion die anatomische Diagnose Auskunft. In dieser stellen wir das Grundleiden an die Spitze und die davon unmittelbar abhängenden übrigen Befunde, indem Zusammengehörendes natürlich zusammen angegeben wird. Die anderen, bei der Sektion aufgefundenen Veränderungen werden in der Reihenfolge, in der die Sektion selbst ausgeführt wurde, genannt.

Bei der Beschreibung lassen wir stets das Allgemeine, die Haupteigenschaften, vorangehen, die Einzelheiten kommen zum Schluß. Stets geben wir erst die quantitativen, dann die qualitativen Verhältnisse an.

Bei **Organen** geben wir an:

1. Lage (Situs).
2. Größe und Gewicht.
3. Form (Gestalt).
4. Oberfläche (glatt, feucht, matt, trocken, höckerig, Farbe usw.).
5. Schnittfläche.

Die Größe schätzen wir oder vergleichen sie mit bekannten Größen (Sandkorn, Hirsekorn, Stecknadelkopf, Linse, Erbse, Kirschkern, Bohne, Taubenei, Walnuß, Hühnerei, Gänseei, Faust, Pfennigstück, Markstück, Handteller usw.). Besser ist es stets, die Maße und vor allem die Gewichte, bezw. das Volumen bei Flüssigkeiten anzugeben. Bei der Schätzung, insbesondere bei der Angabe, ob etwas groß, klein, vergrößert oder verkleinert ist, muß stets das Verhältnis zur Größe des gesamten Körpers berücksichtigt werden, da hiervon in erster Linie das Urteil abhängt.

Von der **Schnittfläche** eines Organs geben wir an:

1. Farbe (Zeichnung) und Beschaffenheit (glatt, körnig, trübe, durchscheinend),
2. Konsistenz (hart, fest, derb, zäh, weich, zundrig, morsch, breiig),
3. Blutgehalt (Flüssigkeitsgehalt, Flecke),
4. Herderkrankungen.

Von **Hohlräumen** (Gefäßen):

1. Weite,
2. Wandung,
3. Inhalt.

Flüssigkeiten beurteilen wir nach:

1. Menge,
2. Dichte (wässerig, zähflüssig, schleimig, fadenziehend, dickflüssig, breiig),
3. Farbe, Opaleszenz,
4. Durchsichtigkeit (klar, flockig-getrübt, geschichtet (Bodensatz), undurchsichtig usw.).
5. Reaktion (sauer, alkalisch, amphoter).
6. wenn wichtig, bestimmen wir das spezifische Gewicht.

Größere Mengen Flüssigkeit bestimmen wir im Maßzylinder, für kleinere benutzen wir kleine Maße von bekannten Größen:

1 Wasserglas: 250 ccm,
1 Schöpflöffel: 100 ccm,
1 Eßlöffel: 15 ccm,
1 Kaffeelöffel: 5 ccm.

Nur selten bestimmen wir das Volumen eines Organs durch Eintauchen in ein mit Wasser gefülltes Gefäß und Bestimmen des ablaufenden oder verdrängten Wassers.

Auch der Geruch ist oft wichtig. Gangränöse und jauchige Prozesse erkennt man schon an dem brandigen Geruch. Bei Urämie riechen die Lungen nach Urin, die Schleimhaut des Magendarmkanals nach Ammoniak. Uringeruch findet sich ferner in den Nieren bei Harnstauung. Der Geruch des zersetzten ammoniakalischen Urins macht sich bemerkbar bei Urininfiltration des Gewebes.

Bei Diabetes findet sich oft ein süßlicher Geruch der inneren Organe, gelegentlich auch obstartiger Geruch nach Azeton.

Auch bei manchen Vergiftungen treten charakteristische Gerüche auf, z. B. bei Cyankalivergiftung Geruch nach bitteren Mandeln, bei Phosphorvergiftung nach Zwiebeln, bei Arsenvergiftung nach Knoblauch.

Abschnitt D: Maße und Gewichte.

Körperlänge und -Gewicht.

a) Föten [1]).

Alter:	Länge	Gewicht
2. Schwangerschaftsmonat	2,5— 3 cm	4 g
3. „	7— 9 „	5—20 g
4. „	10—17 „	120 g
5. „	18—27 „	284 g
6. „	28—34 „	634 g
7. „	35—38 „	1218 g
8. „	39—41 „	1700—1900 g
9. „	42—44 „	2240—2500 g
10. „	45—47 „	3100 g

b) Säuglinge [2]).

Neugeborener	50 cm	3,2 kg
15 Tage	50 „	3,6 „
1 Monat	54 „	4,0 „
2 Monate	58 „	5,0 „
3 „	60 „	5,7 „
4 „	62 „	6,3 „
6 „	65 „	7,3 „
8 „	68 „	8,2 „
10 „	69 „	8,9 „
12 „	72 „	10,0 „

c) Kinder [3]).

	Länge		Gewicht	
Alter	männl.	weibl.	männl.	weibl.
Neugeborener	50 cm	50 cm	3,2 kg	3,1 kg
1 Jahr	71 „	70 „	9,0 „	8,6 „
2 Jahre	80 „	79 „	11,5 „	11,0 „
3 „	87 „	86 „	12,5 „	12,4 „
4 „	93 „	92 „	14,2 „	14,0 „
5 „	99 „	98 „	16,0 „	15,7 „
6 „	105 „	104 „	18,0 „	16,8 „
8 „	116 „	114 „	22,0 „	19,5 „
10 „	128 „	125 „	26,0 „	23,0 „
12 „	138 „	131 „	30,0 „	30,0 „
14 „	147 „	146 „	38,0 „	37,0 „
16 „	156 „	152 „	47,0 „	45,0 „

[1]) Vgl. Vierordt S. 186 nach Schroeder.
[2]) Vgl. Vierordt S. 13, zum Teil nach Russow.
[3]) Vgl. Vierordt, S. 8/9 nach Beneke.

d) Erwachsene.

Alter	Länge männl.	Länge weibl.	Gewicht männl.	Gewicht weibl.
18 Jahre	166 cm	157 cm	55,0 kg	50,0 kg
20 „	168 „	158 „	60,0 „	54,0 „
30 „	169 „	159 „	68,0 „	55,0 „
40 „	169 „	158 „	69,0 „	56,0 „
60 „	167,5 „	157 „	65,0 „	56,0 „
80 „	164 „	154 „	61,0 „	51,0 „

Vom 50.—90. Lebensjahre nimmt die Körperlänge wieder ab (bis zu 7 cm).

Mindestgröße beim Heere 154 cm.

Länge des Sektionstisches gewöhnlich 2 m.

Schädelmaße des Neugeborenen.

1. Gerader Längsdurchmesser, Diameter fronto-occipitalis (Abstand Glabella — Protuberantia occipitalis externa) . . . . 12 cm
2. Großer Querdurchmesser, Diameter biparietalis . . . . $9^1/_4$ „
3. Kleiner Querdurchmesser, Diameter bitemporalis (Abstand der beiden Schläfen) . . . . 8 „
4. Großer schräger Durchmesser, Diameter mento-occipitalis (Abstand: Kinn — Hinterhaupt) . . . . $13^1/_2$ „
5. Kleiner schräger Durchmesser, Diameter suboccipito-bregmaticus (Abstand: Nacken — große Fontanelle) . . . . $9^1/_2$ „
6. Horizontalumfang des Kopfes (planum fronto-occipitale) . . . . 34 „
7. Rauminhalt der Schädelhöhle: a) Knabe . . . . 390 ccm
   b) Mädchen . . . . 370 „

Schädelmaße des Erwachsenen.

	Mann	Weib
1. Kopfumfang, horizontal	55 cm	53 cm
Umfang des knöchernen Schädels 2 cm weniger		
2. Rauminhalt im Mittel (Mitteleuropäer)	1500 ccm	1300 ccm
3. Äußere Durchmesser des knöchernen Schädels:		
a) Gerader Längsdurchmesser, Diameter fronto-occipitalis (Abstand: Glabella — Protuberantia occipitalis externa)	20 cm	18 cm
b) Hinterer Querdurchmesser, Diameter biparietalis (Abstand der Tubera parietalia)	16 „	14 „
c) Höhendurchmesser (Abstand des Foramen occipitale magnum vom Scheitel)	$13^1/_2$ cm	13 „
d) Warzenbreite (Abstand der tiefsten Punkte beider Warzenfortsätze)	$9^1/_2$—12 cm	8,8—11,3 cm
e) Breite zwischen den Jochbögen	14 cm	13 cm
f) Breite zwischen den Unterkieferästen	10 „	9 „

Beckenmaße.

I. Äußere Maße (großes Becken).

1. Distantia cristarum ossis ilei (Abstand der Darmbeinkämme, dort wo sie am weitesten sind, gemessen vom inneren Rand des Kammes) . . . . 29 cm
2. Distantia spinarum (Abstand zwischen den beiden Spinae anteriores superiores) . . . . 26 „
3. Abstand der Trochanteren des Oberschenkels . . . . 31 „

II. Innere Maße (kleines Becken).

	Mann	Weib
1. Die Conjugata vera (Beckeneingang). Abstand der Mitte des Promontoriums von der Hinterfläche der Symphyse	10,8	11,6 cm
2. Größter Querdurchmesser (senkrecht auf der Conjugata vera) . .	12,8	13,5 „
3. Die schrägen Durchmesser des Beckeneinganges (von der Synchondrosis sacro-iliaca zum Tuberculum ileo-pectineum der anderen Seite)	12,2	12,6 „
4. Die Conjugata der Beckenweite (von der Grenze zwischen 2. und 3. Kreuzwirbel zur Mitte der Hinterfläche der Symphyse)	10,8	12,2 „
5. Der Querdurchmesser der Pfannen (Abstand der höchsten Punkte der beiden Pfannengruben bei aufrechter Körperhaltung)	12,5	12,5 „
6. Die Konjugata der Beckenenge (unteres Ende des Kreuzbeins bis zum unteren Rand der Symphyse)	11,5	11,5 „
7. Die Distantia spinarum (Abstand zwischen den beiden Spinae ischii)	8,1	9,9 „
8. Die Distantia tuberum (Querdurchmesser zwischen den beiden Tubera ischii)	8,1	10,8 „

Genaueres über Beckenmessung bei Breus u. Kolisko, Die pathologischen Beckenformen. 1900. I. Band.

Exsudat und Transsudat.

Spezifisches Gewicht und Eiweißgehalt.

Bestimmung mit dem Araeometer (nach Reuß S. 322).

Das spezifische Gewicht ist in der Regel:

bei reinen Exudaten:		bei reinen Transsudaten:	
Pleuritis	höher als 1018	Hydrothorax	niedriger als 1015
Peritonitis		Ascites	„ „ 1012
Hautentzündung		Anasarka	„ „ 1010
		Hydrocephalus	„ „ 1008,5

2. Bestimmung des spezifischen Gewichtes und des Eiweißgehaltes mit dem Refraktometer (nach Engel, Tab. 8, S. 1365).

	Pleura	Abdomen	Pericard
Nephritische Transsudate	1.3375 (= 1.04 % Eiw.)	1.3374 (= 0.98 % Eiw.)	1.3398 (= 2.29 % Eiw.)
Kachektische Transsudate	1.3385 (= 1.59)	1.3382 (= 1.42)	1.3398 (= 2.28)
Stauungstranssudate	1.3392 (= 1.97)	1.3398 (= 2.29)	1.3405 (= 2.66)
Exsudate	1.3446 (= 4.891)	1.3445 (= 4.84)	1.3460 (= 5.64)

also Eiweißgehalt des Transsudats 1—2,6 %, des Exsudats 4,8—5,6 %.

Organ-Maße und -Gewichte.

in Durchschnitts-Zahlen.

	Erwachsene			Kinder Gewichte in g							
	Maße in cm	Gewichte in g Mann	Gewichte in g Weib	Neugeboren	1 Jahr	3 Jahre	5 Jahre	10 Jahre Knabe	10 Jahre Mädchen	15 Jahre Knabe	15 Jahre Mädchen
Gehirn[1]) (mit weichen Häuten)	16,5 : 13 : 10,5	1375	1250	380	910	1080	1250	1400	1260	1470	1235
Herz (entleert und mäßig kontrahiert)	13 : 11 : 7	310		24	37	62	82	128		230	204
Linke Lunge	—	430		54	150	260	290	500		715	670
Rechte Lunge	—	570									
Milz	10 : 7 : 3	150	180	11	20	43	52	87		115	120
Leber	28 : 21 : 7	1580	1525	150	300	460	560	830		1220	1360
Pankreas	20 : $3^1/_2$: 2	100		3						78	70
Beide Nieren	11 : 6 : 3[3])	300	275	24	65	100	108	165		220	240
Beide Nebennieren	3 : $4^1/_2$: $^1/_2$	6		6	2	3				7	5
Beide Hoden	$4^1/_2$: $2^1/_2$: 2	36	—	0,8						24	
Beide Ovarien, Jungfrau	$4^1/_2$: $2^1/_2$: 1	—	15	1							
„ „ Frau, die geboren hat	3 : $1^1/_2$: 0,8	—	5								
Schilddrüse (aus kropffreier Gegend)	6 : 3 : 1,5	35		5	3	8	8	20		23	
Thymus[2])	$8^1/_2$: $3^1/_2$: $^1/_2$	14—26		13	17	23	25	26		37	

Weitere Maße im Text bei den einzelnen Organen.

[1]) Marchand, Über das Gehirngewicht des Menschen. Sächs. Ges. d. Wissensch. u. Biol. ZBl. 1902.
[2]) Hammar, Über das Durchschnittsgewicht des menschlichen Thymus. Vierteljahrsschr. f. Ger.-Med. Bd. 37.
[3]) Die linke Niere ist im allgemeinen etwas länger, die rechte etwas dicker.

Anhang.

Die gesetzlichen Vorschriften für die gerichtliche Sektion[1]).

1. Allgemeine Bestimmungen.

§ 1.

Gesetzliche Bestimmungen.

Die gerichtliche Leichenöffnung (Obduktion) wird nach den bestehenden Vorschriften von zwei Ärzten[2]), unter denen sich ein Gerichtsarzt befinden muß, im Beisein eines Richters vorgenommen. Die Obduzenten haben die Pflichten gerichtlicher Sachverständiger. (Über Leichenschau s. § 30.)

Weitere Bestimmungen sind enthalten in der Strafprozeßordnung § 87 ff. (Reichsgesetzblatt 1877, S. 268 ff.) und in dem Erlasse des Justizministers vom 25. Januar 1902 (Min.-Blatt für Medizinal- und medizinische Unterrichtsangelegenheiten, S. 60).

§ 2.

Die obduzierenden Ärzte.

Als Gerichtsarzt im Sinne des Gesetzes gilt dort, wo ein besonderer Gerichtsarzt angestellt ist, dieser, sonst der zugleich als Gerichtsarzt tätige Kreisarzt. Der zuständige Gerichtsarzt (Kreisarzt) fungiert als erster Obduzent, er entscheidet, wenn über die technische Ausführung der Leichenöffnung Zweifel entstehen, vorbehaltlich der Befugnis des zweiten Obduzenten, seine abweichende Ansicht zu Protokoll zu geben.

§ 3.

Zeit der Leichenöffnung.

Leichenöffnungen sollen in der Regel nicht vor Ablauf von 12 Stunden nach dem Tode vorgenommen werden, ausnahmsweise und aus besonderen Gründen kann die Öffnung in dringenden Fällen auch früher erfolgen; indessen ist dann erforderlich, 1. daß die besonderen Gründe im Protokoll vermerkt werden, und 2. daß dieses auch genauen Aufschluß darüber gibt, in welcher Weise der Tod festgestellt worden ist.

§ 4.

Behandlung von Leichen, welche in Fäulnis übergegangen sind.

Wegen vorhandener Fäulnis dürfen Leichenöffnungen von den Gerichtsärzten nicht abgelehnt werden. Denn selbst bei einem hohen Grade der Fäulnis können Abnormitäten und Verletzungen der Knochen noch ermittelt, manche die noch zweifelhaft gebliebene Identität der Leiche betreffende Befunde, z. B. Farbe und Beschaffenheit der Haare, Mangel von Gliedmaßen usw. festgestellt, eingedrungene fremde Körper aufgefunden, Schwangerschaften entdeckt und Vergiftungen noch nachgewiesen werden. Es haben deshalb auch die Ärzte, wenn es sich zur Ermittelung derartiger Tatsachen um die Wiederausgrabung einer Leiche handelt, für dieselbe zu stimmen, ohne Rücksicht auf die seit dem Tode verstrichene Zeit.

Gerichtlichen Ausgrabungen hat mindestens einer der Ärzte beizuwohnen, welche später die Besichtigung oder Untersuchung der Leiche vornehmen. Derselbe hat im Einvernehmen mit dem Richter dafür zu sorgen, daß die Bloßlegung und Erhebung des Sarges, sowie dessen spätere Eröffnung mit möglichster Vorsicht geschehe. Liegt der Verdacht einer Vergiftung vor, so ist das Mittelstück der unteren Seite des Sarges herauszunehmen und aufzubewahren. Von der unterhalb desselben gelegenen Erde sowie auch zur Kontrolle von dem gewachsenen Boden der Seitenwände des Grabes oder in einiger Entfernung von

---

[1]) Hierzu vgl. J. Orth, Erläuterungen zu den Vorschriften für das Verfahren der Gerichtsärzte. Berlin, Hirschwald 1905.

[2]) Vgl. hierzu den auf S. 142 wiedergegebenen Ministerialerlaß.

demselben sind Proben in einem reinen Glas- oder Porzellangefäß zur chemischen Untersuchung mitzunehmen.

§ 5.

Instrumente.

Die Gerichtsärzte haben dafür zu sorgen, daß zur Verrichtung der ihnen obliegenden Leichenöffnung folgende Sektionsinstrumente in guter Beschaffenheit zur Stelle sind: 4 bis 6 Skalpelle, 1 Schermesser, 2 starke Knorpelmesser, 3 Pinzetten, 2 Doppelhaken, 2 Scheren, eine stärkere, deren einer Arm stumpf, der andere spitzig ist, und eine feinere, deren einer Arm geknöpft, der andere spitzig ist, 1 Darmschere, 1 Tubulus mit drehbarem Verschluß, 1 neusilberner Katheter, 1 grobe und 2 feine Sonden, 1 Bogensäge und 1 Stichsäge, 1 Meißel und 1 Schlägel, 1 Knochenschere, 1 Schraubstock, 6 krumme Nadeln von verschiedener Größe, 1 Tasterzirkel, 1 Meterstab und 1 metallenes Bandmaß mit Einteilung in Zentimeter und Millimeter, 1 Meßgefäß mit Einteilung in 100, 50, 25 Kubikzentimeter, 1 Wage mit Gewichtstücken bis zu 5 Kilogramm. 1 gute Lupe, blaues und rotes Reagenzpapier, 1 in jeder Beziehung leistungsfähiges Mikroskop, die zur Herstellung frischer mikroskopischer Präparate erforderlichen Instrumente, Gläser und Reagenzien (vgl. § 11 u. a.), sowie einige reine Glas- oder Porzellangefäße zur Aufbewahrung von Leichenteilen, welche mikroskopisch oder chemisch untersucht werden sollen. Die schneidenden Instrumente müssen vollständig scharf sein.

§ 6.

Sektionsraum und dessen Beleuchtung.

Für die Leichenöffnung ist ein hinreichend geräumiger und heller Raum zu beschaffen, auch muß für angemessene Lagerung der Leiche und Entfernung störender Umgebungen gesorgt werden. Leichenöffnungen bei künstlichem Licht sind, einzelne keinen Aufschub gestattende Fälle ausgenommen, unzulässig. Eine soche Ausnahme ist im Protokoll (§ 26) unter Anführung der Gründe ausdrücklich zu erwähnen.

§ 7.

Gefrorene Leichen.

Ist die Leiche gefroren, so ist sie in einen mäßig geheizten Raum zu bringen; mit der Leichenöffnung ist zu warten, bis die Leiche genügend aufgetaut ist. Die Anwendung von warmem Wasser oder von anderen warmen Gegenständen zur Beschleunigung des Auftauens ist unzulässig.

§ 8.

Fortschaffung der Leichen von einer Stelle zur anderen.

Bei allen mit der Leiche vorzunehmenden Bewegungen, namentlich bei dem Überführen derselben von einer Stelle zur anderen, ist sorgfältig darauf zu achten, daß kein zu starker Druck auf einzelne Teile ausgeübt und daß die Horizontallage der größeren Höhlen und die durch die Leichenstarre bedingte Stellung der Gliedmaßen nicht erheblich verändert werde.

II. Verfahren bei der Leichenöffnung.

§ 9.

Richterlicher Zweck der Leichenöffnung.

Beim Erheben der Leichenbefunde müssen die Gerichtsärzte im wesentlichen ebenso verfahren, wie wenn die Sektion aus rein ärztlichem Interesse unternommen würde, nur haben sie überall den richterlichen Zweck der Leichenuntersuchung im Auge zu behalten und alles, was diesem Zwecke dient, mit besonderer Genauigkeit und Vollständigkeit zu untersuchen. Die folgenden technischen Vorschriften über den Gang der Untersuchung sollen nicht schablonenhaft angewendet, sondern nur als allgemeiner Leitfaden betrachtet werden, von dem je nach der Eigentümlichkeit des Falles auch abgewichen werden kann. Wesentliche Abweichungen müssen jedoch im Protokoll (§ 26) begründet werden.

Alle erheblichen Befunde sind dem Richter von den Gerichtsärzten vorzuzeigen, bevor sie in das Protokoll aufgenommen werden.

§ 10.

Pflichten der Gerichtsärzte

Die Gerichtsärzte sind verpflichtet, in den Fällen, in denen ihnen dies erforderlich erscheint, den Richter rechtzeitig zu ersuchen, daß vor der Leichenöffnung der Ort, wo die Leiche gefunden wurde, in Augenschein genommen, die Lage, in welcher sie sich befand, ermittelt, und daß ihnen Gelegenheit gegeben werde, die Kleidungsstücke, welche der Verstorbene bei seinem Auffinden getragen hat, zu besichtigen.

In der Regel wird es indes genügen, daß sie ein hierauf gerichtetes Ersuchen des Richters abwarten.

Sie sind verpflichtet, auch über andere, für die Leichenöffnung und das abzugebende Gutachten erhebliche, etwa schon ermittelte Umstände sich von dem Richter Aufschluß zu erbitten.

in bezug auf die Ermittelung besonderer Umstände des Falles.

§ 11.

Mikroskopische Untersuchungen.

In allen Fällen, in denen es zur schnellen und sicheren Entscheidung eines zweifelhaften Befundes, z. B. zur Unterscheidung von Blut und von nur blutfarbstoffhaltigen Flüssigkeiten, erforderlich ist, eine mikroskopische Untersuchung vorzunehmen, ist diese sofort bei der Leichenöffnung zu veranstalten.

Wenn die äußeren Umstände dies unmöglich machen, oder schwierige mikroskopische Untersuchungen, z. B. von Gewebsteilen der Leiche, nötig sind, welche sich nicht sofort ausführen lassen, so sind die betreffenden Teile so schnell als möglich einer nachträglichen Untersuchung zu unterwerfen.

In dem über die Untersuchung zu erstattenden Bericht ist die Zeit, zu welcher diese nachträgliche Untersuchung vorgenommen wurde, und die angewandte Untersuchungsmethode stets genau anzugeben.

Die Leichenöffnung zerfällt in zwei Hauptteile:

A. Äußere Besichtigung,

B. Innere Besichtigung (Sektion).

§ 12.

Aeußere Besichtigung.

Bei der äußeren Besichtigung ist die äußere Beschaffenheit des Körpers im allgemeinen und die seiner einzelnen Abschnitte zu untersuchen:

Demgemäß sind, soweit die Besichtigung solches ermöglicht, zu ermitteln und anzugeben:

1. Alter, Geschlecht, Größe, Körperbau, allgemeiner Ernährungszustand, etwa vorhandene krankhafte Veränderungen oder Abnormitäten (z. B. sog. Fußgeschwüre, Narben, Mäler, Tätowierungen, Überzahl oder Mangel an Gliedmaßen),
2. die Zeichen des Todes und diejenigen der etwa schon eingetretenen Verwesung.

Zu diesem Zwecke sind zunächst etwa vorhandene Besudelungen der Leiche mit Blut, Kot, Eiter, Schmutz und dergleichen zu beschreiben und gegebenen Falles mit der Lupe oder dem Mikroskop zu untersuchen und darauf durch Abwaschen zu beseitigen. Dann wird die An- oder Abwesenheit der Muskelstarre, die allgemeine Hautfarbe der Leiche, die Art und der Grad der etwaigen Färbungen und Verfärbungen einzelner Teile durch die Verwesung, sowie die Farbe, Art, Lage und Ausdehnung der Totenflecke festgestellt, die Totenflecke sind einzuschneiden, wo eine Verwechselung mit Blutaustretungen möglich wäre.

Für die einzelnen Teile ist folgendes festzustellen:

1. Bei Leichen unbekannter Personen die Farbe und sonstige Beschaffenheit der Haare (Kopf und Bart), sowie die Farbe der Augen,
2. das Vorhandensein von fremden Gegenständen in den natürlichen Öffnungen des Kopfes, die Beschaffenheit der Zahnreihen und die Beschaffenheit und Lage der Zunge. Ergießt sich Flüssigkeit aus Mund oder Nase, so ist deren Farbe und Geruch anzugeben, bei Verdacht einer Vergiftung auch die Reaktion zu prüfen.
3. Demnächst sind zu untersuchen:
   der Hals, dann die Brust, der Unterleib, die Rückenfläche, der After, die äußeren Geschlechtsteile und endlich die Glieder.

Findet sich an irgendeinem Teile eine Verletzung, so ist ihre Gestalt, ihre Lage und Richtung mit Beziehung auf feste Punkte des Körpers, ferner ihre Länge und Breite in Metermaß anzugeben. Das Sondieren von Trennungen des Zusammenhanges ist bei der äußeren Besichtigung in der Regel zu vermeiden, da sich deren Tiefe bei der weiteren Untersuchung der verletzten Stellen ergibt. Halten die Gerichtsärzte die Einführung der Sonde für erforderlich, so ist dieselbe mit Vorsicht zu bewirken; die Gründe für ihr Verfahren sind im Protokoll (§ 26) besonders zu erwähnen.

Bei Wunden ist ferner die Beschaffenheit ihrer Ränder und deren Umgebung festzustellen. Die verwundeten Stellen der Haut sollen im unveränderten Teil umschnitten, ihre Umgebung unter Schonung der Hautwunde durch Flachschnitte in einzelne wie die Blätter eines Buches übereinanderliegende Schichten getrennt werden, damit man den Umfang und die Art der Verwundung der Weichteile feststellen kann, ohne das Aussehen der Hautwunde zu verändern.

Bei Schußwunden ist besonders auf Pulvereinsprengungen und Versenkung von Härchen zu achten und im Zweifelsfalle eine mikroskopische Untersuchung der Härchen vorzunehmen. Diese gilt auch von Fällen, in welchen zwischen Verbrühung und Verbrennung durch die Flamme zu unterscheiden ist.

In besonders wichtigen Fällen ist es empfehlenswert, die etwa vorhandenen Verletzungen oder andere bedeutungsvolle Befunde photographisch aufzunehmen oder durch eine Zeichnung wiederzugeben.

Bei Verletzungen und Beschädigungen der Leiche, die unzweifelhaft einen nicht mit dem Tode in Zusammenhang stehenden Ursprung haben, z. B. bei Merkmalen von Rettungsversuchen, Zernagung durch Tiere und dergleichen, genügt eine summarische Beschreibung dieser Befunde.

§ 13.

Innere Besichtigung. Allgemeine Bestimmungen.

Behufs der inneren Besichtigung sind die drei Haupthöhlen des Körpers: Kopf-, Brust- und Bauchhöhle zu öffnen.

In allen Fällen, in welchen von der Öffnung des Wirbelkanales oder einzelner Gelenkhöhlen irgend erhebliche Befunde erwartet werden können, ist dieselbe nicht zu unterlassen.

Besteht ein bestimmter Verdacht in bezug auf die Ursache des Todes, so ist mit derjenigen Höhle zu beginnen, in welcher sich die hauptsächlichen Veränderungen vermuten lassen; anderenfalls ist zuerst die Kopf-, dann die Brust- und zuletzt die Bauchhöhle zu untersuchen [1]).

Zuerst ist die Lage der in jeder der bezeichneten Höhlen befindlichen Organe, sodann die Farbe und Beschaffenheit der Oberflächen und ferner anzugeben, ob sich ein ungehöriger Inhalt vorfindet, namentlich fremde Körper, Gas, Flüssigkeiten oder Gerinnsel; die beiden letzterwähnten Befunde sind nach Maß oder Gewicht zu bestimmen. Endlich ist jedes einzelne Organ äußerlich und innerlich zu untersuchen. Bei anscheinenden Größenabweichungen der Organe hat ebenfalls eine Bestimmung derselben durch Messung oder Wägung zu geschehen.

§ 14.

Kopfhöhle.

Die Öffnung der Kopfhöhle geschieht, wenn nicht etwa Verletzungen, die soviel als möglich mit dem Messer umgangen werden müssen, ein anderes Verfahren gebieten, mittels eines von einem Ohr zum anderen mitten über den Scheitel hin geführten Schnittes, worauf zunächst die weichen Kopfbedeckungen nach vorn und hinten abgezogen werden.

Nachdem alsdann die Beschaffenheit der Weichteile mit Einschluß der Beinhaut und nach Entfernung der Beinhaut die Oberfläche der knöchernen Schädeldecke geprüft worden ist, wird diese durch einen Sägen-Kreisschnitt getrennt, abgenommen und sowohl die Schnittfläche und die Innenfläche untersucht, als auch die sonstige Beschaffenheit des Schädeldaches festgestellt.

---

[1]) Wegen der Neugeborenen s. §§ 22 u. 23.

Hierauf wird die äußere Oberfläche der harten Hirnhaut untersucht, der obere lange Blutleiter geöffnet und sein Inhalt bestimmt, sodann die harte Hirnhaut zuerst auf einer Seite getrennt, zurückgeschlagen und sowohl die innere Oberfläche derselben, als auch die Beschaffenheit der vorliegenden Abschnitte der weichen Hirnhaut untersucht.

Nachdem dasselbe auch auf der anderen Seite geschehen und der Sichelfortsatz an seiner vorderen Ansatzstelle abgetrennt worden ist, wird die harte Hirnhaut nach hinten zurückgeschlagen, wobei das Verhalten der in den Längsblutleiter einmündenden Blutadern vor ihrer Durchtrennung zu beachten ist. Nunmehr wird das Gehirn kunstgerecht herausgenommen, wobei sofort auf die Anwesenheit eines ungehörigen Inhaltes am Schädelgrunde zu achten ist. Es wird nun zunächst die Beschaffenheit der weichen Hirnhaut am Grunde und den Seitenteilen, insbesondere auch in den Seitenspalten (Sylvischen Spalten oder Gruben) ermittelt, auch das Verhalten der größeren Schlagadern, welche aufzuschneiden sind, sowie der Nerven festgestellt.

Nunmehr wird die Größe und Gestalt des Gehirns im ganzen wie seiner einzelnen Abschnitte und Windungen beachtet und durch eine Reihe geordneter Schnitte die Untersuchung der einzelnen Hirnteile, namentlich der Großhirnhemisphären, der großen Ganglien (Seh- und Streifenhügel nebst Linsenkern), der Vierhügel, des Kleinhirns, der Brücke und des verlängerten Markes vorgenommen, wobei namentlich die Farbe, die Füllung der Gefäße, die Konsistenz und die Struktur festzustellen sind.

Die Ausdehnung und der Inhalt der einzelnen Hirnhöhlen, sowie die Beschaffenheit und Gefäßfüllung der oberen Gefäßplatte sowie der verschiedenen Adergeflechte sind bei den einzelnen Abschnitten besonders ins Auge zu fassen, auch das Vorhandensein etwaiger Blutgerinnsel außerhalb der Gefäße zu ermitteln.

Den Schluß macht die Untersuchung der harten Hirnhaut des Schädelgrundes, die Eröffnung und Untersuchung der queren, und, falls ein Grund dazu vorliegt, der übrigen Blutleiter und ihres Inhaltes und endlich nach Entfernung der harten Hirnhaut die Untersuchung der Knochen des Grundes und der Seitenteile des Schädels.

§ 15.

Gesicht, Ohrspeicheldrüse, Gehörorgan, Nasen-Rachenhöhle und Augen.

Wo es nötig wird, die Öffnung der inneren Teile des Gesichtes, die Untersuchung der Ohrspeicheldrüse, des Gehörorgans und der Nasen-Rachenhöhle vorzunehmen, ist in der Regel der über den Kopf geführte Schnitt jederseits hinter dem Ohre in einem nach hinten gewölbten Bogen bis zum oberen Rande des Brustbeins zu verlängern und von hier aus die Haut nach vorne und oben hin abzupräparieren. Der spätere Eröffnungsschnitt für Brust- und Bauchhöhle (§ 17) beginnt dann nicht am Kinn, sondern an der Vereinigungsstelle beider Halsschnitte am oberen Rande des Brustbeins.

Die Untersuchung des inneren Ohres, insbesondere der Paukenhöhle, geschieht am einfachsten, indem man mit einigen Meißelschlägen die seitliche Hälfte der Kuppe des Felsenbeins entfernt; man kann aber auch das ganze Felsenbein mit einem Teil der Schläfenschuppe heraussägen und die Paukenhöhle durch einen von dem hinteren Rande des äußeren nach dem vorderen (inneren) Rande des inneren Gehörganges gerichteten senkrechten Sägeschnitt eröffnen.

Die Nasenhöhle mit ihren Nebenhöhlen kann am einfachsten der Untersuchung zugängig gemacht werden, indem man die knöcherne Schädelgrundfläche im Pfeildurchmesser durchsägt und dann die beiden Hälften auseinanderbiegt, es kann aber auch ein Stück der Schädelgrundfläche mit der Nasenscheidewand, den Muscheln usw. kunstgerecht herausgesägt werden.

Kommt die innere Untersuchung eines Auges in Frage, so kann man den Augapfel im ganzen aus der Augenhöhle von vorn her entfernen und durch einen Äquatorialschnitt eröffnen; doch genügt es in der Regel, von der Schädelhöhle nach Entfernung der knöchernen Augenhöhlendecke nur die hintere Hälfte des Augapfels zu entfernen.

§ 16.

Wirbelkanal und Rückenmark.

Die Öffnung des Wirbelkanales (§ 13, Abs. 2), welche sowohl vor wie nach der Untersuchung der Schädelhöhle vorgenommen werden kann, erfolgt in der Regel von der Rückseite her. Es wird zunächst die Haut und das Unterhautfett gerade über den Dornfortsätzen durchschnitten; sodann wird zu den Seiten der letzteren und der Bogenstücke die Muskulatur abpräpariert. Dabei ist auf Blutaustretungen, Zerreißungen und sonstige Veränderungen, namentlich auf Brüche der Knochen, sorgfältig zu achten.

Sodann wird mittels des Meißels oder mit einer Wirbelsäge (Rachiotom) der Länge nach aus allen Wirbeln der Dornfortsatz mit dem nächstanstoßenden Teile des Bogenstückes abgetrennt und herausgenommen. Nachdem die äußere Fläche der nun vorliegenden harten Haut geprüft ist, wird der Sack derselben durch einen Längsschnitt vorsichtig geöffnet und dabei sofort ein ungehöriger Inhalt, namentlich Flüssigkeit oder ausgetretenes Blut, festgestellt, auch Farbe, Aussehen und sonstige Beschaffenheit des hinteren Abschnittes der weichen Haut und des Rückenmarkes sowie durch sanftes Darübergleiten des Fingers über das Rückenmark der Grad des Widerstandes desselben ermittelt.

Nunmehr faßt man die harte Rückenmarkshaut unterhalb des Rückenmarksendes, schneidet sie quer durch und hebt sie mitsamt dem Rückenmark aus dem Wirbelkanal heraus, indem man die abgehenden Nerven an der äußeren Seite der harten Haut durchschneidet; dabei ist darauf zu achten, ob zwischen harter Haut und Wirbelsäule Blutergüsse oder sonstige fremde Körper vorhanden sind. In der Nähe des großen Hinterhauptloches wird die harte Haut quer durchtrennt und, falls die Sektion des Gehirns schon vorgenommen worden war, das obere Ende des Rückenmarkes aus dem großen Hinterhauptloche hervorgezogen, im anderen Falle das Rückenmark selbst mit der harten Haut quer durchschnitten.

Bei allen diesen Tätigkeiten ist besonders darauf zu achten, daß das Rückenmark weder gedrückt noch geknickt wird. Ist es herausgenommen, so wird zunächst die Beschaffenheit der äußeren, und, nach ihrer Durchtrennung in der Längsrichtung, diejenige der inneren Seite der harten Haut an der Vorderseite, desgleichen diejenige der weichen Haut geprüft, nächstdem die Größe und Farbe des Rückenmarks nach der äußeren Erscheinung angegeben und endlich durch eine größere Reihe von Querschnitten, die mit einem ganz scharfen und dünnen Messer zu führen sind, die innere Beschaffenheit des Rückenmarkes und zwar sowohl der weißen Stränge als der grauen Substanz dargelegt.

Schließlich wird die Wandung des Wirbelkanals daraufhin besichtigt, ob Verletzungen oder krankhafte Veränderungen an den Knochen, besonders den Wirbelkörpern oder an den Zwischenwirbelscheiben vorhanden sind. Finden sich solche, so ist der betreffende Teil der Wirbelsäule nach der Sektion der Brust- und Bauchhöhle herauszunehmen und in der Regel in der Richtung des Pfeildurchmessers zu durchsägen, um die Knochenveränderungen nach Art, Ausdehnung usw. genauer untersuchen zu können.

§ 17.

Hals, Brust- und Bauchhöhle. Allgemeine Bestimmungen.

Die Öffnung des Halses, der Brust- und Bauchhöhle wird, wenn nicht nach der im § 15, Abs. 1 angegebenen Methode verfahren wurde, was für alle Fälle zulässig ist, in der Regel eingeleitet durch einen einzigen langen, vom Kinn bis zur Schambeinfuge, und zwar links vom Nabel geführten Schnitt. Dieser Schnitt darf am Unterleibe nicht sogleich bis in die Bauchhöhle geführt werden, sondern soll nur in das Unterhautgewebe eindringen, dessen Bau und Dicke zu beachten ist. Man kann nun entweder die Bauchhaut im Unterhautgewebe nach den Seiten sowie nach oben bis zum Rippenrand ablösen und am Brustkorbe die Ablösung mit Einschluß der Brustmuskeln bis über die Knochenknorpelgrenze der Rippen hinaus fortsetzen, um dann erst die übrigen Bauchwandungen durch einen Kreuzschnitt zu zertrennen, wodurch man eine sehr breite Eröffnung der Bauchhöhle erreicht, oder man läßt die Bauchhaut mit den Muskeln im Zusammenhange, eröffnet die Bauchhöhle nur durch einen dem Hautschnitt entsprechenden Längsschnitt und löst dann ebenfalls die weichen Bedeckungen des Brustkorbes ab, nachdem man die Bauchmuskeln längs des Rippenrandes bis auf die Rippen durchtrennt hat. Am besten löst man dabei auch schon die Haut des Halses samt dem Hautmuskel bis an den Kieferwinkel ab.

Die Eröffnung der Bauchhöhle geschieht am besten in der Art, daß zuerst nur ein ganz kleiner Einschnitt in das Bauchfell gemacht wird. Bei dem Einschneiden ist darauf zu achten, ob Gas oder Flüssigkeit austritt. Es wird dann zuerst ein, sodann noch ein Finger eingeführt, vermittels derselben die Bauchdecke von den Eingeweiden abgezogen und zwischen beiden Fingern der Schnitt durch das Bauchfell fortgesetzt.

Nach der vollständigen Eröffnung der Bauchhöhle ist sofort die Lage, die Farbe und das sonstige Aussehen der vorliegenden Eingeweide, sowie ein etwa vorhandener ungehöriger Inhalt anzugeben, auch durch Zufühlen mit der Hand der Stand wie das sonstige Verhalten des Zwerchfelles zu bestimmen.

Die Untersuchung der Organe der Bauchhöhle wird nur dann sofort angeschlossen, wenn die Vermutung besteht, es sei die Todesursache an den Organen der Bauchhöhle zu finden (§ 13, Abs. 3). Für gewöhnlich hat die Untersuchung der Brusthöhle der weiteren Erforschung der Bauchhöhle voraufzugehen.

§ 18.

Bei dem Ablösen der Weichteile der Brust (s. § 17) ist auf das Verhalten der Muskeln und bei Frauen auf dasjenige der Milchdrüse, welche von hintenher eingeschnitten wird, zu achten. **Brusthöhle.**

Zur Eröffnung der Brusthöhle werden die Rippenknorpel um wenige Millimeter nach innen von ihren Ansatzstellen an die Rippen mit einem starken Knorpelmesser durchschnitten. Dasselbe ist so zu führen, daß das Eindringen der Spitze in die Lunge oder das Herz vermieden wird.

Bei Verknöcherung der Knorpel ist es vorzuziehen, die Rippen selbst etwas nach außen von den Ansatzstellen der Knorpel mit einer Säge oder einer Knochenschere zu durchtrennen.

In jedem Falle wird dabei jederseits die Brustfellhöhle eröffnet, deren Zustand (ob leer oder verwachsen, ob mit abnormem Inhalt und welchem versehen) bereits jetzt für die vorderen Abschnitte festgestellt werden sollte.

Wenn die Möglichkeit einer Gas-(Luft-)Anhäufung in dem Brustfellsack vorliegt, insbesondere wenn die Weichteile der Zwischenrippenräume vorgewölbt erscheinen, ist zunächst, bevor die Rippen durchschnitten werden, nur ein kleiner Einschnitt in das Brustfell, oder es sind nacheinander in verschiedenen Zwischenrippenräumen mehrere kleine Einschnitte zu machen, wobei auf etwa herausströmendes Gas besonders zu achten ist.

Sodann wird jederseits das Schlüsselbein vom Handgriffe des Brustbeins durch halbmondförmig geführte vertikale Schnitte im Gelenk getrennt und die erste Rippe, sei es im Knorpel, sei es im Knochen, mit Messer oder Knochenschere durchschnitten, wobei die größte Vorsicht anzuwenden ist, daß nicht die dicht darunter liegenden Gefäße verletzt werden. Alsdann wird das Zwerchfell, soweit es zwischen den Endpunkten der genannten Schnittlinien angeheftet ist, dicht an den Rippenknorpeln und dem Schwertfortsatz abgetrennt, das Brustbein nach aufwärts geschlagen und das Mittelfell mit sorgsamer Vermeidung jeder Verletzung des Herzbeutels und der großen Gefäße durchschnitten.

Nachdem das Brustbein entfernt ist, wird zunächst der Zustand der Brustfellsäcke, namentlich ein ungehöriger Inhalt derselben nach Menge und nach Beschaffenheit, sowie der Ausdehnungszustand und das Aussehen der vorliegenden Lungenteile festgestellt. Hat bei der Entfernung des Brustbeins eine Verletzung von Gefäßen stattgefunden, so ist sofort eine Unterbindung oder wenigstens ein Abschluß derselben durch einen Schwamm vorzunehmen, damit das ausfließende Blut nicht in die Brustfellsäcke trete und später das Urteil störe. Die Zustände des Mittelfelles, insbesondere das Verhalten der darin vorhandenen Brust- und Thymusdrüse werden schon hier ermittelt.

Herz. Nächstdem wird der Herzbeutel geöffnet und untersucht und das Herz selbst geprüft. Bei letzterem ist Größe, Gestalt, Füllung der Kranzgefäße und der einzelnen Abschnitte (Vorhöfe und Kammern), Farbe und Konsistenz (Leichenstarre) zu bestimmen, bevor irgendein Schnitt in das Herz gemacht oder gar dasselbe aus dem Körper entfernt wird. Sodann ist, während das Herz noch in seinem natürlichen Zusammenhange sich befindet, jede Kammer und jeder Vorhof einzeln zu öffnen und der Inhalt jedes einzelnen Abschnittes nach Menge, Gerinnungszustand und Aussehen zu bestimmen, auch die Weite der Vorhofkammeröffnung durch vorsichtige Einführung zweier Finger vom Vorhof aus zu erproben. Bei Vergrößerung, besonders einseitiger, des Herzens, kann zuerst ein horizontaler Schnitt durch die Mitte beider Herzkammern gelegt werden, der bis an das Herzfell der Rückseite reicht.

Nunmehr kann man entweder das Herz herausschneiden und weiter untersuchen, darauf die Lungen- und endlich die Halsorgane nebst Speiseröhre und Brustschlagader vornehmen, oder man beginnt in der später anzugebenden Weise mit der Untersuchung der Halsorgane, nimmt dann diese im Zusammenhange mit sämtlichen Brustorganen heraus und trennt nun erst je nach Bedürfnis die einzelnen Organe ab, um sie weiter zu untersuchen, oder man nimmt die weitere Untersuchung vor, ohne den Zusammenhang der Teile aufzuheben.

Hat man das Herz abgetrennt, so kann man die Schlußfähigkeit der Schlagaderklappen durch Aufgießen von Wasser prüfen, doch muß man dabei sehr vorsichtig zu Werke gehen, um nicht Täuschungen zu unterliegen. In jedem Falle müssen die Schlagadermündungen aufgeschnitten und der Zustand ihrer Klappen ebenso wie derjenige der Vorhofkammerklappen geprüft werden. Es folgt die Feststellung der Beschaffenheit des Herzfleisches nach Größe (Dicke), Farbe und Aussehen; entsteht dabei die Vermutung, daß Veränderungen des Muskelgewebes, z. B. Fettentartung desselben, in größerer Ausdehnung vorhanden seien, so ist jedesmal eine mikroskopische Untersuchung zu veranstalten.

Besondere Aufmerksamkeit ist den Kranzgefäßen zu schenken, welche zu eröffnen und in bezug auf Lichtung und Wandbeschaffenheit zu untersuchen sind.

An die Untersuchung des Herzens schließt sich die der größeren Gefäße, mit einziger Ausnahme der absteigenden Aorta, welche erst nach den Lungen zu prüfen ist.

Bei plötzlichen Todesfällen empfiehlt es sich, vor der Herausnahme des Herzens die Lungenschlagader von der rechten Kammer aus zu eröffnen, um auf etwaige Verstopfungen derselben (durch Embolie) zu fahnden.

Lungen. Die genauere Untersuchung der Lungen setzt ihre Herausnahme aus der Brusthöhle voraus. Dabei ist jedoch mit großer Vorsicht zu verfahren und jede Zerreißung oder Zerdrückung des Gewebes zu vermeiden. Sind ausgedehntere, namentlich ältere Verwachsungen vorhanden, so sind dieselben nicht zu trennen, sondern es ist an dieser Stelle das Rippenbrustfell mit zu entfernen. Nachdem die Lungen herausgenommen sind, wird noch einmal sorgsam ihre Oberfläche betrachtet, um namentlich frischere Veränderungen, z. B. die Anfänge entzündlicher Ausschwitzung, nicht zu übersehen. Sodann werden Luftgehalt, Farbe und Konsistenz der einzelnen Lungenabschnitte angegeben, endlich große glatte Einschnitte gemacht und die Beschaffenheit der Schnittflächen, der Luft-, Blut- und Flüssigkeitsgehalt, der etwaige feste Inhalt der Lungenbläschen, der Zustand der Bronchien und Lungenarterien, letzterer namentlich mit Rücksicht auf eingetretene Verstopfungen usw. festgestellt. Zu diesem Zwecke sind die Luftwege und die größeren Lungengefäße mit der Schere aufzuschneiden und bis in ihre feinsten Verästelungen zu verfolgen.

Wo der Verdacht vorliegt, daß fremde Massen in die Luftwege hineingelangt sind, und wo Stoffe in den Luftwegen gefunden werden, deren Natur durch ihre groben Merkmale nicht sicher angezeigt wird, ist eine mikroskpische Untersuchung zu veranstalten. Ebenso sind, wo der Verdacht einer Fettembolie vorliegt, alsbald Schnitte des Lungengewebes daraufhin mikroskopisch zu durchmustern, um ein Urteil über das Vorhandensein und gegebenen Falles den Umfang der Embolie zu gewinnen.

§ 19.

Hals.

Die Untersuchung des Halses kann, wie erwähnt, je nach der Eigentümlichkeit des Falles nach derjenigen der Brustorgane oder in Verbindung mit derselben vorgenommen werden. In der Regel empfiehlt es sich, die großen Gefäße und die Nervenstämme in ihrer natürlichen Lage zu untersuchen, was insbesondere bei Erhängten oder bei dem Verdacht des Erwürgungstodes geboten ist, um zu ermitteln, ob die inneren Häute der Halsschlagadern verletzt sind oder nicht. In diesen Fällen sind vorher etwaige Veränderungen an den vorderen Halsmuskeln festzustellen, auch ist dabei die Ablösung der Haut des Halses in besonders vorsichtiger Weise zu bewirken, damit eine Verwechselung zwischen den während des Lebens entstandenen Rissen in den Halsmuskeln und den bei der Sektion etwa bewirkten Verletzungen derselben ausgeschlossen werden kann.

Wenn, wie bei Ertrunkenen, auf den Inhalt der Luftwege besonderer Wert zu legen ist, werden stets der Kehlkopf und die Luftröhre vor Herausnahme der Lungen in ihrer natürlichen Lage durch einen Schnitt von vornher eröffnet, welcher in die größeren Luftröhrenäste fortzusetzen ist. Dabei ist zugleich ein vorsichtiger Druck auf die Lungen auszuüben, um zu sehen, ob und welche Flüssigkeiten usw. dabei in die Luftröhre aufsteigen. Für gewöhnlich, insbesondere in Fällen, wo Verletzungen des Kehlkopfes und der Luftröhre stattgefunden haben, oder wichtige Veränderungen ihres Gewebes vermutet werden, findet die Öffnung der Luftwege erst nach ihrer Herausnahme von der hinteren Seite her statt.

Die Luftwege werden im Zusammenhange mit der Zunge, dem weichen Gaumen, dem Schlunde, der Speiseröhre und der Hauptschlagader herausgenommen; die schleimhäutigen Kanäle werden von hinten her aufgeschnitten und namentlich auf die Zustände ihrer Schleimhäute untersucht, doch müssen auch die übrigen Bestandteile der Wand, insbesondere die Knorpel des Kehlkopfes, ebenso wie das Zungenbein (besonders etwa vorhandene Verletzungen) beachtet werden.

Die Mandeln und Speicheldrüsen, die Schilddrüse sowie die Lymphdrüsen des Halses sind zu betrachten und einzuschneiden. Die Hauptschlagader wird an ihrer vorderen Seite aufgeschnitten.

Wenn Herz und Lungen schon vor der Untersuchung der Halsorgane entfernt worden waren, ist besonders darauf zu achten, daß von den Luftröhren und der Speiseröhre nichts in der Brusthöhle zurückbleibt.

Erscheint es wünschenswert, den Zusammenhang von Speiseröhre und Magen oder von Brust- und Bauchschlagader nicht zu zerstören, so löst man diese Teile, soweit sie oberhalb des Zwerchfells liegen, nur von der Wirbelsäule los, trennt sie aber über dem Zwerchfell nicht ab, sondern legt sie nach vorgenommener Untersuchung in die Brusthöhle zurück, bis die entsprechenden Bauchhöhlenorgane zur Sektion gelangen.

Falls der Zustand des Rachens von wesentlicher Bedeutung ist, wie bei der Erstickung durch Fremdkörper, ist es ratsam, statt des einen Mittelschnittes durch die Halshaut die vorher (§ 15) angegebenen Seitenschnitte auszuführen; nach Abtrennung der Weichteile, besonders der Zunge, vom Unterkiefer wird dadurch in der Regel eine genügende Übersicht des Schlundes und Kehlkopfeinganges zu gewinnen sein; eine noch freiere Übersicht erhält man, wenn man den Unterkiefer aus seinen Gelenken löst und mitsamt den Hautlappen nach oben (auf das Gesicht) zurückschlägt.

Es ist auch zulässig, den Hautschnitt über das Kinn durch die Unterlippe nach oben zu verlängern, die Haut beiderseits bis zu den Kieferwinkeln abzulösen, diese zu durchsägen und das losgelöste Mittelstück des Unterkiefers als Handhabe zu benutzen, um leichter und freier den Schlund übersehen und entfernen zu können.

Wenn eine Verengerung der Luftröhre durch Druck seitens benachbarter Teile, z. B. einer übergroßen Thymusdrüse, anzunehmen ist, empfiehlt es sich, schon vor der Eröffnung der Brusthöhle oder doch sofort nach Entfernung des Brustbeins die Luftröhre in ihrer natürlichen Lage quer zu durchschneiden, um durch Einblick in die Lichtung nach oben und unten eine etwa vorhandene Verengerung sicherer zu erkennen.

Nach Entfernung der Hals- und Brustorgane ist zum Schluß der Zustand der tiefen Halsmuskulatur sowie der Hals- und Brustwirbelsäule zu berücksichtigen. Veränderte Abschnitte der Wirbelsäule werden am besten erst nach Beendigung der Bauchsektion herausgenommen und nach § 16, Schlußsatz, weiter behandelt.

§ 20.

Bauchhöhle.

Die weitere Untersuchung der Bauchhöhle und ihrer Organe (§ 17) geschieht stets in einer solchen Reihenfolge, daß durch die Herausnahme des einen Organs die genauere Erforschung seiner Verbindungen mit einem anderen nicht beeinträchtigt wird. So hat die Untersuchung des Zwölffingerdarmes und des Gallenganges der Herausnahme der Leber voranzugehen. In der Regel empfiehlt sich nachstehende Reihenfolge: 1. Bauchfell der Bauchwand und Netz, 2. Milz, 3. Nieren und Nebennieren, 4. Harnblase, 5. Geschlechtsteile (beim Manne Vorsteherdrüse und Samenbläschen, Hoden, Rute mit der Harnröhre; beim Weibe Eierstöcke, Trompeten, Gebärmutter und Scheide), 6. Mastdarm, 7. Zwölffingerdarm und Magen, 8. Gallengang, 9. Leber, 10. Bauchspeicheldrüse, 11. Gekröse, 12. Dünndarm, 13. Dickdarm, 14. die großen Blutgefäße vor der Wirbelsäule nebst den sie begleitenden Lymphdrüsen, 15. die Muskeln und Knochen der Wirbelsäule und des Beckens.

Doch kann auch mitunter, um Raum zu gewinnen, alsbald nach der Milz, Dünn- und Dickdarm von dem vorher zu untersuchenden Gekröse abgelöst und herausgenommen werden. In diesem Falle ist eine Unterbindung des Darmes oben und unten zweckmäßig.

Wenn besondere Gründe dazu vorliegen, ist es gestattet, sämtliche Organe der Bauchhöhle oder einen Teil derselben im Zusammenhang herauszunehmen und erst dann die einzelnen Teile in ihrem natürlichen Zusammenhang oder nach ihrer Entfernung weiter zu untersuchen.

Milz.

Die Milz wird jedesmal in bezug auf Länge, Breite und Dicke und zwar in liegender Stellung (nicht in der Hand) und ohne daß der Maßstab angedrückt wird, gemessen, sodann der Länge nach und falls sich veränderte Stellen zeigen, in mehreren Richtungen durchschnitten. Jedesmal ist eine Beschreibung ihres Blutgehaltes zu geben.

Nieren und Nebennieren.

Nieren und Nebennieren werden in der Art herausgenommen, daß ein vertikaler Längsschnitt durch das Bauchfell nach außen von dem auf- oder absteigenden Dickdarm gemacht, letzterer zurückgeschoben und die Niere nebst Nebenniere ausgelöst wird. Dabei ist auf das Verhalten des Harnleiters zu achten, welcher, wenn er nichts Abweichendes zeigt, zu durchschneiden, aber im Zusammenhange mit den Beckenorganen zu lassen ist, sobald an ihm eine Veränderung wahrgenommen wird. Die weitere Sektion der Niere kann dann verbleiben bis die Beckenorgane herausgenommen worden sind, sie kann aber auch sofort wie bei der frei herausgeschnittenen Niere vorgenommen werden. Die Nebennieren werden auf einem mitten über ihre Flachseite geführten Schnitt untersucht, bei den Nieren wird zunächst durch einen über den konvexen Rand geführten Längsschnitt die Kapsel eingeschnitten und vorsichtig abgezogen, worauf die freigelegte Oberfläche in bezug auf Größe, Gestalt, Farbe, Blutgehalt, krankhafte Zustände beschrieben wird. Dann wird ein Längsschnitt durch die ganze Niere bis zum Becken geführt, die Schnittfläche in Wasser abgespült und beschrieben, wobei Mark und Rindensubstanz, Gefäße und Parenchym zu berücksichtigen sind. Vom Nierenbecken aus wird der Harnleiter bei erhaltenem Zusammenhange bis zu seiner Eintrittsstelle in die Blasenwand mit einer Schere aufgeschlitzt.

Beckenorgane.

Die Beckenorgane (Harnblase, Mastdarm und die damit im Zusammenhange stehenden Geschlechtsteile) werden, nachdem die Harnblase in ihrer natürlichen Lage geöffnet und ihr Inhalt bestimmt ist, auch die Lage, die Größe, sowie die gegenseitigen Beziehungen der übrigen Beckenorgane beachtet worden sind, am besten im Zusammenhange herausgeschnitten und dann erst der weiteren Untersuchung unterzogen, bei welcher die Geschlechtsteile zuletzt zur Betrachtung und Öffnung gelangen. Dabei hat die Untersuchung der Eierstöcke, vor allem wegen der Wichtigkeit etwa vorhandener gelber Körper, derjenigen der übrigen weiblichen Geschlechtsteile, die Öffnung der Scheide derjenigen der Gebärmutter vorherzugehen. Bei Wöchnerinnen ist den venösen und lymphatischen Gefäßen sowohl an der inneren Oberfläche der Gebärmutter als auch in der Wand und in den Anhängen besondere Aufmerksamkeit zu schenken, namentlich ist ihre Weite und ihr Inhalt festzustellen. Die Hoden werden am besten an dem Samenstrang durch den Leistenkanal in die Bauchhöhle gezogen und nach Eröffnung der Scheidenhöhle vom freien Rande gegen den Nebenhoden hin durchschnitten; der Schnitt wird sofort durch den Nebenhoden hindurchgeführt.

Magen und Zwölffingerdarm werden, nachdem ihr Zustand äußerlich ermittelt worden ist, in ihrer natürlichen Lage, und zwar der Zwölffingerdarm an seiner vorderen Seite, der Magen an der großen Krümmung, mit einer Schere aufgeschnitten und zunächst einer genauen Prüfung ihres Inhaltes unterzogen. Hierauf wird die Beschaffenheit des Zwölffingerdarmes sowie die Durchgängigkeit und der Inhalt des Mündungsteiles des Gallenganges untersucht, der Gallengang bis zur Leberpforte aufgeschlitzt, die Pfortader freigelegt und auf ihren Inhalt geprüft, und nun erst der Magen behufs weiterer Untersuchung herausgeschnitten. Magen und Zwölffingerdarm.

Die Leber wird zuerst äußerlich in ihrer natürlichen Lage beschrieben und dann herausgeschnitten. Durch einen oder nach Bedürfnis mehrere lange, quer durch das Organ (gleichzeitig durch den linken und rechten Lappen) gelegte glatte Schnitte wird der Blutgehalt und das Verhalten des Gewebes festgestellt. Bei der Beschreibung ist stets eine kurze Mitteilung über das allgemeine Verhalten der Leberläppchen, namentlich über das Verhalten der inneren und äußeren Abschnitte derselben zu geben. Den Beschluß der Leberuntersuchung macht die Eröffnung und Untersuchung der Gallenblase. Leber.

Die Bauchspeicheldrüse kann in ihrer natürlichen Lage belassen und nur durch einen Längsschnitt gespalten werden, von welchem aus ihr Ausführungsgang eröffnet werden kann; sind wesentliche Veränderungen von außen zu bemerken, so wird sie mitsamt dem absteigenden Teil des Zwölffingerdarms herausgeschnitten und dann erst genauer untersucht. Bauchspeicheldrüse.

Der Untersuchung des Darmkanales hat stets diejenige des Gekröses mit seinen Lymphdrüsen, Lymph- (Chylus-) und Blutgefäßen vorauszugehen. Wo sich Veränderungen an Lymphdrüsen oder -Gefäßen finden, da ist stets der entsprechende Teil des Darmes zunächst äußerlich, bei vorhandenen Veränderungen auch sofort (nach Eröffnung dieses Teiles) der Zustand der Schleimhaut genau zu untersuchen. Die gewöhnliche Untersuchung des Darmkanals beginnt mit der äußeren Betrachtung seiner einzelnen Abschnitte in bezug auf Ausdehnung, Farbe und sonstige Beschaffenheit und kann weiterhin in verschiedener Weise vorgenommen werden. Entweder wird der Darm im Zusammenhange mit dem Gekröse gelassen und am Dünndarm längs der Ansatzstelle des Gekröses, am Dickdarm im Verlauf eines Längsbandes aufgeschnitten, oder er wird, was reinlicher ist, uneröffnet hart am Gekröse abgeschnitten, so daß er in gerader Linie ausgestreckt werden kann, und nun ebenfalls an den oben angegebenen Stellen mit der Darmschere aufgeschnitten. Schon während des Aufschlitzens wird der Inhalt der einzelnen Abschnitte betrachtet und bestimmt. Sodann wird das Ganze gereinigt und der Zustand der einzelnen Abschnitte, und zwar im Dünndarm mit besonderer Rücksicht auf die Peyerschen Drüsenhaufen, die Einzelknötchen, die Zotten und Falten bestimmt. Gekröse, Dünn- und Dickdarm.

Mindestens in jedem Falle von Bauchfellentzündung ist der Wurmfortsatz genau zu untersuchen.

Nachdem die großen Gefäße und die sie begleitenden Lymphdrüsen untersucht worden sind, macht die Betrachtung der Bauch- und Beckenmuskulatur sowie die Untersuchung der Wirbelsäule und Beckenknochen den Beschluß der Bauchhöhlensektion. Veränderte Knochenabschnitte können jetzt herausgenommen und an Sägeschnitten weiter untersucht werden (vgl. § 16 Schluß).

§ 21.

Vergiftungsfälle.

Bei Verdacht einer Vergiftung vom Munde aus beginnt die innere Besichtigung mit der Bauchhöhle, wenn nicht ein bestimmter Verdacht auf Vergiftung mit Blausäure oder deren Verbindungen es empfehlenswert macht, die Öffnung der Kopfhöhle vorauszuschicken, bei der der charakteristische Geruch in größerer Reinheit hervortritt. In der Bauchhöhle ist vor jedem weiteren Eingriff die äußere Beschaffenheit der oberen Baucheingeweide, ihre Lage und Ausdehnung, die Füllung der Gefäße und der Geruch zu ermitteln. Hier wie bei anderen wichtigen Organen ist stets festzustellen, ob auch die kleineren Verzweigungen der Schlag- und Blutadern oder nur Stämme und Stämmchen bis zu einer gewissen Größe gefüllt sind und ob die Ausdehnung der Gefäßlichtung eine beträchtliche ist oder nicht.

Besonders genau ist der Magen zu besichtigen und festzustellen, ob dessen Wand unversehrt ist oder ob sie zu zerreißen droht oder gar schon zerrissen ist.

Im ersten Falle findet die Sektion der Brusthöhle in der üblichen Weise statt, jedoch wird das Blut des Herzens samt dem aus den großen Gefäßen entnommenen in ein reines Gefäß von Porzellan oder Glas (A) gebracht; in ein zweites Gefäß (B) legt man Stücke der Lunge und des Herzens. Endlich werden die Halsorgane in der § 19 Abs. 6 beschriebenen Weise nur frei gemacht, jedoch nicht durchtrennt; die Speiseröhre aber wird, um ein Ausfließen des Mageninhaltes zu verhindern, oberhalb des Zwerchfells unterbunden.

Dann wird in der allgemein üblichen Weise Netz und Milz untersucht, und von dieser ein Stück ebenfalls in das Gefäß B gebracht. Nach Ablösung und Zurücklegung des Querdarms und doppelter Unterbindung des Zwölffingerdarms im oberen Drittel wird dieser zwischen beiden Unterbindungen durchschnitten und der Magen im Zusammenhange mit den Halsorganen unter Durchtrennung der Aorta oberhalb des Zwerchfelles sowie des Zwerchfelles selbst herausgenommen. Magen und Halsteile werden auf einer passenden Unterlage ausgebreitet, der Magen an der großen Krümmung bis in die Speiseröhre und diese in ihrem ganzen Verlauf durchtrennt. Es wird jetzt der Inhalt des Magens nach Menge, Farbe, Zusammensetzung, Reaktion und Geruch bestimmt und in ein drittes Gefäß (C) gegeben und nunmehr die Schleimhaut von Zunge, Rachen, Speiseröhre und Magen auf Dicke, Farbe, Oberfläche und Zusammenhang untersucht. Bei dieser Untersuchung ist sowohl dem Zustande der Blutgefäße als auch dem Gefüge der Schleimhaut selbst besondere Aufmerksamkeit zuzuwenden, namentlich ist festzustellen, ob das vorhandene Blut in Gefäßen enthalten oder aus den Gefäßen ausgetreten ist, ob es frisch oder durch Fäulnis oder Erweichung verändert und in diesem Zustande in benachbarte Gewebe eingedrungen ist. Ist Blut ausgetreten, so ist festzustellen, ob es auf der Oberfläche oder im Gewebe liegt, ob es geronnen ist oder nicht. Endlich ist besondere Sorgfalt zu verwenden auf die Untersuchung des Zusammenhanges der Oberfläche, namentlich darauf, ob Substanzverluste, Abschürfungen, Geschwüre vorhanden sind. Die Frage, ob gewisse Veränderungen möglicherweise durch den natürlichen Gang der Zersetzung nach dem Tode, namentlich unter Einwirkung gärenden Mageninhaltes zustande gekommen sind, ist stets im Auge zu behalten. Ergibt die Betrachtung mit bloßem Auge, daß die Magenschleimhaut durch besondere Trübung und Schwellung ausgezeichnet ist, so ist jedesmal, und zwar möglichst bald, eine mikroskopische Untersuchung der Schleimhaut, namentlich mit bezug auf das Verhalten der Labdrüsen, zu veranstalten. Im Mageninhalt gefundene verdächtige Körper, z. B. Bestandteile von Blättern oder sonstige Pflanzenteile oder Reste von tierischer Nahrung sind einer mikroskopischen Untersuchung zu unterwerfen.

Nachdem nun noch die übrigen Halsorgane in der erforderlichen Weise untersucht und dann abgetrennt worden sind, werden der Magen und die Speiseröhre in das Gefäß (C) zu dem Mageninhalt gelegt.

Hat sich bei der äußeren Betrachtung der Bauchhöhle ergeben, daß die Magenwand sehr erweicht ist, so daß sie zu zerreißen droht, so ist der Inhalt des Magens und des Zwölffingerdarms aus einem Einschnitt an der großen Krümmung aufzufangen und in gleicher Weise zu untersuchen und zu verwahren; es wird dann der Zwölffingerdarm ebenfalls in seinem oberen Drittel unterbunden und danach mit der Sektion fortgefahren wie in den oben erwähnten, die Regel bildenden Fällen.

Ist der Mageninhalt infolge Durchlöcherung des Magens ganz oder zum Teil schon in die Bauchhöhle geflossen, so ist er aus dieser und dem Magen alsbald sorgfältig auszuschöpfen, in der angegebenen Weise zu untersuchen, worauf die Unterbindung des Zwölffingerdarmes und die weitere Sektion in der eben geschilderten Weise erfolgt.

Danach wird der Dickdarm an seinem unteren Ende doppelt unterbunden, zwischen beiden Fäden durchschnitten und dann Dickdarm, Dünndarm sowie Zwölffingerdarm herausgenommen. Die Därme werden gleichfalls auf einer passenden Unterlage ausgebreitet, aufgeschnitten und untersucht, Därme und Darminhalt kommen dann ebenfalls in das Gefäß C; nur bei Vorhandensein sehr reichlicher Kotmassen ist die Aufbewahrung des Dickdarmes samt Inhalt in einem eigenen Gefäß (C 2) geboten.

Dann folgt die Untersuchung der Nieren, die in ein besonderes Gefäß (D) zu geben sind, nachdem erforderlichenfalls von ihnen, ebenso wie von anderen Organen, Stücke zur sofortigen oder späteren mikroskopischen Untersuchung zurückbehalten worden sind. Falls Verdacht auf eine nach dem Tode erfolgte Gifteinfuhr vorliegt, sind linke und rechte Niere in besonderen Gefäßen D 1 und D 2 aufzubewahren. Weiter folgt die Untersuchung der Beckenorgane, wobei der Harn am besten mittels Katheters in ein besonderes Gefäß (E) entleert wird; in ein ferneres (F) gelangt die Leber mit der Gallenblase. In das Gefäß B kommen später noch Teile des Gehirns.

Bei Vergiftung durch narkotische Substanzen (Morphium, Strychnin, Alkohol, Chloroform u. a.) ist es jedoch geboten, das ganze Gehirn in einem besonderen Gefäß aufzubewahren.

Jedes dieser Gefäße wird verschlossen, versiegelt und inhaltsgemäß bezeichnet.

Ist die Vergiftung durch Einatmung geschehen, so kann die Sektion in der allgemein üblichen Weise vorgenommen werden; auch hier sind jedoch Blut, Harn, Magendarmkanal nebst Inhalt, ansehnliche Teile der übrigen Organe geeignetenfalls auch das ganze Gehirn gesondert in je einem Glasgefäß zurückzustellen.

Die Unterlage, auf welcher die Organe bei Verdacht auf Vergiftung aufgeschnitten werden, muß nach der Durchforschung eines jeden einzelnen sorgfältig gereinigt werden; jedes Organ ist nach seiner Betrachtung sofort in das betreffende Glas zu legen, so daß eine Berührung mit anderen Teilen ausgeschlossen ist. Die Organe dürfen im Waschgefäß nicht abgespült werden; überhaupt ist es für die Zwecke der chemischen Analyse vorteilhaft, die Anwendung von Wasser bei der Sektion möglichst zu beschränken.

Bei Verdacht einer Erkrankung durch Trichinen hat sich die mikroskopische Untersuchung zunächst mit dem Inhalt des Magens und des oberen Dünndarmes zu beschäftigen, jedoch ist zugleich ein Teil der Muskulatur (Zwerchfell, Hals- und Brustmuskeln) zur weiteren Prüfung zurückzulegen.

§ 22.

Neugeborene. Ermittelung der Reife und Entwickelungszeit.

Bei den Leichenöffnungen Neugeborener sind außer den obenangeführten allgemeinen Vorschriften noch folgende besondere Punkte zu beachten:

Es müssen erstens die Zeichen ermittelt werden, aus welchen auf die Reife und die Entwicklungszeit des Kindes geschlossen werden kann.

Dahin gehören: Länge und Gewicht des Kindes, Beschaffenheit der allgemeinen Bedeckungen (Wollhaare, Käseschmiere) und der Nabelschnur, Länge und Beschaffenheit der Kopfhaare, Größe der Fontanellen, Umfang (größter horizontaler), Längs-, Quer- und Schrägdurchmesser des Kopfes, Beschaffenheit der Augen (Pupillarmembran), der Nasen- und Ohrknorpel, Länge und Beschaffenheit der Nägel, Querdurchmesser der Schultern und Hüften, bei Knaben die Beschaffenheit des Hodensackes und die Lage der Hoden, bei Mädchen die Beschaffenheit der äußeren Geschlechtsteile.

Endlich ist noch zu ermitteln, ob und in welcher Ausdehnung in der unteren Epiphyse des Oberschenkels ein Knochenkern vorhanden ist. Zu diesem Behufe wird das Kniegelenk durch einen unterhalb der Kniescheibe verlaufenden Querschnitt geöffnet, die Extremität im Gelenke stark gebeugt und die Kniescheibe durch seitliche Längsschnitte abpräpariert und nach oben hin zurückgeschlagen. Alsdann werden dünne Knorpelschichten von der Gelenkfläche des Oberschenkels aus schaftwärts so lange abgetragen, bis man an den Schaft anlangt; der größte Durchmesser des Knochenkerns wird nach Millimetern gemessen.

Ergibt sich aus der Beschaffenheit der Frucht, daß sie vor Vollendung der dreißigsten Woche geboren ist, so kann von der Leichenöffnung Abstand genommen werden, wenn sie nicht von dem Richter ausdrücklich gefordert wird.

§ 23.

Ermittelung stattgehabter Atmung.

Ist anzunehmen, daß das Kind nach der dreißigsten Woche geboren worden ist, so muß zweitens untersucht werden, ob es in oder nach der Geburt geatmet hat. Es ist deshalb die Atemprobe in nachstehender Reihenfolge anzustellen:

a) Schon nach Öffnung der Bauchhöhle ist der Stand des Zwerchfelles zu ermitteln; deshalb ist bei Neugeborenen stets die Bauchhöhle zuerst und für sich und dann erst die Brust- und Kopfhöhle zu öffnen [1]).
b) Vor Öffnung der Brusthöhle ist die Luftröhre oberhalb des Brustbeins einfach zu unterbinden.
c) Demnächst ist die Brusthöhle zu öffnen und die Ausdehnung und die von derselben abhängige Lage der Lungen (letztere namentlich in Beziehung zum Herzbeutel), sowie die Farbe und Konsistenz der Lungen zu ermitteln.
d) Der Herzbeutel ist zu öffnen und sowohl sein Zustand, als die äußere Beschaffenheit des Herzens festzustellen.
e) Die einzelnen Abschnitte des Herzens sind zu öffnen, ihr Inhalt ist zu bestimmen.
f) Der Kehlkopf und der Teil der Luftröhre oberhalb der Unterbindung ist durch einen Längsschnitt zu öffnen und sein Inhalt sowie die Beschaffenheit seiner Wandungen festzustellen.
g) Die Luftröhre ist oberhalb der Unterbindung zu durchschneiden und in Verbindung mit den gesamten Brustorganen herauszunehmen.
h) Nachdem die Lungenschlagader und nötigenfalls die große Körperschlagader (von hinten her) aufgeschnitten worden ist, wird die Durchgängigkeit des Botallischen Ganges geprüft, darauf das Herz entfernt und in der üblichen Weise untersucht; es folgt die Entfernung und Untersuchung der Thymusdrüse und nunmehr ist die Lunge in einem geräumigen, mit reinem kalten Wasser gefüllten Gefäß auf ihre Schwimmfähigkeit zu prüfen.
i) Der untere Teil der Luftröhre und ihre Verzweigungen sind zu öffnen und namentlich auf ihren Inhalt zu untersuchen.
k) In beide Lungen sind Einschnitte zu machen, wobei auf knisterndes Geräusch, auf Menge und Beschaffenheit des bei gelindem Druck auf diese Schnittfläche hervorquellenden Blutes, sowie auf die Beschaffenheit des Gewebes, wie bei jeder anderen Leichenöffnung (§ 18) zu achten ist.
l) Die Lungen sind auch unterhalb des Wasserspiegels einzuschneiden, um zu beobachten, ob Luftbläschen aus den Schnittflächen emporsteigen.
m) Beide Lungen sind zunächst in ihre einzelnen Lappen, sodann noch in einzelne Stückchen zu zerschneiden und alle insgesamt auf ihre Schwimmfähigkeit zu prüfen.
n) Die Halsorgane sind in der (§ 19) beschriebenen Weise aus der Leiche zu entfernen und zu untersuchen; besonders ist der Schlund zu öffnen und sein Zustand festzustellen.

---

[1]) Jedoch soll keineswegs die Sektion der Organe der Bauchhöhle vor der Öffnung und Untersuchung der Brusthöhle veranstaltet werden.

o) Ergibt sich der Verdacht, daß die Lunge wegen Anfüllung ihrer Räume mit krankhaften Stoffen (Hepatisation) oder fremden Bestandteilen (Kindsschleim, Kindspech) Luft aufzunehmen nicht imstande war, so ist eine mikroskopische Untersuchung vorzunehmen.

p) Bei negativem oder zweifelhaftem Resultat der Lungenprobe kann die Magendarmprobe ergänzend herangezogen werden. Zu ihrer Ausführung ist bei der Herausnahme der Halsorgane die Speiseröhre am unteren Ende einfach, vor Herausnahme des Magens der Zwölffingerdarm im oberen Abschnitte doppelt zu unterbinden. Der herausgenommene Magen ist wie die Lungen auf Schwimmfähigkeit zu prüfen und darauf unter Wasser zu eröffnen. Ebenso wird nachher der gesamte Darm, nachdem er oberhalb des Mastdarmes nochmals unterbunden und dann in der üblichen Weise herausgenommen worden ist, auf Wasser gelegt und festgestellt, ob und welche Teile schwimmfähig sind.

Bei der Öffnung der Kopfhöhle von Neugeborenen darf die äußere Beinhaut nicht sofort mit den übrigen weichen Bedeckungen abgezogen werden, damit eine etwa vorhandene Kopfblutgeschwulst nicht übersehen wird. Vor der Durchtrennung der Schädelkapsel muß die Verschieblichkeit der Kopfknochen geprüft werden. Die Durchtrennung der Kopfknochen geschieht mittels einer starken Schere im größten Umfange des Schädels, entweder sofort oder nachdem der Längsblutleiter von außen her eröffnet und durch Durchschneiden der Nähte und Auseinanderbiegen der Knochen ein Einblick in die Schädelhöhle genommen wurde.

§ 24.

Sonstige Untersuchungen.

Schließlich wird den Gerichtsärzten zur Pflicht gemacht, auch alle in dem Vorhergehenden nicht angeführten Organe, wie die großen Gefäße, die Gelenke und Knochen der Glieder, falls an denselben Verletzungen oder sonstige Regelwidrigkeiten erwartet werden können, zu untersuchen, erforderlichenfalls durch Freilegen und Aufsägen der Knochen in verschiedenen Richtungen.

Besonders ist auch, wo es sich um eine unbekannte Leiche handelt, die Beschaffenheit des Skelettes (Länge der Knochen, Naht- und Knorpelverknöcherung) zu berücksichtigen, um so Anhaltspunkte für das Alter und die Größe und damit für die Identität der unbekannten Person zu gewinnen.

Dies gilt auch von zerstückelten Leichen. Im übrigen ist in solchen Fällen die Untersuchung der einzelnen Stücke der Reihe nach und möglichst im Anschluß an die allgemeine Untersuchungsmethode vorzunehmen.

III. Abfassung des Protokolls über die Leichenöffnung und des Gutachtens.

§ 25.

Aufnahme des Protokolls.

Über alles die Leichenöffnung Betreffende wird an Ort und Stelle von dem Richter ein Protokoll aufgenommen.

Der erste Gerichtsarzt hat dafür zu sorgen, daß der technische Befund in allen seinen Teilen, wie er von den Gerichtsärzten festgestellt worden ist, wörtlich in das Protokoll aufgenommen werde.

Der Richter ist zu ersuchen, dies so geschehen zu lassen, daß die Beschreibung und der Befund jedes einzelnen Organes aufgezeichnet ist, bevor zur Untersuchung eines folgenden geschritten wird.

§ 26.

Einrichtung und Fassung des Protokolls.

Der den technischen Befund des Protokolls ergebende Teil des Protokolls muß von dem Gerichtsarzt deutlich bestimmt und auch dem Nichtarzt verständlich angegeben werden. Zu letzterem Zwecke sind namentlich bei der Bezeichnung der einzelnen Befunde fremde Kunstausdrücke, soweit es unbeschadet der Deutlichkeit möglich ist, zu vermeiden.

Die beiden Hauptabteilungen — die äußere und die innere Besichtigung — sind mit großen Buchstaben (A und B), die Abschnitte über die Öffnungen der Höhlen in der Reihenfolge, in welcher dieselben stattgefunden haben, mit römischen Zahlen (I. II.), die der Brust- und Bauchhöhle aber unter einer Nummer zu bezeichnen. In dem Abschnitte, welcher die Brust- und Bauchhöhle umfaßt, sind zunächst die allgemeinen, in dem vorletzten Absatze des § 17 erwähnten Befunde, sodann unter a und b die Befunde an den Organen der Brusthöhle beziehungsweise an denen der Bauchhöhle darzulegen.

Wird der Wirbelkanal vor oder unmittelbar nach der Schädelhöhle eröffnet, so werden die Befunde in beiden Höhlen unter I a und b eingetragen; findet die Eröffnung der Wirbelsäule am Schlusse der Sektion statt, so wird der Befund unter III niedergeschrieben.

Das Ergebnis der Untersuchung jedes einzelnen Teiles ist in einen besonderen, mit arabischer Zahl zu bezeichnenden Absatz niederzulegen. Die Zahlen laufen von Anfang bis zum Schluß des Protokolls fort.

Die Befunde müssen überall in genauen Angaben des tatsächlich Beobachteten, nicht in der Form von bloßen Urteilen (z. B. „entzündet“, „brandig“, „gesund“, „normal“, „Wunde“, „Geschwür“ und dergleichen) zu Protokoll gegeben werden. Jedoch steht es den Gerichtsärzten frei, falls es ihnen zur Deutlichkeit notwendig erscheint, der Angabe des tatsächlich Beobachteten derartige Bezeichnungen in Klammern beizufügen.

So notwendig für den Zweck der Leichenöffnung die genaue und bestimmte Wiedergabe der wichtigen Befunde ist, so wenig erforderlich erscheint die umständliche Wiedergabe der Befunde, welche für den Richter ohne Bedeutung sind. Für solche Befunde genügt eine kurze zusammenfassende Bemerkung.

Über die technische Ausführung der Leichenöffnung in ihren einzelnen Teilen sind nur dann Angaben zu machen, wenn und soweit dieselbe aus bestimmten Gründen von der vorgeschriebenen Form abweicht.

In jedem Falle muß eine Angabe über den Blutgehalt jedes einzelnen wichtigen Teiles, und zwar auch hier eine kurze Beschreibung und nicht bloß ein Urteil (z. B. „stark“, „mäßig“, „ziemlich“, „sehr gerötet“, „blutreich“, „blutarm“) gegeben werden.

Bei der Beschreibung sind der Reihe nach die Größe, das Gewicht, die Gestalt, die Farbe, ungewöhnlicher Geruch und die Konsistenz der betreffenden Teile anzugeben, bevor dieselben zerschnitten werden. Alle Angaben über Größen- und Gewichtsverhältnisse müssen, wo ihnen größere Wichtigkeit zukommt, in Zahlen nach Grammen und Zentimetern gemacht werden.

§ 27.

Vorläufiges Gutachten.

Am Schluß der Leichenöffnung haben die Gerichtsärzte ihr vorläufiges Gutachten über den Fall zusammengefaßt und ohne Angabe der Gründe zu Protokoll zu geben.

Sind ihnen aus den Akten oder sonst besondere, den Fall betreffende Tatsachen bekannt, welche auf das abgegebene Gutachten Einfluß ausüben, so müssen auch diese kurz erwähnt werden.

Legt ihnen der Richter besondere Fragen vor, so ist in dem Protokoll ersichtlich zu machen, daß die Beantwortung auf Befragen des Richters erfolgt.

Auf jeden Fall ist das Gutachten zuerst auf die Todesursache, und zwar nach Maßgabe desjenigen, was sich aus dem objektiven Befunde ergibt, nächstdem aber auf die Frage der verbrecherischen Veranlassung zu richten.

Ist die Todesursache nicht aufgefunden worden, so muß dies ausdrücklich angegeben werden. Niemals genügt es, zu sagen, der Tod sei aus innerer Ursache oder aus Krankheit erfolgt, es ist vielmehr die letztere zu benennen.

In Fällen, wo weitere technische Untersuchungen nötig sind oder wo zweifelhafte Verhältnisse vorliegen, ist ein besonderes Gutachten mit Begründung ausdrücklich vorzubehalten.

§ 28.

Zusätzliche Erklärungen über Werkzeuge.

Zeigen sich an der Leiche Verletzungen, welche mutmaßlich die Ursache des Todes gewesen sind, und ist der Verdacht vorhanden, daß ein vorgefundenes Werkzeug bei Zufügung der Verletzungen benutzt worden ist, so haben die Gerichtsärzte auf Erfordern des Richters beide zu vergleichen und sich darüber zu äußern, ob und welche Verletzungen mit dem Werkzeuge bewirkt werden konnten und ob und welche Schlüsse (aus der Lage und der Beschaffenheit der Verletzung) auf die Art, wie der Täter, und auf die Kraft, mit der er verfahren ist, zu ziehen seien.

Werden bestimmte Werkzeuge nicht vorgelegt, so haben sich die Gerichtsärzte, soweit dies dem Befunde nach möglich ist, über die Art der Entstehung der Verletzungen, und über die Beschaffenheit der dabei in Anwendung gekommenen Werkzeuge zu äußern.

§ 29.

Begründetes Gutachten.

Wird von den Gerichtsärzten ein begründetes Gutachten erfordert, so ist dasselbe in folgender Form zu erstatten:

Es wird, unter Fernhaltung unnützer Formalien, mit einer gedrängten, aber genauen Geschichtserzählung des Falles, wenn und soweit sie auf Grund einer Kenntnisnahme der einzusehenden Verhandlungen möglich ist, unter Angabe der Aktenblätter begonnen. Sodann wird das Protokoll über die Leichenöffnung jedoch nur insoweit, als sein Inhalt für die Beurteilung der Sache wesentlich ist, wörtlich und mit den Nummern des Protokolls aufgenommen; dabei ist auf Abweichungen von demselben ausdrücklich aufmerksam zu machen.

Die Fassung des begründeten Gutachtens muß bündig und deutlich sein und die Begründung desselben so entwickelt werden, daß sie auch für den Nichtarzt verständlich und überzeugend ist. Es haben sich die Gerichtsärzte daher möglichst deutscher Ausdrücke und allgemein faßlicher Wendungen zu bedienen. Besondere Beziehungen auf literarische Quellen sind in der Regel zu unterlassen.

Vom Richter zur Begutachtung vorgelegte bestimmte Fragen haben die Gerichtsärzte vollständig und möglichst wörtlich zu beantworten oder die Gründe anzuführen, aus welchen dies nicht möglich gewesen ist.

Das begründete Gutachten muß von beiden Gerichtsärzten unterschrieben und, wenn ein beamteter Arzt die Leichenöffnung mit vorgenommen hat, mit dessen Amtssiegel versehen werden.

Jedes erforderte Gutachten muß von den Gerichtsärzten spätestens innerhalb vier Wochen eingereicht werden.

IV. Verfahren bei der Leichenschau.

§ 30.

Wird ein Gerichtsarzt zu einer Leichenschau zugezogen, so hat er nach Maßgabe des § 12 zu verfahren; die dort vorgesehenen Einschnitte können unterlassen werden.

Auf die Abfassung des Protokolls und des Gutachtens finden die Vorschriften der §§ 26 und 27 Anwendung.

In einfachen Fällen kann, wenn der Richter und Arzt einverstanden sind, von den im § 12 vorgeschriebenen Feststellungen, soweit sie nach Lage der Sache entbehrlich erscheinen, abgesehen werden.

Berlin, den 17. Oktober 1904, 4. Januar 1905.

Erlaß des Ministers der Medizinalangelegenheiten, betr. Zuziehung von Medizinalbeamten bei gerichtlichen Leichenöffnungen, vom 20. Februar 1902.

(Ministerialblatt für Medizinal- und mediz. Unterrichtsangelegenheiten, 1902, Nr. 3).

Der nach § 87 der Strafprozeßordnung zur Mitwirkung bei der Leichenöffnung berufene Gerichtsarzt ist nach § 9 des Gesetzes, betr. die Dienststellung des Kreisarztes und die Bildung von Gesundheitskommissionen vom 16. September 1899 (Gesetz-Sammlung S. 172) entweder der als Gerichtsarzt besonders angestellte Arzt, oder was die Regel bildet, der Kreisarzt. Bezüglich der Auswahl des zweiten, zu den Leichenöffnungen hinzuzuziehenden Arztes ist es angezeigt:

a) neben dem besonders angestellten Gerichtsarzte, sofern ein zweiter Gerichtsarzt vorhanden ist, diesen, sonst den Kreisarzt,

b) neben dem Kreisarzte, sofern ein Kreisassistenzarzt vorhanden ist (§ 5 des angeführten Gesetzes), diesen (vgl. Rundverfügung vom 3. Juni 1901 — I. 3661 —), sonst den beamteten Arzt eines Nachbarkreises nach Maßgabe der Rundverfügung vom 30. Mai 1890 (I. 1609) heranzuziehen.

Es empfiehlt sich, eine Regelung dahin herbeizuführen, daß ein regelmäßiges Zusammenarbeiten von zwei Kreisärzten benachbarter Kreise in der Weise stattfindet, daß jeder von ihnen als zuständiger Gerichtsarzt den anderen als zweiten Sachverständigen zugeordnet erhält.

Soweit ein Zurückgreifen auf Privatärzte, welche die kreisärztliche (oder die Physikats-) Prüfung bestanden haben, erforderlich ist — (vgl. Rundverfügung vom 30. Januar 1895 — I. 303 —), ist es zweckmäßig, nach vorgängiger Verständigung einen bestimmten Arzt regelmäßig als zweiten Sachverständigen nach vorgängiger Verständigung mit ihm zu verwenden, damit dieser in die Lage versetzt wird, sich die für die Tätigkeit erforderliche Übung und Erfahrung anzueignen.

Literatur.

I. Sektionsordnungen, Hand- und Lehrbücher.

Albrecht, Eugen, Sektionsordnung. Frankf. Zeitschr. Bd. 3. S. 952. 1909.
Bourneville et Bricon, Manuel de technique des autopsies. Paris 1885.
Chiari, Pathologisch-anatomische Sektionstechnik. 2. Aufl. Berlin 1907.
v. Gierke, Grundriß der Sektionstechnik. Freiburg u. Leipzig 1912.
Goubert, Manuel de l'art des autopsies cadavériques. Paris 1867.
Graupner und Zimmermann, Technik und Diagnostik am Sektionstisch. Zwickau 1899.
Harris, Thomas, Manuel d'autopsies. (Französ. Übers. v. Surmont.) Brüssel 1888.
Hauser, Die Zenkersche Sektionstechnik. Jena 1913.
Heller, Anleitung für die Sektionsübungen im Kgl. Patholog. Institut zu Kiel 1902, als Manuskript gedruckt.
Letulle, La pratique des autopsies. Paris 1903.
Nauwerck, Sektionstechnik. 5. Aufl. Jena 1912.
Oberndorfer, Sektionstechnik (Taschenbuch des Feldarztes Bd. 8). München 1917.
Orth, Pathologisch-anatomische Diagnostik nebst Anleitung zur Ausführung von Obduktionen. 8. Aufl. Berlin 1917.
Roussy et Ameuille, Technique des autopsies et des recherches anatomo-pathologiques à l'amphithéâtre. Paris 1910.
Schottelius, Neue Sektionstafeln. Würzburg 1878.

Shennan, Post Mortems and Morbid Anatomy. London 1912.
Virchow, Sektionstechnik. 4. Aufl. Berlin 1893.
Westenhöffer, Atlas der pathologisch-anatomischen Sektionstechnik. Berlin 1908.
Zahn, Petit manuel technique des autopsies. Genève 1891.
Zilgien, Manuel théorique et pratique des autopsies. Paris 1911.

II. Allgemeines.

1. Rechtsverhältnisse bei der Sektion.

v. Alwensleben, Die Rechtsverhältnisse am menschlichen Körper. Inaug.-Diss. Greifswald 1909.
Haß, Medizinisch-wissenschaftliche Leichensektion in ihrem Verhältnis zum Recht. Inaug.-Diss. Königsberg 1900.
Heimendahl, Das Recht am Leichnam. Inaug.-Diss. Rostock 1911.
Johnsen, Die Leiche im Privatrecht. Inaug.-Diss. Heidelberg 1912.
Gareis, Das Recht am menschlichen Körper. Festschrift für Schirmer. Königsberg 1900.
Rapmund und Dietrich, Ärztliche Rechts- und Gesetzeskunde. 2. Aufl. 1913.

2. Allgemeines zur Sektionstechnik. Instrumente.

Albrecht, Eugen, Zur Sektionstechnik. Frankf. Zeitschr. Bd. 1. S. 622. 1907.
Beneke, Einrichtung des Sektionstisches. Dtsch. med. Wochenschr. 1908. S. 666.
Dürck, Pathologische Institute und Prosekturen in Dietrich u. Grober, Das deutsche Krankenhaus. 1911. S. 557.
Fischer, B., Zur Sektionstechnik. Zentralbl. f. Path. 1908. S. 670.
Heller, Über die Notwendigkeit, die seitherige Sektionstechnik zu ändern. Verh. d. deutsch. path. Ges. 1903 u. Vierteljahrsschr. f. ger. Med. Bd. 27. 1904.
Richter, Die Untersuchung bei plötzlichen Todesfällen (in Lochte, Gerichtsärztl. Techn.). Wiesbaden 1914.
Ssobolew, Theorie und Praxis des Schleifens. Zeitschr. f. wiss. Med. Bd. 26. 1909.

3. Maße und Gewichte.

Vierordt, Daten und Tabellen. 3. Aufl. Jena 1906.
Weiteres bei den einzelnen Organen.

Spezifische Gewichte:

Engel, Über den Wert der refraktometrischen Eiweißbestimmung bei der Differentialdiagnose zwischen Exsudat und Transsudat. Berl. klin. Wochenschr. 1905. S. 1346.
Reiß, Eine neue Methode der quantitativen Eiweißbestimmung. Arch. f. exp. Path. u. Pharm. Bd. 51. S. 18. 1904.
Reuß, Das Verhältnis des spezifischen Gewichtes zum Eiweißgehalt in serösen Flüssigkeiten. Arch. f. klin. Med. 28. Bd. S. 317. 1881.

4. Infektionsverhütung, Beseitigung des Geruchs.

Hansemann, Infektionen an der Leiche. Deutsche Ärzte-Ztg. 1900. Nr. 22.
Heller, Chloralhydrat als Desodorans. Münch. med. Wochenschr. 1909. S. 2418.
Heusner, Sterilisieren von Gummihandschuhen. Dtsch. med. Wochenschr. 1909. S. 857.
Flatau, Sterilisierung der Gummihandschuhe. Münch. med. Wochenschr. 1908. S. 679.
Kuliga, Über die Verwendung von Gummihandschuhen beim Sezieren und ihre Pflege. Zentralbl. f. Path. 1906. S. 260.
Orth, Desodorisation durch Formol. Berl. klin. Wochenschr. 1896. S. 273.
Pinkus, Übermangansaures Kali zur Beseitigung des anhaltenden Leichengeruches. Königsb. med. Jahrb. 1892. 3. Bd. S. 101.

Simmonds, Infektionsverhütung im Sezierdienst. G. Fischer, Jena. 1911.
Thorel, Wie schützen wir uns und unsere Sektionsdiener bei Sektionen? Münch. med. Wochenschr. 1906. S. 1421.

5. Bakteriologie und Serologie an der Leiche.

Bohne, Die Bakteriologie im Dienste der gerichtlichen Medizin in Lochte, Gerichtsärztliche Technik. Wiesbaden 1914.
Fränkel, Eugen, Über das Verhalten des Gehirns bei akuten Infektionskrankheiten. Virch. Arch. Bd. 194. Beiheft S. 168. 1908.
Derselbe, Über Erkrankungen des roten Knochenmarkes, besonders der Wirbel und Rippen bei akuten Infektionskrankheiten. a) bei Abdominaltyphus. Grenzgeb. d. Med. u. Chir. 11. Bd, S. 1. 12. Bd. S. 419. 1903.
Nauwerck-Weichert, Die Wassermannsche Syphilisreaktion an der Leiche. Münch. med. Wochenschr. 1910. S. 2329.
Schottmüller, Die Artunterscheidung der für den Menschen pathogenen Streptokokken durch Blutagar. Münch. med. Wochenschr. 1903. S. 849 u. 909.
Simmonds, Über bakteriologische Bluntuntersuchungen an der Leiche. Virch. Arch. Bd. 175. S. 418. 1904.
Derselbe, Desgleichen (Anaerobe). Münch. med. Wochenschr. 1909. S. 1920.
Strauch, Über bakteriologische Leichenuntersuchungen. Zeitschr. f. Hyg. 65. Bd. S. 183. 1910.

6. Einbalsamierung, Verwesung.

Brosch, Ein neues Leichenkonservierungsverfahren. Zeitschr. f. Heilk. Bd. 24. S. 304. 1903.
Nauwerck, Sektionstechnik. 5. Aufl. Jena 1912. S. 178.
Über Verwesungserscheinungen siehe das Lehrbuch der Gerichtlichen Medizin von J. Kratter, Stuttgart 1912.

5. Sektionsprotokoll.

Busse, Das Obduktionsprotokoll. 5. Aufl. Berlin 1917.
Orth, Pathol. Anatom. Diagnostik nebst Anleitung zur Ausführung von Obduktionen. 8. Aufl. Berlin 1917.

III. Gerichtsärztliche Sektionstechnik.

Entres, Handbuch der gerichtlichen Obduktionstechnik. München 1901.
Orth, Erläuterungen zu den Vorschriften für das Verfahren der Gerichtsärzte. Berlin 1905.
M. Richter, Gerichtsärztliche Diagnostik und Technik. Leipzig 1905.
Merkel, Gerichtsärztliche Gesichtspunkte und Verfahren bei der Begutachtung von Leichen bei Neugeborenen und Kindern. (Brüning-Schwalbes Handb. I, 2). Wiesbaden 1914.
Placzek, Ein deutsches gerichtsärztliches Leichenöffnungsverfahren. Zeitschr. f. Medizinalbeamte. 1903.

IV. Sektionstechnik der einzelnen Organe.

1. Rückenmark.

F. Pick, Zur Technik der Rückenmarkssektion. Zentralbl. f. Path. 1893. S. 178.

2. Schädel, Gehirn, Hypophyse.

Beneke, Tentoriumzerreißungen. Münch. med. Wochenschr. 1910. S. 2125.
Edinger, Ein Gehirnmakrotom. Frankf. Zeitschr. f. Path. Bd. 1. S. 371 1907.

Hansemann, Luxation des Schädels als Sektionsmethode. Zentralbl. f. Path. 1909. S. 1.
Meynert, Das Gesamtgewicht und die Teilgewichte des Gehirns. Vierteljahrsschr. f. Psych. 1867.
Derselbe, Über die Methode der Gehirnwägungen. Mitt. d. Anthr. Ges. Nr. 5.
Oberndorfer, Die Lösung der Schädelbasis als Sektionsmethode. Zentralbl. f. Path. 1909. S. 529.
Reichardt, Gewichts- und Volumensbestimmung des Gehirns in Nauwercks Sektionstechnik. 5. Aufl. Jena 1912. S. 59.
Siemerling, Die zweckmäßigste Art der Gehirnsektion. Arch. f. Psych. 25. Bd. S. 530. 1893 u. Münch. med. Wochenschr. 1893. S. 460.
v. Walsem, Das Aufsägen des Schädels ohne Verletzung der Dura. Virch. Arch. 163. S. 154 u. 170. Bd. S. 366. 1901 u. 1902.
Weigert, (Diskussion über) die zweckmäßigste Art der Gehirnsektion. Zentralbl. f. Path. 1893. S. 591.

3. Sinnesorgane.

a) Auge.

Greeff im Lehrbuch der spez. path. Anatomie von Orth, Berlin 1902.
Seligmann, Die mikroskopische Untersuchungsmethode des Auges. 2. Aufl. Berlin 1911.

b) Ohr.

Manasse, Handbuch der Path. Anat. des Ohres, Wiesbaden 1917.
Panse, R., Pathol. Anat. des Ohres. Leipzig 1912.
Politzer, Die Anatomie und Zergliederung des menschlichen Gehörorgans. Stuttgart 1889.
Schalle, Neue Sektionsmethode für die Nasen-, Rachen- und Gehörorgane. Virch. Arch. Bd. 71. S. 206. 1877.
Seligmann, Die Vorbereitungen des Gehörorgans für die mikroskopisch-pathologische Untersuchung. Frankf. Zeitschr. f. Path. Bd. 1. S. 373. 1907.

4. Hypophyse, Schädelbasis, Nebenhöhlen, Nase, Halsorgane.

Beneke, Technik der Oberkiefer- und Nasenhöhlensektion. Zentralbl. f. Path. 1896. S. 817.
Ghon, Sektion der Nasenhöhle. Virch. Arch. 222. Bd. S. 250. 1910.
Haberfeld, Die Rachendach-Hypophyse. Ziegl. Beitr. Bd. 46. S. 133. 1909.
Hansemann, Luxation des Schädels als Sektionsmethode. Zentralbl. f. Path. 1909. S. 1.
Harke, Die Sektion der oberen Luftwege. Berl. klin. Wochenschr. 1892. S. 744 u. Virchows Archiv. Bd. 125. S. 410. 1891.
Hopmann, Plastische Abdrücke des oberen Rachenraumes. Dtsch. med. Wochenschr. 1894. S. 950.
Löwe, Über eine Sektionsmethode der Nasenhöhle. Virch. Arch. Bd. 163. 1901. S. 179.
Oberndorfer, Die Lösung der Schädelbasis als Sektionsmethode. Zentralbl. f. Path. 1909. S. 529.
Pölchen, Zur Anatomie des Nasenrachenraums. Virch. Arch. Bd. 119. S. 118. 1890.
Schalle, s. bei Ohr.
Scheier, Zur Sektion des Nasenrachenraumes. Berl. klin. Wochenschr. 1899. S. 864.

5. Lungen und Herz.

Bleichröder, Funktionsprüfung der Mitralklappe. Virch. Arch. 169. Bd. S. 159.
Müller, W., Die Massenverhältnisse des menschlichen Herzens. Jena 1883.
Prausnitz, Zur Sektionstechnik des Herzens (Bollinger, Arbeiten aus d. Path. Inst. München). München 1886.

Schabert, Schließprobe der Mitralis. Zentralbl. f. Path. 1907. S. 33 u. Deutsch. Arch. f. klin. Med. 96. Bd. S. 117. 1909.

Wiederöe, Die Massenverhältnisse des Herzens unter pathologischen Zuständen. Christiania 1911.

6. Bauchhöhle.

Beneke, Zur Technik der Bauchsektion. Zentralbl. f. Path. 1900. S. 435.

Fischer, B., Ileus durch Entspannungsnähte. Deutsche Zeitschr. f. Chir. Bd. 94. S. 107. 1908.

Stecksén, Eine Darmseziermethode. Arbeiten aus d. Tübinger Path. Inst. 3. Bd. S. 261. 1902.

7. Beckenorgane, Genitalien.

Breus und Kolisko, Die pathologischen Beckenformen. Leipzig und Wien 1900.

Liepmann, Über eine neue Schnittführung bei der Sektion gynäkologisch wichtiger Präparate. Virch. Arch. Bd. 193. S. 545. 1908.

Simmonds, Gewicht der Prostata. Frankf. Zeitschr. f. Path. 21. Bd. S. 178. 1918.

V. Neugeborene.

Beneke, Tentoriumzerreißungen bei der Geburt. Münch. med. Wochenschr. 1910. S. 2125.

Derselbe, Tentoriumzerreißungen bei der Geburt. Deutsche path. Ges. 14. Tagg. 1910. S. 128.

Kockel, Die mikroskopischen Vorgänge beim Nabelschnurabfall und ihre Verwertung zur Bestimmung der Lebensdauer Neugeborener. Zieglers Beitr. Bd. 24. S. 231. 1898.

Körber, Sektionstechnik für Neugeborene. Dorpat 1888.

Merkel, Gerichtsärztliche Gesichtspunkte und Verfahren bei der Begutachtung von Leichen bei Neugeborenen und Kindern. (Brüning-Schwalbes Handbuch. I. 2.) Wiesbaden. 1914.

Pott, Über Tentoriumzerreißungen bei der Geburt. Zeitschr. f. Geb. u. Gyn. Bd. 69. 1911. S. 674.

Seitz, Über Lokalisation und klinische Symptome intrakranieller Blutergüsse Neugeborener. Münch. med. Wochenschr. 1908. S. 608.

Stolzenberg, Zerreißung der intervertebralen Gelenkkapsel der Halswirbelsäule, eine typische Geburtsverletzung. Berl. klin. Wochenschr. 1911. S. 1741.

Zangemeister, Tafeln zur Altersbestimmung der Frucht. Stuttgart 1912.

Technik der mikroskopischen Untersuchung des Nervensystems. Von Professor Dr. **W. Spielmeyer**, Vorstand des anatomischen Laboratoriums der psychiatrischen Klinik in München. Zweite, vermehrte Auflage. 1914. Gebunden Preis Mk. 4.80.

Grundzüge der pathologisch-histologischen Technik. Von Dr. **Arthur Mülberger.** Mit 3 in den Text gedruckten Abbildungen. 1912. Preis Mk. 2.—; gebunden Mk. 2 60.

Technik der klinischen Blutuntersuchung für Studierende und Ärzte. Von Dr. **A. Pappenheim,** Berlin. 1911. Preis Mk. 2.—; gebunden Mk. 2.60.

Taschenbuch der praktischen Untersuchungsmethoden der Körperflüssigkeiten bei Nerven- und Geisteskrankheiten. Von Dr. **V. Kafka,** Hamburg-Friedrichsberg. Mit einem Geleitwort von Professor Dr. **W. Weygandt.** Mit 30 Textabbildungen. 1917. Gebunden Preis Mk. 5.60.

Praktische Anleitung zur Syphilisdiagnose auf biologischem Wege. (Spirochäten-Nachweis, Wassermannsche Reaktion.) Von Dr. **P. Mulzer,** I. Assistent der Universitätsklinik für Haut- und Geschlechtskrankheiten zu Strassburg i. Els. Zweite Auflage. Mit 20 Abbildungen und 4 Tafeln. 1912. Gebunden Preis Mk. 4.80.

Anatomische Grundlagen wichtiger Krankheiten. Fortbildungsvorträge aus dem Gebiet der pathologischen Anatomie und allgemeinen Pathologie für Ärzte und Medizinalpraktikanten von Dr. **Leonhard Jores,** Professor der pathologischen Anatomie an der Kölner Akademie für praktische Medizin. Mit 250 Abbildungen im Text. 1913. Preis Mk. 15.—; gebunden Mk. 16.60.

Allgemeine Pathologie. Von Dr. **N. Ph. Tendeloo,** o. ö. Professor der allgemeinen Pathologie und der pathologischen Anatomie, Direktor des Pathologischen Instituts der Reichsuniversität Leiden. Mit 354 vielfach farbigen Abbildungen. 1919. **Preis Mk. 48.—.**

Hierzu Teuerungszuschläge.